JN124368

2022年4月　建帛社

【新　設】

◆　周術期栄養管理実施加算　270点(1手術に1回)

　管理栄養士が行う手術の前後に必要な栄養管理について算定する。全身麻酔を実施した患者が対象。

※主な算定要件

・専任の管理栄養士が医師と連携し，周術期における栄養管理計画を作成し，術前・術後の栄養管理（スクリーニング，アセスメント，モニタリング，再評価等）を適切に実施した場合に算定できる。

・早期栄養介入管理加算は別に算定できない。

◆　入院栄養管理体制加算　270点/回(入院初日及び退院時)

　特定機能病院の入院患者に対して，病棟に配置された常勤管理栄養士が患者の状態に応じたきめ細かな栄養管理を行う体制について，入院初日及び退院時にそれぞれ1回に限り算定する。

※主な算定要件

・病棟管理栄養士の管理事項

　ア　入院前の食生活等の情報収集，入退院支援部門との連携，入院患者に対する栄養スクリーニング，食物アレルギーの確認，栄養状態の評価及び栄養管理計画の策定

　イ　栄養状態に対する定期的評価，必要に応じたミールラウンド，栄養食事指導または患者の病態等に応じた食事内容の調整等

　ウ　医師，看護師等との当該患者の栄養管理状況等の共有

・栄養サポートチーム加算及び入院栄養食事指導料との併算定はできない。

【見直し】

◆　摂食嚥下機能回復体制加算(摂食機能療法)：摂食嚥下支援加算を改定し，名称を変更

　摂食嚥下障害を有する患者への多職種チームによる摂食機能療法（摂食嚥下リハビリテーション）に対して算定する。

　摂食嚥下機能回復体制加算1　210点(週1回)　　摂食嚥下機能回復体制加算2　190点(週1回)

　摂食嚥下機能回復体制加算3　120点(週1回)

※主な算定要件と施設基準

・内視鏡下機能検査または嚥下造影（月1回以上）の結果に基づく，嚥下機能支援計画書の作成。

・週1回以上のカンファレンスの実施とその結果に基づく上記計画書の変更等の実施。

・加算1，加算2は，以下の職種による摂食嚥下支援チームの設置

　・医師または歯科医師（専任）

　・適切な研修を修了した看護師（専任）または言語聴覚士（専従）

　・管理栄養士（専任）　　　　　　　　　　　　　　（※必要に応じて他の職種：カンファレンス参加）

・加算3は，チームの設置は不要。専任の医師，看護師または言語聴覚士の従事で算定可（ただし，療養病棟入院料1または入院料2を算定している療養病床患者に限る）。

・施設の経口摂取回復率実績35％以上が，加算1を算定できる。

◆　外来栄養食事指導料の要件の変更

・外来栄養食事指導料1初回を下記に変更（2回目以降は従来と同じ）

　　初　回　　　　　対面　260点/回　　　情報通信機器等を用いた場合　235点/回

・外来栄養食事指導料2を下記に変更

　　初　回　　　　　対面　250点/回　　　情報通信機器等を用いた場合　225点/回

　　2回目以降　　　対面　190点/回　　　情報通信機器等を用いた場合　170点/回

・外来化学療法実施の悪性腫瘍の患者に対して，医師の指示に基づき当該保険医療機関の専門的な知識を有する管理栄養士が具体的な献立等によって指導を行った場合に限り，260点を算定（月1回に限る）。

◆　早期栄養介入管理加算の加算点数の変更（施設基準の追加・変更もあるがここでは略）

・400点→250点(ただし，入室後早期から経腸栄養を開始した場合は，400点)

◆　入院基本料及び特定入院料に係る褥瘡対策の実施内容の明確化

・施設基準の「褥瘡対策の基準」に2項目を追加し，入院患者に対する褥瘡対策を推進する。

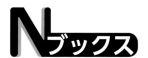
Nブックス

臨床栄養学概論〔第2版〕

編著 渡邉早苗・本間和宏・佐藤智英

共著 若菜宣明・田中　寛・上田洋子・芳本信子・調所勝弘
坂本香織・恩田理恵・小林澄枝・葛城裕美・今井久美子
名引順子・武　敏子・加藤チイ・秋澤みどり

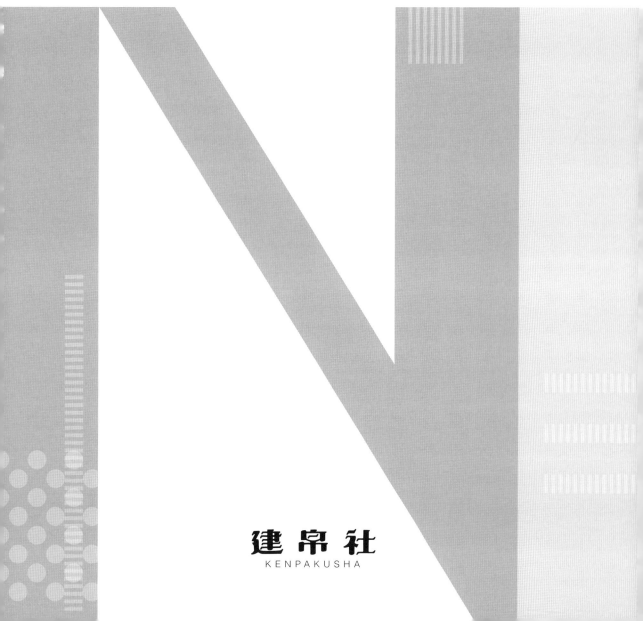

建帛社
KENPAKUSHA

　日本は少子高齢社会といわれ，100歳以上の高齢者は6万7,824人（2017年9月15日，厚生労働省）で過去最多を記録しています。そのうち女性は9割を占めています。

　一方，平均寿命（男80.98歳，女87.14歳；2016年簡易生命表）に比べ，健康寿命（男71.11歳，女75.56歳；2016年WHO世界保健統計）は，男女とも約10年も短く，この期間は介護や介助が必要な自立した生活ができない期間で，傷病者や障がい者が多数いることを意味しています。

　65歳以上の人が占める国民医療費は，全体の約6割（約25兆1千億円；2015年，厚生労働省）で，循環器系疾患，悪性新生物，筋骨格系および結合組織の疾患，腎・尿路生殖器系の疾患の治療に使われています。

　健康で長生きしたいとは誰しもが願うことです。医療法や介護保険法が改正され，地域包括ケアシステム（2025年を目途，厚生労働省）などの構築が進められている今日，栄養士の使命は，保健・医療・福祉の専門職と連携して，人びとの栄養管理を適切に行うことができる能力をもつことです。それには，病態時の栄養代謝や食事療法の知識を理解・習得し，栄養士として必要な食事計画能力を身につけ実践できるようになることが必要です。

　本書は，第1章「臨床栄養の概念」，第2章「栄養補給法」，第3章「薬と食品の相互作用」で，今日の臨床栄養領域における必要な知識を学びます。第4章〜12章は疾患ごとに分け，第13章「術前・術後」，第14章「高齢者疾患」，第15章「小児・思春期疾患」としました。第4〜12章の各疾患については「1.疾患の概要」で成因・分類・症状・検査・診断・治療を表形式でわかりやすく示し，「2.栄養・食事療法」を記しています。第16章「症例の栄養ケアマネジメント演習」では，栄養ケアマネジメントの考え方と方法を解説し，さらに14症例をとり上げて，実践能力の涵養に資する内容としました。

　栄養士養成課程コアカリキュラムおよび全国栄養士養成施設協会が公表している栄養士実力認定試験ガイドラインに準拠した内容で，栄養士養成課程の学生が学びやすい教科書として企画・刊行しました。広く使用されることを願いつつ，読者からのご批判，ご教示を頂きながら，さらに修正を重ね，より使いやすい教材にしたいと願っています。

　　2018年1月　　　　　　　　　　　　　　　　　　　　編者一同

〔第 2 版〕の刊行にあたって

　平均寿命の伸びとともに 65 歳以上の国民医療費は増加し続けています。また，各疾患の治療指針やガイドラインは日進月歩です。本書は，今日の臨床栄養領域における必要な知識を網羅し，各疾患別に表形式で記述することで要点をわかりやすくするという編集方針のもと，2018 年に初版を刊行しました。

　その後，『日本人の食事摂取基準』や『日本食品標準成分表』は 2020 年版が公表され，加えて栄養士・管理栄養士養成課程のコアカリキュラムや栄養士実力認定試験，管理栄養士国家試験のガイドラインも改訂されました。この度の〔第 2 版〕では，それらを踏まえて内容をアップデートしました。

　今後も，読者からのご批判，ご教示を頂きながら機会を捉えて修正を重ね，より使いやすい教材にしたいと願っています。

2021 年 2 月　　　　　　　　　　　　　　　　　　　　編者一同

第 1 章

臨床栄養の概念

1. 臨床栄養学の意義と目的

1.1 臨床栄養学の意義と目的

　人の健康を左右するのは，自然環境や社会的環境，その人の生活習慣などです。生活習慣の中でも食習慣をおろそかにすると，短期・長期を問わず直接的に病気の発症につながることはいうまでもありません。乳幼児期の栄養は成長・発達に影響を及ぼし，思春期・青年期では生殖機能に，成人期・向老期では生活習慣病の発症に，老年期では寿命にも影響します。

　2019（令和元）年の日本人の出生数は約86万5千人ですが，死亡数は約138万1,000人で，そのうち75歳以上が7割超となっています。死亡率は対人口千人に対して全年齢で100以上で，15〜29歳と55〜79歳では男性は女性の2倍となっています（2019年人口動態統計）。死因の第1位は，**悪性新生物**（腫瘍）で，**心疾患**（高血圧），老衰，**脳血管疾患**の順に続きます（図1-1）。

　臨床栄養学の意義は，傷病者の病態や栄養状態の特徴に基づいて，適切な栄養管理を行い，**QOL**の向上に資することです。そのためには，**平均寿命**よりも健康で長生きする**健康寿命**を延ばすことが重要です。栄養状態の改善により，病気の治癒促進や増悪化と再発の防止に努めることが大切です。

悪性新生物
がん。およそ3.5人に1人が悪性新生物で死亡。男性は肺，胃，大腸，膵，女性は大腸，肺，膵，胃，乳房の順。

心疾患
心不全，心筋梗塞，虚血性心疾患ほか。日本人の死因の第2位。

脳血管疾患
脳梗塞，脳内出血，クモ膜下出血ほか。日本人の死因の第4位

QOL
quality of life
生活の質，人生の質。

平均寿命
0歳の平均余命。

健康寿命
平均寿命のうち，心身ともに健康で自立して活動し，生活できる期間。

1.2 傷病者や要介護者への栄養ケアマネジメント

　自覚症状や通院では，女性が男性より多く，年齢が上がるにつれて有訴者率や通院率が高くなります（表1-1）。

　要介護者数は，年々増加し続け，2005（平成17）年の約417万人に対し，15年で約658万人（2020年7月）と増加しています（厚生労働省）。傷病者や要介護者の栄養状態の改善は，栄養ケアマネジメントで取り組みます。栄養ケアマネジ

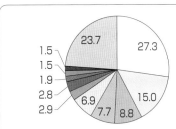

23.7　27.3
1.5
1.5
1.9　15.0
2.8
2.9　6.9　7.7　8.8

□ 悪性新生物（腫瘍）　■ 心疾患（高血圧性を除く）
■ 老衰　■ 脳血管疾患　■ 肺炎　■ 誤嚥性肺炎
■ 不慮の事故　■ 腎不全　■ 血管性及び詳細不明の認知症　■ アルツハイマー病　□ その他

図1-1　主な死因別死亡数の割合
出典）厚生労働省：令和元年（2019）人口動態統計.

表 1 - 1　有訴者率および通院者率（人口千対）

	有訴者率（%）		通院者率（%）	
	男	女	男	女
40 〜 49 歳	225.6	310.1	270.8	303.2
50 〜 59 歳	260.6	355.2	417.6	437.0
60 〜 69 歳	322.3	354.5	593.9	579.1
70 〜 79 歳	414.1	451.5	707.9	704.3
80 歳以上	498.8	518.8	737.1	725.9

出典）厚生労働省：令和元年国民生活基礎調査の概況, 2019.

メントは，栄養状態を的確に評価・判定（栄養アセスメント）し，身体の状況に見合った適切な栄養補給を行い，栄養教育で患者の自己管理能力を育成することを目的とした栄養管理です。

1.3　内部環境の恒常性と栄養支援（自然治癒の促進）

栄養状態の改善は，内部環境のホメオスタシス（恒常性）を保つことと，栄養支援を的確に行うことです。外部環境の変化があっても安定した活動ができるように，体内ではつねに一定の状態を保っている作用をホメオスタシスといいます。

人体にはホメオスタシスを保とうとする働きがあります。軽い発熱や腹痛，頭痛などの症状に対しては，できるだけ安静や保温などでしばらく様子をみて，体調を整えようとしますが，これは，ホメオスタシスによって治癒力を働かせて症状に打ち勝とうとすることです。栄養支援は体細胞への栄養補給であり，免疫力を高めれば，自然治癒を促進することができます。しかし，病態時にはホメオスタシスの乱れの原因を知り，輸液や透析，酸素吸入などで恒常性を維持することが重要です。

1.4　栄養状態の改善

栄養ケアマネジメントでは，栄養状態を改善するために栄養アセスメントを行い，適切な栄養補給や栄養教育を行います。傷病者では社会への復帰，要介護者では，自立した生活ができるようになるために栄養状態を改善します。

施設入所者では，栄養スクリーニングによって，疾病の有無や栄養状態を評価した後，栄養アセスメントによってリスクの程度を判定し，改善のための介入をします。

今日では，高齢者の低栄養状態（PEM）が多くみられ，QOL の低下につながっています。高齢者の栄養改善では，摂食能力を見極め，個々の咀しゃく・嚥下に適する食事を提供することや嗜好，宗教，地域性，家族構成，経済状態など様々な視点から総合的に取り組む必要があります。

内部環境
生体の生存を安定的に維持する環境。血液や組織液などの体液のこと。
ホメオスタシス（恒常性）
生体が様々な環境の変化に対応して，内部状態を一定に保って生存を維持する現象。
外部環境
人の体外の環境。温度，湿度，天候，気圧，音，など。
輸　液
体液や栄養の補給を目的として，大量の液を静脈内または皮下に注入すること。
透　析
血液を浄化する治療法のひとつ。腎不全などで，尿毒性物質や余分な水分を除去し，体内に不足している物質を補う。
介　入
入り込む意味。栄養状態の悪い人にその原因を知るために，摂食能力，嗜好，習慣などを調べて，改善策を考え実践してもらう。
低栄養状態（PEM）
protein energy malnutrition
たんぱく質・エネルギー欠乏症。

1.5 ノーマライゼーション

1960年代に北欧諸国から始まった社会福祉をめぐる社会理念のひとつで，障がい者も，健常者と同様の生活ができるように支援すべきという考え方で，そこから発展して，障がい者と健常者とは，お互いが特別に区別されることなく，社会生活をともにするのが正常なことであり，本来の望ましい姿であるとする考え方です。またそれに向けた運動や施策などの意味もあります。

ノーマライゼーションの概念は，**バンク・ミケルセン**により初めて提唱され，**ベンクト・ニィリエ**により世界中に広められました。ニィリエは，知的障がい者が劣悪な環境の施設に収容されていることに心を痛め，法律の制定に尽力し，その結果，世界で初めて**ノーマライゼーション**という言葉が用いられました。今日では**バリアフリー**や**ユニバーサルデザイン**の言葉も一般に聞かれるようになりました。障がい者に接する場合，忘れてならないことは，「障害は不便ではあるが不幸ではない」（**ヘレン・ケラー**）の言葉で，障害に対する正しい理解や障がい者とのコミュニケーション手法（手話，点字，車椅子者への介護技術など）を習得することは，栄養士にとって，今後，ますます必要になります。

バンク・ミケルセン
Neils Erik Bank-Mikkelsen
（1919～1990）
デンマークの社会運動家。

ベンクト・ニィリエ
Bengt Nirje
（1924～2006）
スウェーデンに生まれ，ノーマライゼーションの育ての父といわれる。

ノーマライゼーション
ノーマリゼーションとも表記される。

バリアフリー
障がい者や高齢者が生活していく際の社会的障壁を取り除き，誰もが暮らしやすい社会環境を整備するという考え方。

2. 医療制度

2.1 医療保険制度

医療保険とは，相互扶助の精神のもとに，病気やけがに備えて，収入のある人から，収入に応じた保険料を徴収して，医療を受けたときに保険から医療施設に医療費を払う仕組みです。日本の医療保険制度には，職域・地域，年齢に応じて様々な医療保険があり，すべての国民はいずれかの医療保険に加入することになっています（国民皆保険制度）（図1-2）。2018（平成30）年度の国民医療費は43兆3,949億円で，そのうち65歳以上の人の医療費が占める割合は60.6％で，高齢化が進むとますます医療費は増大することから，医療制度の見直しも議論されています。

医療行為にはそれぞれ**診療報酬点数**が決められていて，栄養・食事に関する診療報酬の項目と点数は，表1-2に示すとおりです。

ユニバーサルデザイン
障害の有無や性，年齢，言語，国籍・文化などの違いにかかわらず利用できる施設・製品・情報のデザイン。

ヘレン・ケラー
Helen Adams Keller
（1880～1968）
みずからも重度の障害をもちながら世界各地で身体障がい者の教育・福祉に尽力した。

診療報酬点数
医療サービスの実施には保険点数が定められている。1点につき10円で計算される。

健康保険	全国健康保険協会	常時5人以上の従業員がいる事業所が対象
	組合管掌健康保険	700人以上の従業員および同業種の企業が対象
	日雇特例被保険者の保険	日雇労働者が対象
共済組合	国家公務員共済組合	国家公務員が対象
	地方公務員共済組合	地方公務員が対象
	私立学校教職員共済	私立学校教職員が対象
船員保険		船員が対象
国民健康保険		自営業者等が対象
後期高齢者医療		75歳以上および65～74歳で一定の障害の状態にある人が対象

図1-2　医療保険制度の概要

表 1-2　入院食事療養制度の点数・診療報酬点数の一部（2020 年 4 月一部改定）

指導料・実施加算		点　数
入院時食事療養費（Ⅰ）3 食／日		640 円／食（流動食のみ 575 円／食）
入院時食事療養費（Ⅱ）3 食／日		506 円／食（流動食のみ 460 円／食）
特別食加算*		76 円／食
栄養食事指導料	外来栄養食事指導料 1（病院に入院中の患者）	初回 260 点／回，2 回目以降対面 200 点／回 情報通信機器を用いた 180 点／回
	外来栄養食事指導料 2（診療所に入院中の患者）	初回 250 点／回，2 回目以降 190 点／回
	入院栄養食事指導料 1（病院に入院中の患者）	初回 260 点／回 2 回目以降 200 点／回
	入院栄養食事指導料 2（診療所に入院中の患者）	初回 250 点／回 2 回目以降 190 点／回
	集団栄養食事指導料	80 点／回（患者 1 人月 1 回，入院中 2 回まで）
	在宅患者訪問栄養食事指導料 1	530 点／回（1 人），480 点／回（2 人以上 9 人以下），440 点／回（上記以外）
	在宅患者訪問栄養食事指導料 2	510 点／回（1 人），460 点／回（2 人以上 9 人以下），420 点／回（上記以外）
栄養管理実施加算		12 点／日（患者毎の栄養管理）
入院基本料		11 点／日（全入院患者が対象）
栄養サポートチーム加算		200 点／回，100 点／回（特定地域）
糖尿病透析予防指導管理料		350 点／回（月 1 回に限る）
摂食障害入院医療管理加算		200 点／日（入院 30 日まで），100 点／日（入院 31 ～ 60 日）
在宅患者訪問褥瘡管理指導料		750 点／回（月 3 回が限度）

注）詳細については，巻末資料 11 および厚生労働省の資料を参照のこと。　*第 2 章表 2-6 参照

2.2　介護保険制度

要介護状態の高齢者を社会全体で支える仕組みで，40 歳以上の国民が**介護保険料**を支払うことで，介護が必要になったときに高齢者が 1 ～ 3 割の自己負担で介護サービスを受けられる制度です（図 1-3）。介護サービスを利用するには，要介護認定を受ける必要があり，要介護認定を受けるには，**地域包括支援センター**に相談して市区町村に申請し，審査を受けます。審査の結果，**介護予防サービス**または**介護サービス**

介護保険
65 歳以上は第 1 号被保険者，40 ～ 64 歳までは第 2 号被保険者，介護保険料は，給料または年金から納める。

地域包括支援センター
市町村などが設置。保健師，社会福祉士，ケアマネジャーが配置され，地域に暮らす人たちの介護予防をサポートする。

介護予防サービス
要支援 1 ～ 2 の人が受けられるサービス。ホームヘルプ，デイサービス，ショートステイ，福祉用具貸与・販売など。

介護サービス
要介護 1 ～ 5 の人が受けられるサービス。介護予防サービスとほぼ同じサービスが受けられるが，回数が多い，時間が長いなどの違いがある。

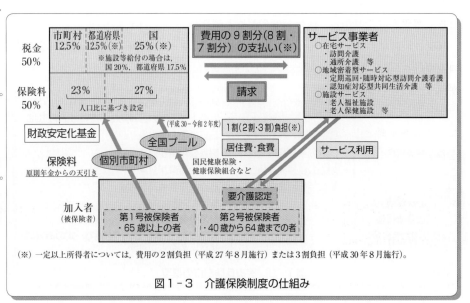

図 1-3　介護保険制度の仕組み

が受けられます。2015（平成27）年からは介護予防を推進する観点から従来の制度を見直し，地域の実情に即した効果的・効率的なものとする「介護予防・日常生活支援総合事業」が始まり，**自立**判定でも一般介護予防事業のサービスが受けられます。厚生労働省は，重度な要介護状態となっても住み慣れた地域での暮らしを人生の最後まで続けられるよう，医療・介護・住まい・生活支援が一体的に提供される「地域包括ケアシステム」を2025（令和7）年を目途に構築できるよう施策を進めています。

3．医療と臨床栄養

3.1　栄養・食事療法と栄養補給法の歴史

　栄養・食事療法は，19世紀後半からの欠乏症と栄養素の発見の歴史によって，また，20世紀半ばに病院給食が制度化されることで確立されてきました。18世紀後半，**ラボアジェ**（栄養学の祖）によって人体内の代謝の研究が始まり，その後，栄養学が発展すると同時に，病気の治療と栄養素のかかわりが解明され，徐々に病院で提供される食事内容に反映され今日に至っています。

　栄養・食事療法を行うための医師の指示内容を示した書類を**食事箋**といいます。病人への栄養補給法は長い間，経腸（経口）栄養補給法（栄養・食事療法）（第2章2参照）のみでしたが，衰弱して口から何も食べられなくなると，外傷からの回復や病気に打ち勝つことができなくなってしまいます。そこで，1957（昭和32）年，総合栄養剤として消化を要せず吸収される水溶性の経腸栄養剤がつくられ，鼻から管を挿入して栄養剤を注入する経腸（経管）栄養補給法（第2章3参照）が開発されました。

　経腸栄養剤はコンパクトで，糞便形成がほとんどないため，宇宙食としての研究が進められ，飛躍的に進歩しました。1965（昭和40）年には**成分栄養剤**が完成し，経腸栄養剤の基礎を築き，今日では，**PEG**を用いて，体内に栄養物を注入できます。

　しかし，消化器に支障がある場合，栄養物を消化・吸収することができないので，直接，静脈血に栄養素を注入する経静脈栄養補給法（第2章4参照）が使われます。

　1654年頃から末梢静脈への栄養物の注入についての研究が始まり，1831年には，コレラ患者に塩分や水を投与したと記録されています。しかし，末梢静脈栄養補給法が確立したのは脂肪乳剤が開発された1961（昭和36）年でした。

　末梢静脈栄養補給法では投与できる栄養量は1,000 kcal程度ですから，1日に必要なエネルギー量として十分ではありません。そこで，3,000 kcal程度のエネルギー量を補給できる中心静脈に注入する方法，中心静脈栄養補給法の開発が必要で，1952

糖尿病の食事療法の歴史：糖尿病の食事療法は，紀元前3500年頃のエジプトや2000年以上前のインドでも行われていました。また18世紀には，糖尿病の人がエネルギー制限を行うと，尿糖が減少するとの記述もあります。しかし，近代的な糖尿病の栄養・食事療法が行われるようになったのは，20世紀前半で，**インスリンの発見**以降のことです。

　日本初の糖尿病患者と考えられているのは，『源氏物語』の光源氏のモデルといわれる藤原道長（966 ～ 1028）で，まるまるとしたその容姿は源氏物語絵巻にも描かれています。

自 立
介護保険の適用ではなく，介護予防・日常生活支援総合事業の範囲で訪問型・通所型サービスやその他の生活支援サービスが受けられる。

ラボアジェ
Antoine-Laurent de Lavoisier（1743 ～ 1794）体内のエネルギー代謝を解明した。

食事箋
診療部門と栄養部門での取り決めで作成されたものは「約束食事箋」という。

成分栄養剤
ED：elemental diet
経腸栄養剤の1種で，窒素源が合成アミノ酸のみから組成されたもの。

PEG
percutaneous endo-scopic gastrostomy
経皮内視鏡的胃瘻造設術。直接胃に栄養を入れる方法。

インスリンの発見
F. バンティング
Frederick Grant Banting（1891 ～ 1941）が1921年にインスリンを発見し，糖尿病に対する有効な治療方法の開発につながった。

高カロリー輸液
TPN：total paren-
teral nutrition
1968 年，米国の外
科医スタンリー・ダ
ドリック（Stanley
J. Dudrick）によっ
て開発された。
アスクレピオス
手にしているつえに
はヘビが 1 匹絡まっ
ていて医師のシンボ
ルとなっている。

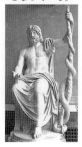

ヒポクラテス
（紀元前 460 ～ 370
頃）
今日でも医療従事者
にとっての倫理とい
える「ヒポクラテス
の誓い」を提唱。

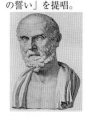

ガレノス
（129 ～ 200 頃）
ローマ帝国時代のギ
リシアの医学者。経
験と多くの解剖に
よって体系的な医学
を確立し，古代にお
ける医学の集大成を
なした。
光明皇后
（701 ～ 760）
奈良時代の聖武天皇
の皇后。仏教に篤く
帰依し，東大寺，国
分寺の設立を夫に進
言したと伝えられる。
医心方
平安時代の宮中医官
である鍼博士・丹波
康頼撰による現存す
る日本最古の医学書。
養　生
健康増進のこと。貝
原益軒が 1713 年に
著した「養生訓」が
知られる。

（昭和 27）年に鎖骨下静脈カテーテルが開発され，1968（昭和 43）年の**高カロリー輸**
液の開発によって，十分な栄養の補給ができることとなりました。

3.2　医療における食事管理の意義

　医療の起源は，ギリシャ神話に出てくる**アスクレピオス**（医神）が，神殿にやって
くる病人に，つえで触れると治癒したという話です。紀元前 350 年頃，ヨーロッパや
中国では，病気や死は，迷信・呪術や神の仕業と信じられていました。古代ギリシャ
の**ヒポクラテス**（医聖）は，病気が食事や生活習慣のゆがみによるものであると唱え，
食事管理の重要性を最初に指摘した人物として知られています。ローマ時代には**ガレ**
ノスが外科療法や薬物療法についての書物を，中国でも鍼灸や薬物療法を用いた書物
が残されています。キリスト教が広まると，修道院が病気の人に治療をほどこす医療
施設になり，ヨーロッパにおける病院の始まりとなりました。

> **病院（ホスピタル）の語源と始まり**：中世ヨーロッパの聖地巡礼において旅人が宿泊し
> た施設（教会など）をホスピチウムといい，病や健康上の不調で旅立つことができなけ
> れば，そのままそこに置いて，ケアや看病をしたことから，看護収容施設全般をホスピ
> スと呼ぶようになり，そうした教会で看護にあたる聖職者の無私の献身と歓待をホスピ
> タリティといい，そこから今日のホスピタルの語が生まれました。

　一方，日本の記録に残る医療史の最古のものは，「古事記」「日本書紀」に残る神話
で，ワニをだまして海を渡ろうとした白うさぎがワニに気づかれ丸裸にされていると
ころに遭遇した大国主命が，真水で身体を洗って，炎症を抑える効果があるというガ
マの花粉を塗って助けたという話です。平安時代には，**光明皇后**によって，貧窮の病
人に施薬施療をし，飢餓に苦しむ人びとを助ける施薬院や悲田院が設けられました。
またこの時代に編纂された「**医心方**」には**養生**について記されています。

　江戸中期には，徳川吉宗によって貧民救済のための無料施設，小石川養生所がつく
られ，江戸末期には，西洋医学を学ぶための**長崎養生所**が設立され，**緒方洪庵**が開い
た医学塾（適塾）では患者の診療を行いました。

　明治初期には各地に医学大学校付属の病院が設立されましたが，病院では医師の養
成と患者の治療が主で，入院患者の食事は，家族が病院の庭で炊事をして粥を供して
いたといわれています。病院における治療食は，1878（明治 11）年に内務省によって
脚気の患者に対する病院給食が開始されたのが始まりです。1926（大正 15）年には慶
應義塾大学病院に食養研究所が設立され，治療食の研究が行われました。病院給食で
は，戦後，1948（昭和 23）年の医療法制定，栄養士法制定に続いて，1950（昭和 25）
年に完全給食制度が策定されて，医療における食事管理の意義が認められました。

> **看護覚え書**：フローレンス・ナイチンゲール（看護の母）が著した看護の基本について
> の書。全 13 章からなり，第 6 章　食事（体調などに合わせて，食べられるようにする方
> 法について注意を向ける必要があります）と第 7 章　食物（栄養バランスのよい食物
> を摂取することが大切です）には患者に対する食事管理について記されています。

3.3 医療における栄養士の役割と職業倫理

　栄養士が職業人として活動するためのよりどころとなるものが，栄養士倫理です。倫理とは，「人として守り行うべき道，善悪・正邪の判断における普遍的な規準」で，法の遵守だけでなく，社会生活においてなんらかの行為をする場合に，よいことか，正しいことかを判断する根拠となるものです（表1-3）。

表1-3　「管理栄養士・栄養士倫理綱領」

> ① 管理栄養士・栄養士は，保健，医療，福祉及び教育等の分野において，専門職として，この職業の尊厳と責任を自覚し，科学的根拠に裏づけられかつ高度な技術をもって行う「栄養の指導」を実践し，公衆衛生の向上に尽くす。
>
> ② 管理栄養士・栄養士は，人びとの人権・人格を尊重し，良心と愛情をもって接するとともに，「栄養の指導」についてよく説明し，信頼を得るように努める。また，互いに尊敬し，同僚及び他の関係者とともに協働してすべての人びとのニーズに応える。
>
> ③ 管理栄養士・栄養士は，その免許によって「栄養の指導」を実践する権限を与えられた者であり，法規範の遵守及び法秩序の形成に努め，常に自らを律し，職能の発揮に努める。また，生涯にわたり高い知識と技術の水準を維持・向上するよう積極的に研鑽し，人格を高める。
>
> 制定　平成14年4月27日／改訂　平成26年6月23日（日本栄養士会）

3.4 クリニカルパスと栄養ケア

　クリニカルパスは，医療の質の標準化と作業の効率化の推進，入院日数の短縮を図る合理化方法のひとつで，一定の疾患をもつ患者に対し，入院から退院までの間に対応すべきすべての治療，処置，ケアを整理し，スケジュール表にまとめることです。

　スタッフ用と患者用（資料9参照，p.161）のパスがつくられ，栄養ケアについては，（管理）栄養士が記入します。入院から退院までのスケジュールを，① **時間軸**に沿って，② **ケア介入**（検査，投薬，処置，栄養・食事療法など）の具体的な処方が書き込まれ，これらは③ **標準化**されます。実施された事実との相違は，④ **バリアンス**として修正が行われます。

3.5 チーム医療

　チーム医療とは，一人の患者に複数のメディカルスタッフ（医療専門職）が連携・協働し，それぞれが専門スキルを発揮して，最良の治療やケアを提供する方法です。今日ではがん患者に対する緩和ケアチームや，高齢の入院患者に対しての摂食嚥下リハビリテーションチーム，褥瘡チーム，栄養管理を中心とする栄養サポートチームが活躍しています。チーム医療の対象には患者の家族も含まれ，共通の目標に向けてチーム**カンファレンス**を繰り返し，専門的知識を結集して患者のQOL向上に寄与します（図1-4）。

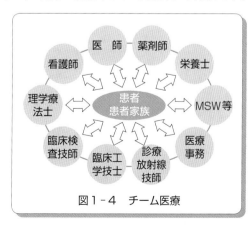

図1-4　チーム医療

長崎養生所
日本初の西洋式病院。オランダ軍医ポンペが病院の必要性を説き，西洋医学を学ぶための場所として設立。

緒方洪庵
（1810～1863）
医師，蘭学者で大坂に適塾（現在の大阪大学医学部の前身）を開き人材を育てた。天然痘治療に貢献し，日本の近代医学の祖といわれる。

フローレンス・ナイチンゲール
Florence Nightingale
（1820～1910）
英国人。クリミア戦争での負傷兵たちへの献身的看護でクリミアの天使といわれた。

時間軸・ケア介入・標準化・バリアンス
クリニカルパスの四つの基本概念。

MSW
medical social worker
医療ソーシャルワーカー。患者が地域や家庭で自立した生活を送れるよう，患者や家族の抱える問題の解決・調整を援助する。

カンファレンス
医療の場では，症例検討会をいう。患者の情報交換と医師や多職種により治療方針を出す会議。

3.6　リスクマネジメント

　リスクマネジメントとは，各種の危険による不測の損害を最小の費用で効果的に処理するための経営管理手法です。医療機関では，医療の安全確保のため，事故があった場合には病院全体の問題ととらえ，「人は誤りを犯す」を前提に組織的な対策を講じる必要があります。**インシデント**事例や医療事故の分析，評価，マニュアルの見直しを勧め，医療安全管理の強化充実を図ることが目的です。

　医療従事者には医療の質を向上させる努力をして社会に還元するという役割があり，この医療の質を保証・向上するためには，患者や家族の障害や経済的損失，病院の信頼の損失を最小限に抑えることが必要不可欠です。各部署に配置されたリスクマネジャーを中心に，事故が実際に起きたときの対処とともに事故を引き起こす可能性があるものを特定・評価・対応し，事故を予防しなくてはなりません。

インシデント
ヒヤリハット，ニアミスのこと。日常診療の現場で"ヒヤリ"とした，または"ハッ"とした経験やでき事。

3.7　傷病者の権利

　すべての傷病者（患者）は，個人として人格を尊重され，最善の医療を受ける権利があります（「患者の権利に関するリスボン宣言」世界医師会，1981年）。医療の中心は患者であることを認識し，患者と医療従事者がお互いの信頼関係に基づいて協力し合い，よりよい医療を目ざすには，患者の権利が尊重されなければなりません（表1-4）。

　同時に，患者は医療従事者と意思疎通を図り，診断と治療の決定に参加し，同意した治療に従う責務があります（表1-5）。

　近年，より適した治療法を患者自身が選択するために，**セカンドオピニオン**を求めることがあり，特にがん治療や精神医療の分野で注目されています。

セカンドオピニオン
second opinion
患者が治療法についてよりよい決断をするために別の医師の意見を求めること。

3.8　インフォームドコンセント

　インフォームドコンセントとは，「説明を受けたうえでの同意」で，患者が自分の病気の状態や治療方法について医師および医療従事者から十分な説明を受け，それらを理解したうえで提示された治療方法に同意することをいいます。医師は病名と病状，いくつかの治療の方法や効果，リスクなど，細かな点までわかりやすく説明しま

表1-4　患者の権利

1）平等で最善の医療を受けること。
2）安全が確保されること。
3）自己の医療にかかわる情報が入手されること（診療記録の開示）。
4）適切な説明を受け，自己決定権が確保されること（インフォームドコンセント）。
5）セカンドオピニオンが保たれること。
6）プライバシーや個人情報が保護されること（プライバシーポリシー）。
7）個人の尊厳が保たれること。

表1-5　患者の責務

1）患者は健康に関する情報を正確に提供すること。
2）よく理解できなかった説明については，理解できるまで質問すること。
3）ほかの患者の診療や職員の業務に支障を与えないこと。

す。患者はその内容を十分理解したうえで治療法を選択し，医師に同意を与えます。こうして患者と医師の合意のうえで治療は開始され，医師は確信をもって治療を進めることができます。

　患者は自分で考えた末に選んだ治療法ですから，万一結果が思わしくなくても納得できます。インフォームドコンセントは患者と医師の双方に有益な結果をもたらす医療上のシステムです。

4．福祉・介護と臨床栄養

4.1　福祉・介護における食事管理の意義

　介護保険制度における要介護者・要支援者数は年々増加し，65歳以上の人数は約669万人（2020年）で，人口の高齢化に伴って今後も増加する見込みです。高齢者は摂食・嚥下障害から低栄養状態（PEM）になりやすく，貧血や潜在的なビタミン欠乏もみられます。また，配偶者の病気や配偶者との別れなど，**ライフイベント**によるストレスからうつ症状や**セルフネグレクト**によって，食事をとらず，必要な栄養摂取ができずにいて，免疫力が低下し，病気への罹患や介護が必要な状態に陥りやすくなります。食事管理の意義は，傷病者や高齢者が，可能なかぎり住み慣れた地域で，自分らしい暮らしを人生の最期まで続けることができる支援につなげることです。

ライフイベント
人生でのでき事のこと。誕生・就職・結婚・出産・子育て・教育・リタイア・離婚・死など。

セルフネグレクト
成人が通常の生活を維持するために必要な行為を行う意欲・能力を喪失し，自己の健康・安全を損なうこと。

4.2　福祉・介護における栄養士の役割と職業倫理

　食事は体力と生命維持のための栄養摂取であると同時に，高齢者にとっては楽しみであり，心身ともに生きる力となっています。福祉・介護施設や在宅サービスにおける栄養士の役割は，食を通しての生活支援で，適切な食事の提供，栄養指導，栄養状態の管理，食環境の整備などがあげられます。それらの仕事を通じて社会的役割を果たしていくには，守るべき決まりがあり，それが職業倫理として制定されています（p.7参照）。栄養の指導は，健康の維持・増進，疾病予防・治療・重症化予防および介護予防・虚弱支援を実践するための基本となります。個人および集団を対象とし，栄養の評価・診断・計画に基づいた栄養・食事療法，情報提供，食環境整備，食育活動等により，生涯を通してその人らしく生を全うできるように支援することです。

4.3　チームによる栄養ケア

　医療・福祉・介護施設では，ケアマネジャー，医師，歯科医師，看護師，理学療法士，作業療法士，言語聴覚士，薬剤師，管理栄養士，栄養士，相談員，介護福祉士など数多くの専門職種が働いており，チームを組んでそれぞれの専門スキルを発揮し，対象者へのサービスを行っています。また，地域では，保健師，社会福祉士やその他のソーシャルワーカー（MSW，PSW，CW）なども医療・福祉・介護のケアサービスを担う専門職として業務を行っています。栄養士はこれらの専門職の人びとと必要に応じてチームを組み，栄養ケアを行い，チームでの情報を共有するために，対象者

PSW，CW
PSW：psychiatric social worker，精神科ソーシャルワーカー
CW：case worker，ケースワーカー

表1-6　POMR（問題志向型診療禄）による栄養ケアの記録

<table>
<tr><td>
① データベース：栄養ケアに必要な対象者情報。カルテ，栄養士による食生活調査，身体計測などから得る。
② 問題点の整理と問題リスト：データベースを基にアセスメントして栄養問題を抽出し，問題リスト（栄養診断）をつくる。
③ 栄養ケアプラン：目標を設定して，栄養治療・教育プラン，モニタリングプランを立案する。
④ 栄養相談内容の記録：相談内容を経時的にSOAPに分けて記載する。
　S（Subject）：主観的情報…対象者の話や病歴など。
　O（Object）：客観的なデータ…身体計測，食生活調査などから得られた情報。
　A（Assessment）：上記のS（主観的情報）とO（客観的情報）の評価。
　P（Plan）：S，O，Aを基にした栄養治療・教育計画。
</td></tr>
</table>

栄養診断
主として管理栄養士が，栄養学的問題を判定すること。栄養診断コードの記号を2～3つ選択する。

についての栄養ケアの記録をフォーマットに沿って記入します。共通の記録方式をPOMRといい，検査から診断，治療までの過程をカルテに記載する方法です。患者の健康上の問題を中心に据えて医療を行うという考え方による，一連の作業や仕組みを意味しています（表1-6）。栄養診断においては，「栄養診断コード」表から該当する項目の記号を選び，的確な栄養ケアプランの作成に役立てます。

POMR
problem oriented medical record
問題志向型診療録。

栄養診断コード
栄養が関係する問題を的確に表現するための標準化された用語。以下の4つの領域に分類されている。
NI：摂取量
NC：臨床栄養
NB：栄養に関連した行動と生活環境
NO：その他の栄養
各領域は詳細に分類されている（全137項目）。

4.4　在宅ケアと施設連携

60歳以上の男女への調査では，医療機関よりも自宅や福祉・保健施設での介護を望んでおり，介護者は在宅ケアについての知識やスキルを習得することが必要です。

在宅ケアは，寝たきり・独居高齢者，長期療養患者，心身障がい者など，社会的支援を必要とする人びとに対して，施設に収容せず在宅のままで福祉・医療サービスを提供することです。対象者は，常時医療の管理下に置く必要のない，主に慢性疾患をもつ虚弱および介護を必要とする高齢者および障がい者です。

また，がん患者に対する在宅緩和ケアの取り組みもあります（表1-7）。

栄養士として在宅ケアに参画する場合，要介護者や家族への共感を忘れず，具体的な調理方法や献立など要介護者や介護者が実践できることをアドバイスし，毎日の食事を安心して楽しんでもらえるようにすることが大切です。

医療保険制度や介護保険制度では，居宅での栄養ケアは管理栄養士が一定条件のもとで行うと診療報酬点数（表1-2参照）や給付サービスの対象になります。

表1-7　緩和ケアの目的

<table>
<tr><td>
緩和ケアでは
・生命を尊重し，死を自然の過程と認める。
・死を早めたり，引き延ばしたりしない。
・痛みやその他の苦痛な症状から開放する。
・患者のためにケアの心理的・霊的側面を，統合する。
・死を迎えるまで患者が人生を積極的に生きていけるように支える。
・家族が患者の病気や死別後の生活に適応できるように支える。
</td></tr>
</table>

資料）佐藤禮子監修：絵でみるターミナルケア　人生の最期を生き抜く人へのかぎりない援助，p.91，学研，2006より作表.

第 2 章

栄養補給法

1. 栄養・食事療法と栄養補給の特徴

1.1 栄養・食事療法

　生命を維持するためには，食事により栄養素を体内に摂取する必要があります。食事が十分に摂取できなくなると栄養障害が進み，筋肉量が減少します。さらに，血中アルブミンなどの**内臓たんぱく質**が減少し，**免疫機能障害**が起こり，傷の治りが遅くなります。熱傷や大外傷などで細胞が破壊される（体たんぱく質が 25 ～ 30％程度失われる）と，人間は生命が維持できなくなり死に至ります。

　治療に伴う栄養管理を考える場合，疾患，栄養補給法，栄養状態が異なっていても適正な栄養状態に近づけることが必要です。そのためには，現在の栄養状態を把握することが重要となります（表2-1）。

　適正な栄養状態に近づけるには，栄養素の補給量を考慮するだけではなく，栄養指導（教育）による患者自身のセルフコントロールも必要です。

　口から食べることは，精神を安定させ，生きる意欲を増進させ，QOL が考慮された優れた栄養補給法です。

内臓たんぱく質
胸腔や腹腔にある諸器官（消化器，呼吸器，泌尿器）や血液中に含まれるたんぱく質。
免疫機能障害
疾病に対する生体防御機能が妨げられること。

表2-1　栄養状態の区分

	栄養状態	備　考
①	適切な栄養状態	エネルギーや栄養素摂取に過不足がない
②	特定の栄養素の欠乏状態	ビタミン，微量元素欠乏症（例：鉄欠乏性貧血，亜鉛欠乏症など），必須脂肪酸欠乏
③	数種類の栄養素の欠乏状態	栄養失調・飢餓（例：たんぱく質・エネルギー欠乏症：PEM　protein energy malnutrition　など）
④	特定の栄養素の過剰状態	ビタミン，重金属過剰症（例：ビタミンA中毒症など）
⑤	数種類の栄養素の過剰状態	過栄養（例：肥満症など）
⑥	栄養素相互のバランスが崩れた状態	栄養不均衡（例：アミノ酸インバランスなど）

資料）武藤泰敏ら：JJPEN., **7**（6），941，1986 より作成.

1.2　必要エネルギー・栄養素量の算定

　患者が適切な栄養状態を保つために，投与（摂取）エネルギー・栄養素量を決める必要があります。算定法は，Harris-Benedict の式から算出した基礎エネルギー消費量（BEE）を基礎代謝量とし，活動係数と傷害係数を用いて表2-2 ①式で求めることができます。可能であれば間接熱量計（図2-1）で安静時エネルギー消費量（REE）を実測し，活動係数をかけて必要エネルギーを算出することが望ましいとされています。

Harris-Benedict
基礎エネルギー消費量の算出式を発表した米国の２名の内科医の名前 Harris とBenedict。

活動係数
活動ファクターともいい，活動の程度を示す係数。

傷害係数
ストレス係数（ファクター）ともいい，各種病態の代謝亢進の程度を示す係数。

間接熱量計
呼吸器から排出されるガス分析から酸素摂取量と二酸化炭素排出量を求めて，消費エネルギーを測定する機器。

表2-2　エネルギー量の算定

① エネルギー必要量（kcal/ 日）＝基礎代謝量（kcal/ 日）×活動係数×傷害係数

② Harris-Benedict の式
　基礎エネルギー消費量（BEE（kcal/ 日）の推定）
　男性：BEE＝66.47＋13.75 W＋5.0 H－6.76 A
　女性：BEE＝655.10＋9.56 W＋1.85 H－4.68 A
　　　W：体重（kg），H：身長（cm），A：年齢（歳）

③ 活動係数（Af）

活動因子	Af
寝たきり（意識低下状態）	1.0
寝たきり（覚醒状態）	1.1
ベッド上安静（褥瘡）	1.2（～1.3）
ベッド外活動	1.3～1.4
一般職業従事者	1.5～1.7

④ 傷害係数（Sf）

傷害因子	Sf	傷害因子	Sf
飢餓状態	0.6～0.9	多発外傷	1.4
術後（合併症なし）	1.0	腹膜炎・敗血症	1.2～1.4
小手術	1.2	重症感染症	1.5～1.6
中等度手術	1.2～1.4	熱傷	1.2～2.0
大手術	1.3～1.5	60％熱傷	2.0
長管骨骨折	1.1～1.3	発熱（1℃ごと）	＋0.1
褥瘡	1.2～1.3		

資料）コメディカルのための静脈経腸栄養ハンドブック，p.132，南江堂，2008 を参考に作成.

異化亢進
生体内が必要とするエネルギーを得るために身体を構成するたんぱく質が崩壊し，利用される状態。

窒素平衡
窒素出納や窒素バランスともいう。たんぱく質の栄養状態を判定。

NPC/N 比
non protein calorie/nitrogen

基　質
物質や構造の基盤となる物質。ここでは，エネルギー産生栄養素の炭水化物（糖質），脂質，たんぱく質。

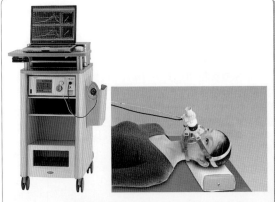

図2-1　間接熱量計を使用した安静時エネルギー消費量測定

（間接熱量計 AE-310S　ミナト医科学株式会社）

　たんぱく質量は，１日の総エネルギー比で 13～20％ にします。腎障害などでは減らし，術後，熱傷，感染症などでは増やします。内科患者（発熱・外傷なし）は 1.1 g/kg，術後患者（合併症なし）は 1.1～1.6 g/kg，たんぱく質の異化亢進患者は 1.6～4.2 g/kg を目安とし，たんぱく質の必要量の算定には窒素平衡を参考にします。

　静脈栄養補給法の場合に NPC/N 比（非たんぱくカロリー/窒素）が考慮されます。たんぱく質量に対して炭水化物（糖質）および脂質などのエネルギー基質をどのような比率で補給すれば効率よくたんぱく質が合成できるかを示す指標です。NPC/N 比は，窒素バランスを正に維持するための窒素１g あたりのエネルギー量を示すものです。

$$NPC/N 比＝\{炭水化物摂取量（g）×4＋脂質摂取量（g）×9\}$$
$$÷\{たんぱく質摂取量（g）÷6.25\}$$

　健常者における NPC/N 比は 150 ～ 200 とされ，窒素 1 g に対して炭水化物と脂質から摂取するエネルギーが 150 ～ 200 倍必要であることを示します。

　侵襲が中等度の場合 100 ～ 150，高度では 80 ～ 100 を目標とします。腎不全患者はたんぱく質代謝の亢進を改善するために，健常者よりエネルギー必要量が高くなることから，NPC/N 比は 300 ～ 500 が目安となります。

　脂質量は，エネルギー比で 20 ～ 30％（飽和脂肪酸 7％以下）にします。膵炎などで脂肪摂取の制限を必要とする患者でも長期にわたる場合は，脳出血の発生や平均余命が短くなることがあるため，エネルギー比率は 15％を確保します。飽和脂肪酸の摂取量が少ないと脳出血のリスクが高まるので 4.5％は確保します。

　炭水化物は，1 日の総エネルギー比で 50 ～ 65％（アルコールを含む）にします。

　ビタミン，ミネラル，食塩，食物繊維は，「日本人の食事摂取基準」を参考にします。

1.3　栄養補給法の経路

　栄養素の補給手段を栄養補給法といい，補給部位の作用状態により三つの経路があります（図 2-2）。

　① **経口栄養補給法**　最も生理的で望ましい方法です。食物は口腔内で咀しゃくにより唾液と混ざって**食塊**となり，食塊は胃・十二指腸で**ぜん動運動**により胃液を混合され粥状になります。小腸では，消化によって生じたアミノ酸やブドウ糖を吸収し血液に送り込みます。

　② **経管栄養補給法**　口腔や食道に疾患があって口から食べられないとき，胃や十二指腸まで管を通し，栄養バランスが整った流動食を送り込む方法です。

　③ **経静脈栄養補給法**　消化管が全く機能しないか消化器に負担をかけたくない場合に，栄養素を静脈に直接投与する方法です。

1.4　栄養補給法の選択

　栄養補給経路（ルート）選択の**アルゴリズム**（手順）を図 2-3 に示しました。

　消化管が機能し口からの摂取ができる場合は経口栄養補給法を選びますが，経口摂取ができない場合は経管栄養補給法を選びます。栄養管理が約 4 週間未満の場合は**経鼻栄養補給法**を選び，おおむね 4 週間以上の場合は，チューブが**外鼻孔**や**鼻腔**，**咽頭**に粘膜障害を起こすので，

侵　襲
生体を傷つけることすべて。病気やけがだけでなく，手術・治療等の医療処置も含む。

食　塊
切断・破砕，唾液混和などによる食物の固まり。

ぜん動運動
管腔内容物を上方から下方に輸送する消化管運動。

アルゴリズム
問題を解決する手順。

経鼻栄養補給法
鼻からカーテルチューブを挿入して，栄養剤を投与する。

外鼻孔
鼻腔の孔。

鼻　腔
顔の中央にある腔所で呼吸器の入り口。

咽　頭
のど。鼻部，口部，喉頭部に区分される長さ 12 ～ 14 cm の筋性膜性の管。

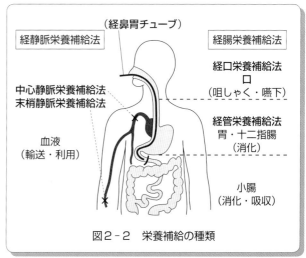

図 2-2　栄養補給の種類

胃　瘻
腹壁と胃に穴を開け，カテーテルチューブを留置して行う栄養補給法。

空腸瘻
腹壁と腸に穴を開け，カテーテルチューブを留置して行う栄養補給法。

びらん
皮膚や粘膜などの結合組織の局所的な浅い組織欠損。ただれのこと。深部に達すると潰瘍になる。

誤嚥性肺炎
水分や食物，胃内容物など気管に入ってはいけないものが気管に入り起こる肺炎。

嘔　気
吐き気（嘔吐）が起こりそうな不快な感覚。

CVC
central venous catheter
中心静脈カテーテル。

気　胸
胸腔内に気体が流入して胸痛と呼吸困難をきたす。

血　胸
胸腔内に血液が流入して呼吸困難などをきたす。

随伴動脈穿刺
静脈への穿刺時に随伴する動脈誤穿刺。

高浸透圧性非ケトン性昏睡
2型糖尿病者への高カロリー輸液の投与時の合併症でみられる著明な高血糖と脱水を伴う昏睡。

乳酸アシドーシス
血中の乳酸値が上昇し，血液が酸性に傾く。

リフィーディング症候群
refeeding syndrome
長期の低栄養患者への，リフィーディング（栄養投与を再開）によって生じる，電解質・体液・代謝などの異常。

バクテリアルトランスロケーション
完全絶食で消化管粘膜が萎縮し，免疫力の低下に伴う腸内の細菌や毒素が生体内に進入する。

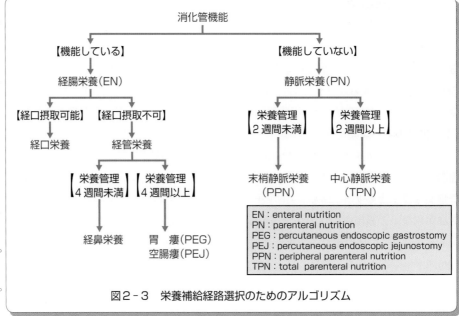

図2-3　栄養補給経路選択のためのアルゴリズム

胃瘻・空腸瘻を選択します。

　消化管が機能していない場合は，静脈栄養補給法を選びます。約2週間未満の栄養管理の場合は，末梢静脈栄養補給法を選びます。約2週間以上の長期に及ぶ栄養管理を必要とする場合は，末梢静脈栄養補給法では，1日に必要な栄養量を補給できないので，中心静脈栄養補給法を選びます。

1.5　栄養補給法の特徴とリスク

　経口栄養補給法は，食べようという脳からの刺激によって，全身で消化・吸収の準備がなされます。摂食は，消化・吸収の開始の合図でもあり，咀しゃくは脳や胃腸を刺激する役割を果たします。経口摂取ができない場合でも，可能な限り自らの腸管を使用する経腸栄養補給法を選択することが望まれます。

　経腸栄養補給法は，栄養チューブによる① 機械的合併症（刺激・びらん・炎症，誤嚥性肺炎，栄養チューブの閉塞），② 消化器系合併症（腹痛，嘔気・嘔吐，腹部膨満感），③ 代謝性合併症（脱水，電解質異常，酸・塩基平衡異常，高血糖，高二酸化炭素血症）のリスクがあります。

　静脈栄養補給法は，CVC挿入時に，① 機械的合併症（気胸，血胸，随伴動脈穿刺，カテーテル先端位置異常など），② 代謝性合併症（高血糖および低血糖，脂肪乳剤投与中の高トリグリセリド血症，高浸透圧性非ケトン性昏睡や乳酸アシドーシス，リフィーディング症候群），③ 感染性合併症（カテーテル関連血流感染症），④ 長期絶食に伴う合併症（腸管粘膜の萎縮，免疫能の低下，バクテリアルトランスロケーション）のリスクがあります。

1.6　治療用特殊食品

　厳密な栄養・食事療法を長期間行う場合，日常的に使用する食品では栄養素の質・量を調整・確保できない場合があります。特別用途食品を含む治療用特殊食品を用いることで必要な成分の調整・確保ができます。栄養・食事療法を遵守し，患者のQOL の向上ができるので食品のもつ特性を理解して利用することが必要です。

（1）エネルギー調整食品

　エネルギー不足を補うための食品で，エネルギー源として炭水化物，でんぷん類や油脂類を主成分とするものがあります。たんぱく質を制限してエネルギーを確保する腎臓病や**フェニルケトン尿症**などのアミノ酸代謝異常症に利用されます。また肥満症や糖尿病でエネルギー制限に利用される**合成甘味料**などがあります。

フェニルケトン尿症
先天性アミノ酸代謝異常。血中にフェニルアラニンが蓄積し，カビ様の尿臭が特徴。
合成甘味料
人工的に合成された，食品に甘味をつける調味料。砂糖の約200倍の甘味があるアスパルテームなどがある。

（2）たんぱく質調整食品

　主食に含まれるたんぱく質量を減らすことを目的とする食品で，通常の食品中のたんぱく質を除去したり，減じたりした食品で，でんぷん含量の多い米飯類，めん類，パン類などがあります。低たんぱく質食事療法に用いられます。

（3）食塩調整食品

　減塩，薄塩の調味料（みそ，しょうゆ）や塩蔵品（梅干，佃煮）があります。高血圧症や心臓疾患などの食塩制限で用いられます。

（4）リン調整食品

　高リン血症のときに利用します。たんぱく質を含む食品にはリンが多く含まれているため，基本的には適切なたんぱく質制限が必要です。リン含有量を減らした乳製品や穀類などがあります。

（5）アレルゲン除去食品

　食物アレルギーの原因物質である**アレルゲン**を不使用または除去したものです。乳児用ミルクや乳製品，パン・めん類などがあります。

アレルゲン
アレルギーの原因となる物質。

（6）無乳糖食品

　食品中の乳糖または**ガラクトース**を除去したもので，乳糖不耐症やガラクトース血症に使用されます。

ガラクトース
単糖のひとつで，哺乳類の乳汁中などに含まれるラクトース（乳糖）の構成成分。

（7）総合栄養食品

　食事から摂取する栄養素をバランスよく配合した特殊食品です。疾患などにより経口摂取が不十分な患者に対して，食事の代替品として用いられます。

2．経腸（経口）栄養補給法

2.1　一般治療食の種類と特徴

　一般治療食は，エネルギー量や栄養素の特別な調整をせずに医療の一環として病院で提供されます。本来もっている治癒力や体力を回復させて間接的な治療効果を期待する食事です。健常者の食事と同程度の内容で，患者の病状や症状に合わせた食事の給与量や形態を考慮して提供します。主に食品のかたさややわらかさを食形態で分類して，常食，軟食，流動食（非固形食）に分けられます。

（1）常　　食

主　食
日常の食事の中心となる食べ物。糖質源。

主　菜
主食以外で食事の中心となる料理。メインディッシュ。たんぱく質源。

　日常摂取している食品や調理法を用いてつくります。主食の形態は，米飯，パン・めん類などです。主菜は健常者が家庭で食べている内容と同等の形態です。

　咀しゃく・嚥下機能に支障がなく消化・吸収が可能な患者に適応します。術後でも回復期で消化管が利用できる場合に適応できます。常食は入院患者の体格や性別の違いに対応できるように，幅のある栄養基準量（表2-3）を設定しています。スポーツ選手など整形外科の対応では，リハビリテーションや体格維持のためのエネルギー量や栄養素量を考慮します。

　入院患者は疾患からのストレスなどによる食欲低下に配慮が必要です。個々の患者の嗜好や食習慣，年齢などを考慮します。大量調理の場合も

表2-3　一般治療食の栄養基準量（参考）

食　種	エネルギー（kcal/日）	たんぱく質（g/日）	脂　質（g/日）	糖　質（g/日）
常　食	1,400 ～ 2,200	60 ～ 80	30 ～ 60	220 ～ 320
全粥食	1,600 ～ 1,800	65 ～ 70	40 ～ 50	220 ～ 280
七分粥食	1,400 ～ 1,600	55 ～ 65	30 ～ 35	190 ～ 260
五分粥食	1,200 ～ 1,400	45 ～ 55	25 ～ 30	160 ～ 220
三分粥食	900 ～ 1,200	40 ～ 45	20 ～ 25	120 ～ 180
流動食	600 ～ 700	20 ～ 30	10 ～ 20	100 ～ 110

献立の内容，食品の選択，調理方法，味つけ，盛りつけなどに配慮します。消化の悪いものや刺激の強い食品（好き嫌いの多い食品など）は避けますが，香辛料などは食欲の増進を図るために適宜用います。

（2）軟　　食

　主食の形態は粥で，主菜や副菜も常食よりもやわらかくします。粥の形態により，三分粥食，五分粥食，七分粥食，全粥食に区分しています（表2-4）。大量調理の場合は，全粥と重湯をつくり，その配合割合で分粥を調製します。三分粥は，全粥と重湯の割合を3：7にし，五分粥や七分粥より，さらにやわらかい食事になります。

重湯
米1に対して，水を10 ～ 11倍で炊いた五分粥の上澄みの汁。

　主菜・副菜は主食のかたさ（分粥）に合わせ，ごぼうやたけのこなどの食物繊維が多くかたい食品，しょうがなど刺激の強い食品，消化しにくい脂肪含有量の多い食品を避け，消化のよい食材を選択します。また，焼き物や揚げ物を避けて，やわらかく調理します（表2-5，図2-4）。

表2-4　分粥の配合比および栄養価

粥の種類	大量調理		少量調理			1回の米使用量（g）	1回の米使用量に対する栄養価	
	重湯と全粥の配合比		水と米の配合比		できあがり倍率		エネルギー（kcal）	たんぱく質（g）
	重湯	全粥	米	水				
全　粥（20%粥）	0	10	1	6	5	70	249	4.3
七分粥（15%粥）	3	7	1	9	7	60	214	3.7
五分粥（10%粥）	5	5	1	12	10	50	178	3.1
三分粥（7%粥）	7	3	1	15	13	35	125	2.1

表2-5　軟食に適した食品・不適切な食品と調理法

		適した食材と調理法			不適切な食材，調理法
		全　粥	五分粥	三分粥	
主食	穀　類	パン，めん，オートミール	パン粥，煮込みうどん*		とうもろこし，くるみ，ピーナッツ
副食	魚　類	脂肪の少ない魚，焼き・蒸・煮	脂肪の少ない魚，蒸・煮	脂肪の少ない魚，蒸・煮，魚のほぐし	たこ，いか，うなぎ，塩蔵品，揚げ物
	肉　類	脂身の少ない肉，焼き・蒸・煮	脂身の少ない肉，蒸・煮	脂身の少ない肉，蒸・煮，きざみ	脂身の多い肉，硬い肉，ベーコン
	卵　類	目玉焼き，ゆで卵	スクランブルエッグ，プレーンオムレツ	ポーチドエッグ，茶碗蒸し，半熟卵，かき玉汁	魚卵
	豆・豆製品	金時豆，うずら豆	凍り豆腐，湯葉，焼き豆腐	豆腐煮物，煮豆裏ごし	丸大豆，おから
	野菜類	茹で，生野菜少量	皮・種子の除去	茹で，葉先の使用	ごぼう，たけのこ，ぜんまい
	果物類	生果物	果物コンポート，缶詰	果物コンポート，缶詰，きざみ，ジュース，ピューレ	パイナップル，干果物
	油脂類	サラダ油，ドレッシング	サラダ油，ドレッシング	バター，マヨネーズ	ラード

＊消化管術後の場合は通過障害リスクもあるので提供しない。
出典）本田佳子・土江節子・曽根博仁編：栄養科学イラストレイテッド臨床栄養学基礎編　改訂第2版，p.98，羊土社，2016.

　主食がやわらかくなるほど水分が多くなり，摂取栄養素量が減少します。1回の食べる量には，**胃の容量**によって限度があるので，栄養素の摂取不足に気をつける必要があります。不足する場合には，食べやすいプリン，ヨーグルト，ゼリーなどを間食で補い，栄養製品（栄養食品や経腸栄養製品）での補給も考えます。

　適応は，手術後や発熱などにより消化・吸収能力が低下，下痢などの消化器系の疾患，食欲不振時，歯の欠損や**義歯**などで咀しゃくの調整が必要な高齢者，咀しゃく・嚥下機能の障害のある場合です。

胃の容量
何も入っていない場合は50 mL，最大で2 L（大人）となる。通常1回の食事量では500〜600 mLとなる。

義　歯
入れ歯のこと。人工歯で歯を補う。

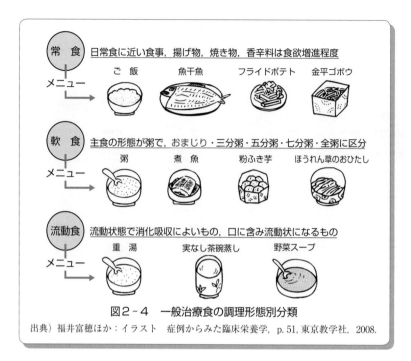

図2-4　一般治療食の調理形態別分類

出典）福井富穂ほか：イラスト　症例からみた臨床栄養学，p. 51，東京教学社，2008.

おまじり
全粥1：重湯9。

（3）流　動　食

　主食の形態は重湯です。嚥下しやすく，消化・吸収がよく，刺激がなく低残渣で固形物を含まない液状の食事です。重湯のほかには，くず湯（でんぷん，砂糖，粉あめ），果汁，ジュースなど糖質食品を中心にして，野菜スープ類，実なしみそ汁，残渣の少ないスープなどの温菜や冷菜を組み合わせ胃腸に負担をかけないようにします。たんぱく質の確保のため，牛乳，豆乳，豆腐，白身魚，スキムミルクなどを加え，脂質の少ない食品を選択します。

粉あめ
砂糖に比べ甘味が少ない調味料。

　流動食は，咀しゃく力低下，嚥下困難，術後や絶食後，全身衰弱時に適応します。水分補給や経口摂取のならし（移行）の役割を担っています。水分が多いのでエネルギー量や栄養素を必要量補給することは期待できないため，病状の回復とともに三分粥，五分粥，七分粥，全粥へとできるだけ早く移行することが重要です（食あがり）。

　流動食の期間が長期にわたる場合には，濃厚流動食や静脈栄養補給法の併用などを検討し，適切な栄養量を補給します。

（4）そ　の　他

　① **検査食**　　検査や診断のための食事です。大腸検査低残渣食（1日分），注腸検査食（1日分），ヨウ素制限食（10～14日分），便潜血検査食（3～4日分）などがあり，市販品を使用することもできます。

　② **ミキサー食**　　全粥食や五分粥食の副食にだし汁等を加えミキサーにかけ食べ物の形状を残さない食事です。水分が多くなり，見た目の量の割には，エネルギー量や栄養素の必要量を補給することは期待できません。さらに飲み込むときに食塊がで

きずに誤嚥しやすくなるので粘度調整をするため片栗粉，コーンスターチを使用し，とろみをつけます。口腔内の手術や歯の一部欠損などで咀しゃく機能が低下している患者に利用します。嚥下機能が低下している場合には，**増粘剤やゲル化剤を使用して**ムース状の食形態にします。

増粘剤
食品の粘性を高める添加物。
ゲル化剤
液状の食品をゼリー状に固める添加物。

③ **きざみ食**　主に全粥食の副食を包丁やクッキングカッターで食べやすいようにきざんだ食事です。歯の欠損や義歯などで咀しゃくが困難な高齢患者に適応します。食品は，きざむとパサパサした細かい食べ物になり，誤嚥の原因になることがあるので，食塊を形成しやすい卵とじ，あんかけ，マヨネーズ和えなどの工夫をします。また，奥歯の咀しゃく機能が残っている高齢者には粗きざみ食が用いられます。きざみ食より粗い食事で，きざみ食と同様の注意が必要です。

④ **ソフト食**　食事を素材ごとにミキサーにかけてペースト状にし，その後ゼラチンなどのゲル化剤でできるだけ元の形に近づけ，口の中でまとまりやすく，飲み込みやすい状態にした食事です。特徴として「舌で押しつぶせるかたさ」「すでに食塊になっている」「滑りがよく移送が容易」があげられます。

⑤ **嚥下食**　嚥下機能のレベルに合わせて，形態やとろみ，食塊のまとまりやすさなどを調整して，飲み込みやすい状態にした食事です。嚥下訓練に使われる嚥下訓練食品も嚥下食に含まれます。ゼリー，ムース食，ペースト食，全粥食など，食形態の範囲は広いです。

2.2　特別治療食の種類と特徴

特別治療食には，糖尿病食や腎臓病食など疾病の種類ごとに分類する疾病別分類と栄養成分をコントロールする成分別分類があります。

合併症の多い今日では，成分別分類が多く用いられています。しかし，**入院時食事療養**では，**特別食加算**の対象（表2-6）になるには，病名と治療食名の記載が必要なため，成分別分類では注意が必要となります。

入院時食事療養
入院患者を対象に治療と回復を目的に栄養管理した食事を提供。
特別食加算
厚生労働省が定める特別食が提供された場合に支給される診療報酬の加算。

主成分別分類（表2-7）は，エネルギーコントロール食，たんぱく質コントロール食，脂質コントロール食，水・電解質コントロール食，易消化食などです。

（1）エネルギーコントロール食

1日に摂取する総エネルギー量を増減する食事です。投与（摂取）エネルギー量を算出し，総エネルギー量から，たんぱく質，脂質，炭水化物のエネルギー比率を参考に基準量を決めます。さらに，ビタミンやミネラルが過不足にならないように設定します。

投与エネルギー量は，主食の量で調節する場合が多く，設定エネルギー量の最大値と最小値は，入院患者の特性に対応して設定されています。エネルギーの基準量は，100 kcal または 200 kcal ごとに表しています。

表 2 - 6　特別食加算の対象

特別食加算は，医師が発行する食事箋に基づき，「入院時食事療養及び入院時生活療養の食事の提供たる療養の基準等」（平成 6 年厚生省告示第 238 号）の第 2 号に示された特別食が提供された場合に，1 食単位で 1 日 3 食を限度として算定する。ただし，流動食（市販されているものに限る。）のみを経管栄養法に提供したときは算定しない。なお，当該加算を行う場合は，特別食の献立表が作成されている必要がある。加算となる特別食は医師の発行する食事箋に基づいて提供される患者の年齢，病状等に対応した栄養量および内容を有する治療食，無菌食および特別な場合の検査食をいう。（2020 年 4 月現在）

腎臓食	・食塩相当量（1 日量）6 g 未満の減塩食。 ・心臓疾患，妊娠高血圧症候群に対しての減塩食療法も含む。 ・妊娠高血圧症候群の場合，日本高血圧学会，日本妊娠高血圧学会等の基準に準じること。 ・高血圧症に対しての減塩食は含まない。
肝臓食	・肝庇護食，肝炎食，肝硬変食，閉鎖性黄疸食（胆石症及び胆嚢炎による閉鎖性黄疸の場合も含む。）等をいう。
糖尿食	――
胃潰瘍食	・十二指腸潰瘍の場合も含む。 ・手術前後の高カロリー食は含まない。 ・侵襲の大きな消化管手術の術後において胃潰瘍食に準ずる場合は含まれる。 ・クローン病，潰瘍性大腸炎等により腸管の機能が低下している患者に対する低残渣食については含む。
貧血食	・血中ヘモグロビン濃度が 10 g/dL 以下でありその原因が鉄分欠乏に由来する者。
膵臓食	――
脂質異常症食	・空腹時定常状態における LDL-コレステロール値が 140 mg/dL 以上である者または HDL-コレステロール値が 40 mg/dl 未満である者若しくは中性脂肪値が 150 mg/dl 以上である者。 ・高度肥満症（肥満度が +70% 以上または BMI が 35 以上）に対しても含む。
痛風食	
てんかん食	・難治性てんかん（外傷性のものを含む）患者に対し，グルコースに代わりケトン体を熱量源として供給することを目的に炭水化物の制限及び脂質量の増加が厳格に行われた治療食。 ・グルコーストランスポーター 1 欠損症またはミトコンドリア脳筋症の患者に対し，治療食として当該食事を提供した場合も含む。
先天性代謝異常食	・フェニルケトン尿症食，楓糖尿症食，ホモシスチン尿症食，ガラクトース血症食。
治療乳	・いわゆる乳児栄養障害（離乳を終わらない者の栄養障害）に対する直接調製する治療乳。 ・治療乳既製品（プレミルク等）を用いる場合などは含まない。
無菌食	・無菌治療室管理加算を算定している患者。
特別な場合の検査食	・潜血食 ・大腸 X 線検査・大腸内視鏡検査のために特に残渣の少ない調理済食品を使用した場合。 　ただし，外来患者に提供した場合は，保険給付の対象外である。
その他	・経管栄養であっても，特別食加算の対象となる食事として提供される場合は，当該特別食に準じて算定することができる。

表 2 - 7　治療食の適応疾患

食形態	常 食	整形外科，皮膚科，産婦人科，手術回復の患者，栄養代謝や消化器に問題のない患者
	軟 食	胃炎，胃・十二指腸潰瘍，下痢，便秘，過敏性腸症候群，炎症性腸症候群，摂食・嚥下障害
	流動食	術前術後，摂食・嚥下障害
成分調整	エネルギーコントロール食	肥満症，糖尿病，脂質異常症，痛風・高尿酸血症，慢性肝炎，肝硬変代償期，脂肪肝，COPD，甲状腺機能障害
	たんぱく質コントロール食	CKD（慢性腎臓病），急性・慢性糸球体腎炎，ネフローゼ症候群，急性・慢性腎不全，糖尿病性腎症，透析療法
	脂質コントロール食	脂質異常症，急性肝炎，急性・慢性膵炎，胆石症，胆嚢炎，高血圧症，動脈硬化症
	水・電解質コントロール食	腎疾患，心疾患，日射病，熱射病，感染症，膠原病，悪性腫瘍，貧血，骨粗鬆症
	易消化食	胃炎，胃・十二指腸潰瘍，消化性潰瘍，腸炎，クローン病，食欲不振

（2）たんぱく質コントロール食

1日に摂取するたんぱく質量を増減する食事です。極端な精神的ストレスや発熱，外傷，急性感染症などの状況下では，窒素バランスは負に傾きたんぱく質の需要は高くなります。逆に，腎機能障害や肝予備能の低下した劇症肝炎，肝硬変非代償期ではたんぱく質の摂取量を少なくします。

十分なエネルギー量を摂取しないと体たんぱく質がエネルギーとして使われるので，低たんぱく質食の場合は必要エネルギー量の確保が重要です。

肝予備能
肝臓はある程度の障害を受けても代償作用が働いて元に戻ることができる。この性質をいう。少々の障害では症状が現れないので，沈黙の臓器といわれる。

（3）脂質コントロール食

脂質コントロール食は，脂質の質や量を調節する食事です。リパーゼを分泌する膵臓に炎症があり，脂質の消化能力が低下している場合や脂質代謝を改善するためにエネルギーを炭水化物で補います。脂質制限が長期にわたる場合は，必須脂肪酸の不足や脂溶性ビタミンの吸収不良に注意します。

リパーゼ
膵臓から分泌される脂肪分解酵素。

（4）水・電解質コントロール食

脱水には水分，透析患者にはカリウムを減らすなど，水や電解質を増減する食事です。

（5）易消化食

消化管の保護を目的に，食物繊維やかたい食品，香辛料などを減らした刺激の少ない食品などを使った調理法の食事です。軟食や流動食の適応と同様です。

2.3　食品選択と食事計画

栄養士は，医師の指示に基づく食事箋で治療食を提供します。栄養士の仕事は，医師の指示栄養素量を具体的な食品の量と質に置き換える作業といえます。朝・昼・夕に食品を配分して調理法を考え，料理とし，これを組み合わせることで食事を整えます。食品の選択には食品構成を用いると容易です（第16章3．参照）。食事計画には基本献立を作成して展開すると，様々な疾病に対応できます。基本献立からエネルギーコントロール食へ展開して，エネルギーコントロール食を中心としてたんぱく質コントロール食と脂質コントロール食へ展開します。

食品構成
糖尿病や腎臓病では，食品交換表が食品構成となり，ほかの疾患では医療施設独自に作成した食品構成が用いられている。

3．経腸（経管）栄養補給法

3.1　目　的

意識障害，嚥下障害，消化管の通過障害などにより経口摂取できない傷病者に対して栄養素の補給を行うためにチューブを使用します。経鼻栄養補給法や胃瘻・空腸瘻があります。経腸栄養補給法は経静脈栄養補給法に比べて生理的であり，合併症の発症が少ない簡便な栄養補給法です。栄養補給ルートは，できる限り腸を選択するのが原則であり，腸管が使用可能な場合はできるだけ経腸栄養補給法を選択することが望

栄養補給ルート
栄養管理を行うため食事や栄養剤を投与する投与経路のこと。

表2-8　経腸栄養補給法の適応

```
1. 経口摂取が不可能または不十分な場合
   1) 上部消化管の通過障害
      口蓋裂，食道狭窄，食道がん，胃がんなど
   2) 手術後
   3) 意識障害患者
   4) 化学療法，放射線治療中の患者
   5) 神経性やせ症／拒食症（神経性無食欲症）
2. 消化管の安静が必要な場合
   1) 上部消化管術後
   2) 上部消化管縫合不全
   3) 急性膵炎
3. 炎症性腸疾患
   クローン病，潰瘍性大腸炎など
4. 吸収不良症候群
   短腸症候群，盲管症候群，慢性膵炎，放射線腸炎など
5. 代謝亢進状態
   重症外傷，重症熱傷など
6. 肝障害，腎傷害
7. 呼吸不全，糖尿病
8. その他の疾患
   たんぱく漏出性胃腸症，アレルギー性腸炎
9. 術前，検査前の管理（colon preparation）
```

出典）渡邉早苗・寺本房子・笠原賀子・松﨑政三：新しい臨床栄養管理
第3版，p.33, 医歯薬出版，2010.

慢性期
病状は比較的安定しているが，治癒が難しい状態が続いている時期のこと。

在宅経腸栄養補給法
HEM：home enteral nutrition

閉塞
閉ざされてふさがること。

ましいとされています。入院を必要としない**慢性期**の安定した患者などでは，在宅でも腸管の安静を図るために**在宅経腸栄養補給法**を行うこともあります。

3.2　適応疾患

経腸栄養補給法は，消化管に**閉塞**がなく，消化・吸収能力が維持されており，腸が機能している場合はすべて適応となります。さらに，経口摂取が不可能または不十分な場合や，消化管の安静が必要なため，通常の食事では栄養を摂取できない場合にも用いられます（表2-8）。

3.3　投与方法

経鼻，胃瘻，空腸瘻のうち，ルートの選択は患者の消化管機能や管理期間，合併症のリスクの有無などを考慮して，総合的に検討します（図2-5）。

（1）経鼻栄養補給法

経鼻胃管
鼻を経由して胃にカテーテルを挿入すること。

経鼻腸管
鼻を経由して空腸や十二指腸にカテーテルを挿入すること。

鼻腔から消化管内へ挿入し，留置したチューブから栄養剤を投与する方法です。

栄養剤を誤嚥する危険性がない場合にはチューブの先端を胃内に留置する**経鼻胃管**，誤嚥する危険性がある場合にはチューブの先端を十二指腸または空腸に留置する**経鼻腸管**があります。

チューブの挿入が比較的簡便であり，管理期間が4週間以内の症例に適用されま

す。経鼻栄養補給法には太さ8～12Frのチューブが使用されます。チューブの材質は，比較的かためでそのまま経鼻的に挿入可能な塩化ビニルやポリ塩化ビニル，やわらかく皮膚への刺激が少ないシリコンやポリウレタンなどがあります。チューブの先端を胃の幽門部を通過し十二指腸に入るよう先端に金属製の重りをつけたものやX線によるチューブの先端確認を行うためX線不透過にしたものもあります。

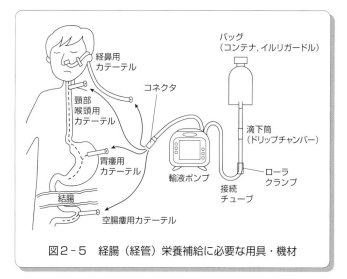

図2-5　経腸（経管）栄養補給に必要な用具・機材

　細いチューブは閉塞することもあり，閉塞すると再留置が必要となるため，注入後にチューブを必ず洗浄，フラッシュします。長期にチューブの先端が腸粘膜にあたると腸管に穿孔が起こることがあるので，チューブの材質や位置も検討します。

（2）胃　　瘻

　内視鏡を用いて腹壁を穿刺し，ガイドワイヤーを用いてチューブを挿入・留置することで造設します（PEG）。チューブから経腸栄養剤を投与します。

　チューブはポリウレタン，シリコン，あるいはシリコンラバー製で18～24Frのものが使用されます。

　手術などによる患者の苦痛は少なく，器具の管理も容易で合併症も少ない方法です。

　経口摂取が再開された後も，胃瘻の存在が経口摂取の妨げにならないことは明らかにされており，積極的に使用されています。

（3）空 腸 瘻

　胃の機能不全，胃食道逆流などで胃からの栄養補給が困難な患者には，空腸腹壁・空腸管に外科的処置によってチューブを挿入して造設します（PEJ）。空腸瘻には，胃瘻を介してチューブを空腸まで誘導する場合と，直接，空腸瘻カテーテルを挿入する場合があります。空腸瘻から栄養剤を投与する際は，胃酸が存在しないため栄養剤の衛生管理に注意する必要があります。投与の速度，時間，栄養剤の浸透圧などの管理も重要であり，下痢，ダンピング症状に対処するには輸液ポンプ（図2-5）の使用も必要になる場合があります。

（4）エネルギー濃度と浸透圧

　経管栄養剤のエネルギーは1kcal/mL以上が一般的です。経腸栄養剤の濃度は様々で，高濃度タイプの栄養剤は少量で高カロリー摂取が可能で，投与時間の短縮や少量

Fr
カテーテルの外径サイズの単位。3Fr＝1mm。

幽門部
胃の出口で十二指腸との移行部。

X線不透過
レントゲンで使用するX線が透過しないこと。この状態のものはレントゲン写真には白く映る。

フラッシュ
水などを勢いよく注入して押し流すこと。

穿　孔
穴が開くこと。

ガイドワイヤー
血管内にカテーテルを挿入する際に用いられるやわらかい鋼線。

PEG
p.5参照。

PEJ
percutaneous endo-scopic jejunostomy
経皮内視鏡的空腸瘻造設術。

浸透圧
半透膜を隔てて生じる溶液側への溶媒の浸透を阻止するために，溶液側に加える圧力。

ダンピング
英語のdump（どさっと落とす，など）の意。胃切除術後の食後に起きる種々の全身症状。p.117参照。

表2-9　経腸栄養剤の投与方法

① 持続的投与	栄養剤を一定の投与速度で1日最大24時間かけて投与する。
② 周期的投与	持続的投与の一種で栄養剤を一定時間（12〜20時間）連続で投与する。
③ 間欠的投与	栄養剤を3〜4時間ごとに1回30〜40分かけて投与する。
④ ボーラス投与	間欠的投与の一種で，栄養剤をシリンジ（注射器）を用いて5〜20分かけて投与する。

で持続投与しても十分な栄養量を補給することが可能となります。

　2 kcal/mL の栄養剤を使用すると，1時間あたり25 mL の低速度の投与でも，1日1,200 kcal の補給ができます。しかし，この場合は投与水分量が約420 mL と少ないため水分補給が別に必要となります。

　濃度が高い栄養剤では浸透圧が高いため，腸粘膜の水分の再吸収バランスが崩れ，**高浸透圧性の下痢**を生じることがあります。

　半消化態栄養剤は，300〜400 mOsm/L と血管内の浸透圧（約290 mOsm/L）とほぼ同じ浸透圧に調整されているので，体液の浸透圧バランスが崩れることはなく吸収がスムーズですが，成分栄養剤や消化態栄養剤は浸透圧が高く（550〜900 mOsm/L）投与すると下痢などを起こしやすいため注意が必要です。

高浸透圧性の下痢
腸管内の液体の浸透圧が高い場合に腸管壁から水分が大量に引き出されることで起きる下痢。
Osm
オスモルと読む。溶液中に含まれる溶質のモル濃度のこと。浸透圧の単位。mOsm/L はミリオスモルパーリットルと読む。

（5）投与時間と注入速度

　経腸栄養剤の投与方法は，① 持続的投与，② 周期的投与，③ 間欠的投与，④ ボーラス投与の四つがあります（表2-9）。

　投与開始時は，注入量を25〜50 mL/ 時とし，経腸栄養剤の投与に慣らすことから始めます。その後，下痢，嘔吐，腹痛，**腹部膨満感**などがなければ，徐々に時間あたりの注入量を増していき，150〜200 mL/ 時まで投与できます。一般的には，自然落下法による投与が行われていますが，50 mL/ 時以下などの低速度で注入する場合には輸液ポンプを使用して速度の調整をします。

腹部膨満感
腹部にガスがたまり，腹部が張ったり膨らんだりしている状態。

3.4　経腸栄養剤の種類と成分

　経腸栄養補給法に用いる栄養剤や流動食は，咀しゃくを必要としない液状の製剤

表2-10　経腸栄養剤の種類と特徴

		天然濃厚流動食	半消化態栄養剤	消化態栄養剤	成分栄養剤（ED）
三大栄養素	糖　質	でんぷん	デキストリン	デキストリン	デキストリン
	たんぱく質	大豆たんぱく 乳たんぱく等	ペプチド	ジペプチド	結晶アミノ酸
	脂　質	多い	やや多い	極めて少ない	微量
特徴	構成成分	天然の食品のみからつくられる	天然の食品を人工的に処理した栄養剤	化学的に組成の明らかな栄養成分のみ	すべての成分が化学的に規定され，消化されたかたちで配合されている
	味	料理の味	比較的良好	不良	不良
	分　類	食品，料理	医薬品，食品	医薬品	医薬品
	性　状	ポタージュ状	粉末，液状	粉末，液状	粉末製剤

出典）田中　明・加藤昌彦編著：Nブックス　新版　臨床栄養学　第4版，p. 187, 建帛社，2018.

で，そのままで使用できます。現在用いられている経腸栄養剤には，大別すると「天然濃厚流動食」と「人工濃厚流動食」の二種類があります。さらに人工濃厚流動食には半消化態栄養剤，消化態栄養剤および成分栄養剤があります（表2-10）。

（1）天然濃厚流動食

自然食品が原料の流動食から水分を少なくし，エネルギー量を1 kcal/mL以上にした栄養剤です。栄養成分のバランスはよいが，粘性が高く食物繊維が多いのが特徴です。浸透圧はあまり高くないので，消化管の機能がほぼ正常の症例に適用されます。

（2）半消化態栄養剤

窒素源としてたんぱく質，さらに脂肪も必要量が含まれています。食品扱いのものと医薬品扱いのものがあり，非常に多くの製品があります。浸透圧が比較的低く，味もよいので，経口摂取も可能で，合併症も少ないのが特徴です。市販の製品は含有成分に差があり，長期投与の際には微量栄養素の欠乏症などに注意が必要となります。

（3）消化態栄養剤

窒素源がアミノ酸，**ジペプチド**，**トリペプチド**で含まれており，たんぱく質の形では含まれていません。消化態栄養剤には医薬品と食品があります。消化態栄養剤は長期間の絶食後に投与する場合，ICU患者で空腸から投与する場合，短腸症候群およびクローン病が適応となります。

ジペプチド
アミノ酸が二つ結合した物質。
トリペプチド
アミノ酸が三つ結合した物質。
ICU
intensive care unit
集中治療室。

（4）成分栄養剤（elemental diet：ED）

化学的に明らかな成分で構成されており，窒素源はアミノ酸です。すべて医薬品扱いです。全エネルギーの1.5～8.1％と極めて低脂肪で，必須脂肪酸欠乏症予防のために脂肪乳剤の使用が必須です。また，食物繊維を含まず，残渣はほとんどありません。成分栄養剤はクローン病の**寛解導入**・維持療法として広く用いられています。

寛解導入
治療により病気の状態が改善し，機能が正常に回復した状態にすること。
咳嗽反射
気管粘膜に刺激が加わった際にせきが出る反射のこと。

3.5 経管栄養補給法による合併症

合併症には，チューブの挿入によるものと留置によるものがあります。

挿入による合併症は，経鼻チューブが挿入時に気管に誤って挿入されることで起こります。中枢神経疾患，意識障害患者，高齢者では**咳嗽反射**が起こらず，気管へ誤って挿入されてもわからないため注意が必要です。また，食道内でカテーテルが折れたり，気管内に留置されることでも起きるため，X線画像や聴診などで先端の位置を確認します。

留置による合併症として，経鼻チューブを固定するテープや

鼻翼にびらんや発赤が生じないように，チューブが挿入されている鼻と同側の耳に回してテープで固定します。

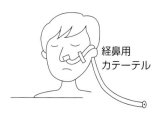

経鼻用
カテーテル

図2-6　経鼻耳管テープの固定

チューブそのものによる圧迫で鼻部や咽頭部に発赤やびらんが生じることがあります。鼻部を圧迫しない固定法（図2-6）を採用したり刺激の少ないテープや細くやわらかいチューブを使用します。

　感染症による合併症としては，意識障害のある患者や胃内にチューブが留置された場合に起こりやすい誤嚥性肺炎があります。誤嚥性肺炎を予防するためにはチューブの先端を十二指腸または空腸に留置することや，栄養剤の注入中と注入後1時間は上半身を30度または90度に上げると有効です。また，栄養剤の注入速度の検討も必要です。

　消化器における合併症としては，悪心・嘔吐，下痢，腹痛，腹部膨満感などが多くみられます。予防としては等張の栄養剤にする，または室温に戻してから注入を開始します。注入は，20〜50 mL/時と遅い速度から開始し，徐々に増すようにします。

　代謝性合併症としては，浸透圧の高い栄養剤を使用したときに起こる高張性脱水があります。脱水が重症の場合は静脈から水分補給をします。糖尿病の患者に糖質の多い栄養剤を投与すると高血糖が生じ，高血糖下で栄養剤の投与を続けると非ケトン性昏睡をきたしやすくなります。

等　張
浸透圧が等しいこと。

高張性脱水
細胞内液の水分が失われた状態。水分摂取不足により細胞外液の濃度が高くなり，内液から水が外液に移動する。

非ケトン性昏睡
血中ケトン体上昇を伴わない高血糖と脱水により生じる昏睡。

3.6　在宅経腸栄養補給法（HEN）の管理

　在宅経腸栄養補給法は，① 腸管機能が正常であっても食事を経口摂取できない場合，② 経口からのみでは十分な栄養量を確保できない場合，③ 腸管の安静が必要な場合，に用いられます。適応疾患は，脳血管障害による意識障害や嚥下障害，パーキンソン病などの神経疾患，潰瘍性疾患やクローン病などのほか，がん終末期緩和医療における在宅療養など腸の機能を有効に使える場合などです（表2-11）。投与経路は，内視鏡を用いて造設した胃瘻を用いる場合が多く，投与する際には，時間や栄養剤の注入量を調整するため，また下痢などの合併症を予防するために経腸栄養ポンプを使用することが望ましいとされています。在宅で実際に管理するのは患者や介護者になります。そのため，在宅経腸栄養補給法を実施する際は，投与に必要な具体的な手技や手順だけでなく，在宅経腸栄養補給法を実施する必要性，経腸栄養剤の調整法や管理方法，誤嚥性肺炎や下痢などの合併症トラブル時の対応などについて他職種の専門職とともに様々な可能性を検討し，患者や介護者に対して教育をする必要があります。

　クローン病では，窒素源がアミノ酸である成分栄養剤が低栄養状態の改善だけでなく腸管の炎症の鎮静化にも有効です。そのため，成分栄養剤を経口投与することもありますが，患者自身で経鼻的に栄養チューブを挿入し，夜間に栄養剤を注入することが勧められています。また，最近はクローン病患者に胃瘻を造設し，在宅で短時間に大量の経腸栄養剤を注入する方法も考案されています。

表2-11　在宅経腸栄養補給法の適応疾患

1) 消化器疾患
　炎症性腸疾患（クローン病，潰瘍性大腸炎）
　悪性腫瘍（食道がん，舌がんなど）
　肝不全
　放射線腸炎
2) 神経疾患
　神経難病
　パーキンソン病
　脳血管障害
　認知症など
3) その他

出典：佐々木雅也・岡田晋吾：臨床栄養別冊　ワンステップアップ経腸栄養，p. 17，医歯薬出版，2010.

4．経静脈栄養補給法

4.1 目　　的

　経静脈栄養補給法は，消化管の機能が障害されていて，経口摂取や経腸栄養補給法を行うことが不可能もしくは不適切とされている場合に用いられます。経口栄養補給法や経管栄養補給法での栄養補給が不十分な場合に，末梢静脈または中心静脈から栄養剤を投与する方法です。

4.2 適応疾患

　腸管の使用が禁忌となる短腸症候群急性期，炎症性腸疾患急性期，消化管瘻発症期，イレウス，重症膵炎急性期などが適応疾患です。病状などにより適応してもよい疾患は，消化管手術直後，消化管出血，強い嘔吐，異化亢進時，抗がん剤，放射線治療副作用の経口摂取障害，神経性やせ症/神経性無食欲症，心臓悪液質や栄養不良，経腸栄養実施不可能時などです。

4.3 投与方法

（1）静脈への輸液（中心静脈・末梢静脈）

　経静脈栄養補給法は，使用する静脈により，中心静脈栄養補給法（TPN）と末梢静脈栄養補給法（PPN）に分けられます。

1）中心静脈栄養補給法

　中心静脈栄養補給法は内頸静脈または鎖骨下静脈（図2-7）などから心臓に近い大静脈にカテーテルを挿入して1日に必要とされる栄養素を含有する高濃度の輸液を投与する方法です。近年はカテーテルをひじから挿入する末梢挿入型中心静脈カテーテル（PICC）も行われています。

　中心静脈栄養補給法は2週間以上の栄養管理が必要な場合に実施されます。静脈から栄養を投与することで腸管を完全に安静に保ちながら栄養素を必要量投与することができるため，疾病の治療，合併症の低減，放射線治療・化学療法時の副作用の対策等への効果が期待できます。

　重篤な疾患により消化管の使用が見込めない場合は唯一の栄養補給法になります。食事や経腸栄養補給法を使用することで中心静脈栄養補給法の投与エネルギー量が60％未満になる場合は補完的中心静脈栄養補給法（SPN）と呼ばれます。

　中心静脈栄養補給法に使用される器具のひとつに中心静脈カテーテルがあります。これは先端を中心静脈内に留置するカテーテルで，長期間にわたる確実な輸液路の確保や

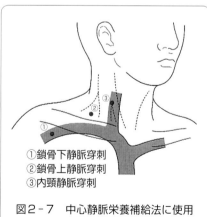

①鎖骨下静脈穿刺
②鎖骨上静脈穿刺
③内頸静脈穿刺

図2-7　中心静脈栄養補給法に使用される静脈

出典）日本静脈経腸栄養学会：日本静脈経腸栄養学会　静脈経腸栄養ハンドブック，p. 249, 南江堂，2013.

ショック時などで末梢静脈栄養補給法が不可能な症例などで使用されます。材質には，シリコン製やポリウレタン製などがあります。

　中心静脈栄養補給法に用いられる輸液には，① 高カロリー輸液用基本液，② アミノ酸製剤，③ 脂肪乳剤のほか，これらを1バッグに配合した ④ 高カロリー輸液用キット製剤，⑤ 総合ビタミン製剤，⑥ 微量元素製剤，さらに，疾患ごとの代謝障害や栄養素の不均衡に応じて調整された ⑦ 病態別輸液栄養剤があります。

　　① 高カロリー輸液用基本液　　糖質に加え，ナトリウム，カリウム，クロール，マグネシウム，カルシウムなどの電解質や微量元素の亜鉛が含まれています。糖質の濃度は15～36％までであり，糖質の種類は主にグルコースのみで，キシリトールやフルクトースが配合された輸液もあります。

　　② アミノ酸製剤　　たんぱく質の補給に使用され，たんぱく質濃度が10～12％の様々な製剤があります。製剤は鶏卵や人乳のアミノ酸組成に近く，必須アミノ酸／非必須アミノ酸（EAA/NEAA）比を約1としたFAO/WHO基準と，BCAAを約30％に増量し，EAA/NEAA比を約1.4とした TEO基準があります。TEO基準のアミノ酸製剤は侵襲期の使用に適します。

　　③ 脂肪乳剤　　含まれる脂肪滴の平均的な粒径が0.2～0.4 μmで，最大では1.0 μm以下であるため，通常のインラインフィルター（孔径0.2 μm）では脂肪滴が通過できず末梢静脈から投与するか，フィルターから患者の側管に接続して投与します。発売されている脂肪乳剤はすべて大豆油トリグリセリドが主成分です。

　　④ 高カロリー輸液用キット製剤　　中心静脈栄養補給法では高カロリー基本液とアミノ酸製剤を用いることが多いので，あらかじめこれらをひとつのバッグ内に調合したキット製剤（図2-8）が発売されています。キット製剤には，糖質液とアミノ酸液が隔壁で仕切られたダブルバッグ製剤とひとつの室内に調合したシングルバッグ製剤があります。ダブルバッグ製剤は使用の際に隔壁を開通させることを忘れてしまわないように注意が必要です。シングルバッグ製剤は強い酸性ですのでアシドーシスの発生に注意が必要です。

EAA/NEAA 比
必須アミノ酸（essential amino acids）と非必須アミノ酸（non-essential amino acids）の比率のこと。
TEO 基準
アミノ酸輸液検討会から提唱された輸液の基準で，BCAA濃度は30～36％で必須アミノ酸を増量した組成であり，侵襲時に有用である。
脂肪滴
脂肪のしずくのこと。
μm
マイクロメーターと読む。1 cmの1万分の1の長さ。
インラインフィルター
末梢静脈や中心静脈からの持続点滴を実施するときに使用するフィルター。
アシドーシス
酸塩基平衡が酸性側に傾いた状態。二酸化炭素呼出障害による呼吸性アシドーシスとそれ以外の原因による代謝性アシドーシスがある。

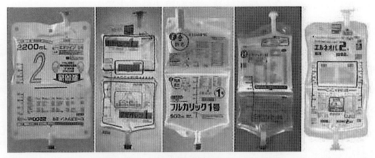

図2-8　中心静脈栄養用のキット製剤

出典）日本静脈経腸栄養学会：日本静脈経腸栄養学会　静脈経腸栄養ハンドブック，p. 273，南江堂，2013.

⑤　**総合ビタミン製剤**　　中心静脈栄養補給法の施行時には水溶性・脂溶性ビタミンが不足しないように注意が必要です。また，病態に適したビタミン必要量を検討することが重要です。ビタミン A・B_1・B_2・B_6・C・K は光線によって不安定になるため，投与時には遮光が必要となります。最近は**シリンジにビタミン製剤が充填されたプレフィルドシリンジタイプ**の総合ビタミン製剤が発売されており，**調剤**が迅速かつ簡便に行えるようになり，汚染防止にも有効です。

⑥　**微量元素製剤**　　生体内で合成できないため毎日摂取する必要がある鉄，亜鉛，銅，マンガン，ヨウ素を含んだ製剤です。しかし，コバルト，ニッケル，セレン，モリブデンは含まれていないので，これらの微量元素は別に投与する必要があります。

⑦　**病態別輸液栄養剤**　　中心静脈栄養補給法に使用される病態別輸液栄養剤としては腎不全用高カロリー輸液や，腎不全および肝不全用アミノ酸製剤があります。腎不全用高カロリー輸液は糖質濃度が 50% と高く，電解質濃度は最小限とし，カリウムやリンが含まれていません。また，腎不全用アミノ酸製剤は **BCAA** の配合比率が 40% 以上と高く，EAA/NEAA 比が 3 前後と高めに設定されています。肝不全用アミノ酸製剤は BCAA 配合率が 35.5%，36.9%，35.5% で，**フィッシャー比（BCAA/AAA）** 37.05，54.13，37.08 と高めに設定されています。

2）末梢静脈栄養補給法

手や足の静脈や外頸静脈（図 2-9）からエネルギー・栄養素を補給する栄養法です。2 週間以内の短期間の栄養管理に用いられます。中心静脈栄養補給法に比べて手技や管理が簡便で，重篤な合併症が起こる危険性も少ないのですが，1 日あたりの投与エネルギー量が 1,200 kcal 程度と少ないため必要エネルギー量が充足できません。しかし短期的にグルコースやアミノ酸，その他の栄養素を末梢静脈から供給できるため，体組成の異化亢進を抑えることができます。

末梢静脈栄養補給法に使用される器具には，導入針，点滴筒，連結管，クランプなどがあります（図 2-10）。導入針は輸液に接続する際に使用するもので金属製でした

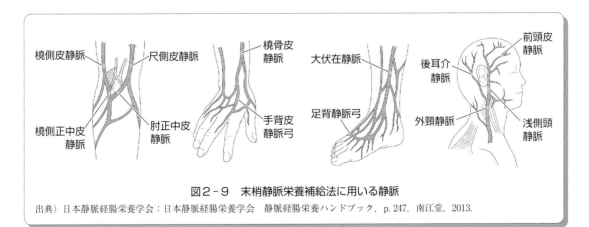

図 2-9　末梢静脈栄養補給法に用いる静脈

出典）日本静脈経腸栄養学会：日本静脈経腸栄養学会　静脈経腸栄養ハンドブック，p. 247，南江堂，2013.

シリンジ
注射器の筒。シリンジと注射針がセットになって注射器となる。
プレフィルドシリンジタイプ
あらかじめ薬剤等がシリンジの中に充填されたキット製剤。
調　剤
薬剤師が医師から処方された用量で薬剤を調整すること。医師が行う薬剤の用量等の指示は処方という。
BCAA
branched chain amino acids
分岐鎖アミノ酸。イソロイシン・ロイシン・バリン。
フィッシャー比（BCAA/AAA）
BCAA と芳香族アミノ酸（aromatic amino acid：AAA，チロシン・フェニルアラニン）のモル比。健常人のフィッシャー比は 3 ～ 4 でほぼ一定。

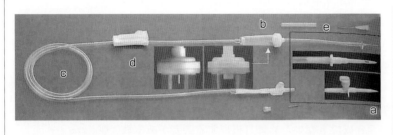

図2-10　末梢静脈栄養用輸液ライン

出典）日本静脈経腸栄養学会：日本静脈経腸栄養学会　静脈経腸栄養ハンドブック，p. 268，南江堂，2013.

が，近年では，プラスチック製の製品に替わりつつあります。点滴筒は輸液の液だめで点滴の速度を調べるときに使用します。点滴口が金属製（一般用：20滴=1 mL，1滴/秒で3 mL/分）と金属製細管（小児用：60滴/1 mL，1 mL/分）の2種類があります。連結管はやわらかい透明なチューブで，点滴速度を調節するためのクランプがついています。

　末梢静脈栄養補給法に使用される輸液剤には，①7.5〜12.5％糖電解質液，②アミノ酸加総合電解質液，③10〜20％脂肪乳剤があります。これらを組み合わせて投与します。

　　①　**7.5〜12.5％糖電解質液**　　末梢静脈から糖質でエネルギー補給を行う際に投与します。10％以上の糖質輸液剤では，浸透圧比が高く，**静脈炎**が生じやすくなります。また，グルコース，フルクトース，キシリトースが含まれている耐糖能異常患者用の糖質輸液剤もあります。

　　②　**アミノ酸加総合電解質液**　　糖とアミノ酸を同時に投与することが可能な製剤です。ほとんどのアミノ酸加総合電解質液は約3％のアミノ酸と7.5％のグルコースが投与できます。

　　③　**10〜20％脂肪乳剤**　　主な組成は，大豆油と卵黄レシチンで，n-6系脂肪酸が大部分を占めています。脂肪乳剤を投与する目的は，必須脂肪酸欠乏の予防，脂肪は9 kcal/gとエネルギー効率がよい，血管内皮の保護作用があるため静脈炎発症の抑制があげられます。

（2）投与時間

　静脈栄養補給法は通常は自然落下法で行われますが，精密に投与する場合には輸液ポンプを用います。なお，輸液1 mLあたりのバッグから滴下筒に落ちる滴下数は厚生労働省基準によると一般用には20滴/mL，精密用としては60滴/mLと決められています。1滴はおおむね0.05 mLです。

　中心静脈栄養補給法は高カロリー輸液を投与する際は24時間持続点滴が一般的で

静脈炎
静脈壁に生じる炎症で，血栓ができることがある。発熱，局所の疼痛がある。

す。投与量は病態に合わせて 25 〜 35 kcal/kg/ 日程度の範囲で投与します。原則として，1 kcal/mL に調整されるので，水分量も 25 〜 35 mL/kg/ 日となります。

　末梢静脈栄養補給法では，通常 80 〜 100 mL/ 時の速度で間欠的にあるいは 24 時間持続点滴が一般的です。血管痛や静脈炎の予防のために輸液剤の糖質濃度やアミノ酸濃度が 10％程度以下となっているため，脂肪乳剤と組み合わせて投与できるエネルギー量は 800 〜 1,200 kcal/ 日となります。

輸液の滴下数の計算例
　成人に対して輸液 A　500 mL を 3 本，1 日（24 時間）かけて滴下する場合の 1 分間あたりの滴下数を計算してみましょう。
　液量は，500 mL × 3 = 1,500 mL
24 時間で 1,500 mL 滴下すると 1 時間あたりの滴下量は 1,500 mL/24 時 = 62.5 mL/ 時
1 mL あたり 20 滴なので 62.5 × 20 滴 =1,250 滴。1 時間で 1,250 滴滴下することになります。
1 分間あたりだと 1,250 滴 /60 分 = 20.8333・・・滴。
　したがって，1 分間あたり　約 21 滴を滴下することになります。

4.4　経静脈栄養補給法による合併症

　長期間にわたり腸管を使用せず，経静脈栄養補給法を使用することは腸管にわずかな萎縮をもたらし，これが**バクテリアルトランスロケーション**の誘因となります。そのほかカテーテル感染症，血栓形成，末梢静脈炎などが問題となります。また，経静脈栄養補給法による代謝性の合併症である高血糖や電解質異常，さらに静脈栄養の急激な投与や過剰投与による脂肪肝，長期投与による微量元素の欠乏などに注意が必要です。

（バクテリアルトランスロケーション p.14 参照。）

　近年では，**リフィーディング症候群**への対応も重要となってきました。リフィーディング症候群は，長期間にわたり飢餓状態や低栄養状態が継続すると，糖新生や体たんぱく質の異化が進み，たんぱく質，脂質，ミネラル，電解質，ビタミンが枯渇し，食塩と水への耐性が下がります。このような状況にエネルギー源である炭水化物のほか水分，食塩，栄養素が多量に供給されると，低リン血症，低マグネシウム血症，低カリウム血症等を引き起こします。

（リフィーディング症候群 p.14 参照。）

第 3 章

薬と食品の相互作用

1. 栄養・食品が医薬品に及ぼす影響

医薬品とは，病気の予防や治療を目的としてつくられ，名称や成分，効果・効能や副作用，用法・用量，分量，安全性について，**医薬品医療機器等法**で規制されている薬剤です。医薬品には，**医療用医薬品**と**一般用医薬品**があり，使用するときの形態は，飲む内服薬，塗る外用薬，注射する注射剤，**座薬**などがあります。薬剤は小腸で吸収され，血液で様々な臓器・器官に運ばれて作用した後，肝臓で代謝されて，主に胆汁とともに糞中，腎臓を経て尿中に排泄されます。

1.1 食品との相互作用

食品中の栄養素や成分が，医薬品の吸収・分布・代謝・排泄の過程で影響を及ぼす（動態作用）場合，医薬品の効き方（薬理作用：薬効）を増強あるいは減弱することがあり，この作用を食品との相互作用といいます。

（1）グレープフルーツ

グレープフルーツの成分のフラノクマリン類（図3-1）が，カルシウム**拮抗薬**（血圧を下げる薬）の効果を増強する（血圧を下げすぎる）可能性のあることが明らかにされています。フラノクマリン類は，ピンクグレープフルーツやルビー種よりも白色種のほうに多く含まれ，果汁以外に果皮や果肉にも含まれます。果皮を使用したマーマレードなどでもその摂取量によっては注意が必要です。また，市販されているグレー

医薬品医療機器等法
正式名称は「医薬品，医療機器等の品質，有効性及び安全性の確保に関する法律」。2014 年に薬事法が改正され，法律名も変更となった。
医療用医薬品
医師などによって指示される処方箋を必要とする医薬品。
一般用医薬品
処方箋がなくても購入できる市販薬。
座 薬
肛門や膣に挿入して用いる医薬品製剤。

拮抗薬
ある物質の働きを阻害し，相反する働きのある薬物。

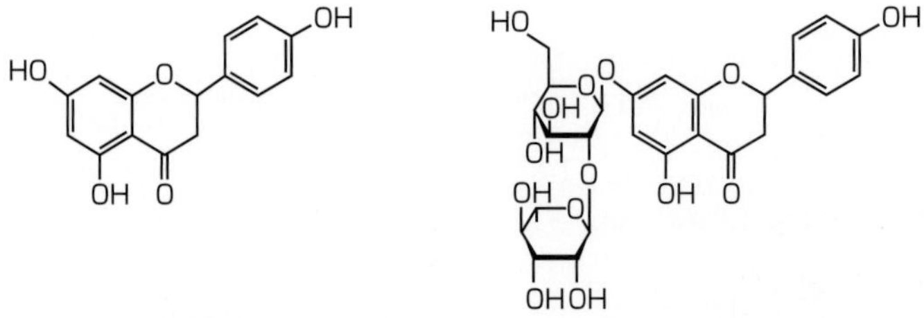

ナリンゲニン（Naringenin）　　　ナリンギン（Naringin）

図3-1　グレープフルーツに存在する代表的なフラノクマリン類

プフルーツオイルからもフラノクマリン類が検出されています。

フラノクマリン類は，ぶんたん（ポメロ），オロブランコ（スウィーティー），だいだい（ビターオレンジ）にも含まれていますが，オレンジ，りんご，ぶどう，タンジェリンからは検出されていません。

（2）コーヒー・紅茶・緑茶

貧血の予防・治療薬には鉄が含まれています。コーヒー・紅茶・緑茶に含まれるタンニンが，鉄と結合して吸収を妨げるため薬効が減少します。鉄剤の服用直後は，コーヒー・紅茶・緑茶を飲むのは避けたほうがよいですが，2〜3時間後なら影響はありません。また，医師から処方される鉄剤は鉄の成分が100 mg 以上のものが多いので，多少お茶を飲んでも薬効が大きく減じることはありません。ハーブティーでも種類によってはタンニンが含まれているので，同様なことが起きる可能性があります。また，麦茶やウーロン茶にも緑茶の1/10 程度ですがタンニンが含まれています。

（3）納豆・クロレラ・青汁

納豆・クロレラ・青汁はビタミン K を多く含む食品です。ビタミン K を多量にとるとワルファリン（抗血液凝固剤：血液を固まりにくくする薬）と拮抗して，その作用は減弱してしまいます。ビタミン K は緑色野菜に多く含まれますが，人の体内において腸内細菌によっても産生されます。納豆に含まれる納豆菌は，腸内でのビタミンK の生合成を促進します。

クロレラ
淡水産のクロレラ属の緑藻の総称。単細胞からなり，球状でクロロフィルや良質のたんぱく質を多く含む。

（4）牛乳・乳製品

牛乳や乳製品に含まれるカルシウムは，**抗菌薬**（合成抗菌薬・抗生物質製剤）の成分と結合して小腸からの吸収を阻害し，作用を低下させます。しかし，脂肪に溶ける性質をもつ一部の**抗真菌薬**や精神神経薬（睡眠鎮痛剤）は，牛乳や乳製品の脂肪に溶けて吸収が促進され，作用が増強します。また，消化性潰瘍薬や骨粗鬆症薬などカルシウムを多く含む薬剤と乳製品を同時に摂取すると，高カルシウム血症などの副作用を発現する可能性があります。消炎鎮痛剤は胃を荒らしやすいので，胃を守るために，牛乳などで服用することが勧められる場合もあります。

抗菌薬
細菌の発生や増殖などを抑える。細菌性感染症の治療に使用。
抗真菌薬
真菌（カビ）に作用し，生育阻止作用，殺菌作用を示す。

（5）ハーブ類

抗うつ，抗ストレス効果があるとされるセント・ジョンズ・ワート（オトギリ草）は，強心剤（ジゴキシン），免疫抑制剤（シクロスポリン），気管支拡張剤（テオフィリン），抗血液凝固剤（ワルファリン），経口避妊薬，抗 HIV 薬（インジナビル）などを服用している場合は，いっしょに摂取すると，効果が減弱する可能性があります。

イチョウ葉エキスは，認知機能を改善するといわれていますが，糖尿病の血糖降下薬（トルブタミド）を服用している場合は，併用すると血糖低下作用が減弱するとの

HIV
human immunodeficiency virus
ヒト免疫不全ウイルス。免疫細胞に感染し，免疫細胞を破壊して後天的に免疫不全を起こす疾患を後天性免疫不全症候群（AIDS）という。

報告もあります。ハーブ類と薬剤との相互作用については確証がないものもあり、服薬している場合には、継続的に多量に摂取しないようにする注意が必要です。

（6）アルコール飲料

飲酒直後のアルコール血中濃度が高い状態で薬を服用すると、薬剤の血中濃度が高くなり、血糖降下薬、**催眠薬**、精神安定剤などの効果が強く出すぎる**相加作用**があります。かぜ薬、花粉症治療薬、睡眠改善薬などでは、同時にアルコールを摂取すると、眠気・精神運動機能低下などの副作用が強く現れる可能性があります。

1.2　その他
（1）喫　　煙

服薬直後に喫煙すると、薬剤の効果を低下させ、薬効を妨げることになります。**受動喫煙**の場合も**副流煙**によって同様のことがいえます。喫煙は、COPD（慢性閉塞性肺疾患）患者に投与される気管支拡張薬（テオフィリン）の効き目を弱めます。

（2）健康食品・サプリメント

健康食品やサプリメントは人の**自然治癒力**や**免疫力**を高める効果を目的としています。これらの成分によっては、薬剤と同時に摂取することで、薬剤の吸収を妨げたり、作用を弱めたりすることがあり、逆に、増強しすぎることもあります。ビタミンCのサプリメントと利尿剤を併用すると、**尿路結石**が起こりやすくなることもありますが、個々人で異なるので一概にはいえません。薬剤を服用している場合にはなるべく健康食品・サプリメントは控えたほうがよいといえます。

2.　医薬品が栄養・食品に及ぼす影響

長期間薬剤を服用した場合や多種類の薬剤を毎日のように服用していると、身体に様々な影響が現れることがあります。

2.1　身体への影響
（1）味覚変化を起こす

免疫抑制剤（D-ペニシラミン）は、亜鉛と結合して尿中に排泄されるため、副作用として亜鉛欠乏から生じる味覚障害（味を感じない）を発症します。味覚に異常をきたす薬剤には、降圧剤（カルシウム拮抗薬、β遮断薬、ACE阻害剤）、抗がん剤、ビグアナイド系の糖尿病薬などがあります。他にも薬剤の服用により、唾液分泌が減少し、味覚障害が起こる場合があります。

（2）食欲を増進・低下させる

抗アレルギー薬やステロイド剤は、食欲を増進させます。塩酸カルニチンを含む胃

催眠薬
眠りを誘発する薬。不眠症の治療に用いる。

相加作用
同様の効果をもつ二種以上の薬品を同時に投与したとき、累加的に顕著な薬効または副作用が認められること。

受動喫煙
喫煙しない者が他人のたばこの煙を吸わされること。

副流煙
火のついたたばこから大気中に出る煙。喫煙者が体内に吸い込む煙は主流煙。副流煙のほうが有害物質を多く含む。

自然治癒力
身体が生まれながらにしてもっている、けがや病気を治す力・機能を広くまとめてさす表現。

免疫力
体内に入ったウイルスや細菌、異物などから自分自身の身体を守る力。

尿路結石
尿の通り道である腎杯・腎盂・尿管・膀胱・尿道をまとめて尿路といい、この尿路にできた結石。

β遮断薬
β受容体に結合してノルアドレナリンの結合を妨げることによって心臓の心拍数を減らし収縮力を弱めて血圧を下げる。

ACE阻害剤
アンジオテンシン変換酵素（ACE）を阻害して、昇圧作用のあるアンジオテンシンⅡの生成を抑制し、血圧を下げる。

腸薬やドリンク剤には，食欲亢進作用があります。肥満症に用いる食欲抑制剤（マジンドール）は食欲低下作用があり，また，鎮痛剤や抗うつ薬，**強心剤**，不注意や落ちつきのない場合に使われる中枢興奮作用（精神刺激）のある塩酸メチルフェニデート（リタリン）も食欲低下をきたします。

強心剤
心臓強化のほか，血管，血圧を調整するものも含め，心臓の機能不全を回復させる。

（3）胃粘膜を刺激する

　一般に空腹で薬剤を服用すると，胃粘膜が刺激されて胃炎や胃潰瘍を誘発する場合があります。そこで，多くの薬剤は食後に服用するように指示されており，胃粘膜を保護する薬剤（セルベックス，ムコスタ，ガスロンなど）が同時に処方されます。薬剤の服用方法は表3-1に示します。

表3-1　服薬時間

① 食　　前：食事前約30分以内	② 食直前：食事をとる直前	③ 食直後：食事後すぐ
④ 食　　後：食事後約30分以内	⑤ 食　　間：食事後約2時間以内	⑥ 寝る前：寝る30分前

２.２　吸収への影響
（1）栄養素の吸収を遅く・促進する

　糖尿病薬のα-グルコシダーゼ阻害薬は，消化管からの炭水化物の吸収を遅らせることで，食後の血糖値の急激な上昇を抑える薬剤です。SGLT2阻害薬は，腎臓の近位尿細管でのグルコース再吸収を阻害し，尿に糖を排出させて血糖値を低下させます。

　陰イオン交換樹脂系の薬剤は，コレステロールの吸収を阻害し，血中コレステロール濃度を低下させます。他にも胃腸のpHを変化させて，栄養素の吸収を阻害する薬剤があります。

　また，消化薬は，たんぱく質，脂質，炭水化物などに対応した消化酵素が含まれており，栄養素の吸収を促進します。食後すぐに服用することが大切で，時間をあけるとあまり効果が期待できなくなります。

α-グルコシダーゼ
糖のα-1,4-グルコシド結合を加水分解する反応を触媒する酵素。
SGLT2
近位尿細管に限定的に存在しているナトリウム・グルコース共役輸送体。
再吸収
分泌，排泄またはろ過された物質を再び体内に取り入れること。

（2）薬物の吸収量を低下・増加させる

　経口的に服用した薬剤は，一般にその成分が小腸から吸収され，血液中に出て作用する臓器に運ばれます。食事直後は，胃に内容物が多くあり，小腸での薬剤の吸収速度が低下する場合があります。また，炭酸飲料などは糖分を多く含むため，胃から内容物を十二指腸に送り出す速度が遅くなり，薬物の吸収速度や吸収量の低下を招く可能性があります。胃酸分泌量が減少すると，溶解に酸を必要とする薬物では溶解性が低下して吸収量が顕著に減少する可能性があります。

　水以外のコーラやコーヒー（酸性飲料）で服用すると吸収量が増加する薬剤もあります。

ループ利尿剤
ヘンレのループ（腎臓の近位尿細管の終端部分から遠位尿細管の始まりの部分まで）上行脚に作用してナトリウムの再吸収を抑制し，尿の浸透圧を高めて尿量を増やす。

（3）水・電解質に及ぼす医薬品の作用

　　高血圧症に投与される**ループ利尿剤**は，服用すると腎臓に作用して尿量を増加させます。また，体内にある余分な水分，ナトリウム，カリウムなどを排泄させるため，副作用として低ナトリウム血症，低カリウム血症を生じることがあります。

　　一方，抗菌薬（デメクロサイクリン）は高ナトリウム血症を，降圧剤のβ遮断薬や抗凝固薬のヘパリンは高カリウム血症を誘発させます。高リン血症改善薬のカルシウム製剤や**サイアザイド系利尿薬**は，高カルシウム血症を引き起こす場合があります。

サイアザイド系利尿薬
ナトリウムや水を尿として体外へ排泄して体内の水の量を減らすとむくみが減り，血圧が下がる。カルシウムの再吸収を促進する。

3. 疾患と主な薬剤

　　主要な疾患と疾患に作用する市販薬を表3-2に示します。

表3-2　主な疾患と市販薬

種類		作用	市販薬
高血圧症	カルシウム拮抗薬	血管を拡げる 副作用は頻脈性不整脈がある	アダラート コニール
	降圧利尿薬（チアジド系，ループ利尿薬）	尿量を増加させる 低カリウム血症，痛風では使用禁忌	フルイトラン ラシックス
	アンジオテンシンⅡ受容体拮抗薬	アンジオテンシンⅡの働きを抑え，血圧を下げる	ミカルディス オルメテック
	ＡＣＥ阻害薬	アンジオテンシン変換酵素を阻害	レニベース
	利尿薬（K保持性）	アルドステロンに拮抗し，Na^+の再吸収を阻害する	アルダクトンA
糖尿病	二糖類分解抑制薬 （αグルコシダーゼ阻害薬）	二糖類が単糖類に分解され，吸収されるのを阻害	グルコバイ
	インスリン分泌刺激薬 （スルホニル尿素剤：SU剤）	インスリン分泌を刺激して，血糖を低下させる	オイグルコン ダオニール
	インスリン抵抗性改善薬 （チアゾリジン薬）	インスリン抵抗性の改善（インスリン感受性を高める）	アクトス
	尿糖増加薬（SGLT2阻害剤）	尿細管からのブドウ糖再吸収を抑制し，尿糖を増加させる	イプラグリフロジン
	糖産生抑制剤（ビグアナイド剤）	肝臓の糖新生や小腸からの糖吸収を抑制	グリコラン
	ジペプチジルペプチダーゼⅣ阻害剤	インクレチン作用の増強	ネシーナ エクア
	超速効型インスリン	インスリン注射薬	ノボラピッド
	中間型インスリン	インスリン注射薬	ペンフィルN
	持続型インスリン	インスリン注射薬	ノボリンU
脂質異常症	フィブラート系	脂肪酸のβ酸化を進める	アルフィブレート
	陰イオン交換樹脂	胆汁酸と結合して便中に排泄	クエストラン
	プロブコール	コレステロール排泄を促進	シンレスタール
	HMG-CoA還元酵素阻害薬	コレステロール合成を抑制	メバロチン リピトール
	ニコチン酸系	肝臓でのVLDL合成を抑制 中性脂肪を低下	コレキサミン ペリシッド

表3-2 主な疾患と市販薬（つづき）

	種　類	作　用	市　販　薬
胃疾患	消化薬	でんぷんを加水分解 消化酵素複合剤	ジアスターゼ エクセラーゼ
	プロトンポンプ阻害薬	胃酸分泌抑制	オメプラール
	ヒスタミン（H2）受容体拮抗薬	胃酸分泌抑制	ガスター
	胃粘膜保護薬	粘液産生，分泌促進	セルベックス ムコスタ
	ヘリコバクターピロリの診断薬		ユービット
便秘・下痢等	下剤	大腸を刺激する	プルゼニド アローゼン
	止痢剤	下痢を生じる物質の生成を抑える	ロペミン
	整腸剤	活性生菌の補給	エンテロノンR
	腹痛止め	胃腸の緊張や痙攣を抑える	ブスコパン
	鎮吐剤（吐き気止め）	脳の嘔吐中枢を抑制する	プリンペラン
肝臓病	高アンモニア血症治療薬	L-アルギニン L-グルタミン酸塩 酸性度を高めアンモニアの生成抑制	アルギメート ラクツロース
	肝機能改善薬	慢性肝疾患の肝機能改善 胆汁分泌・肝細胞再生促進	キャベジンU タウリン
	肝不全用分岐鎖アミノ酸製剤	分岐鎖アミノ酸の補給 アミノ酸，糖質，脂質，ビタミン他を供給	アミノレバン ヘパンED
	利胆薬・肝機能改善薬	胆汁酸，胆石溶解剤 胆汁分泌促進	ケノコール ウビロン
	B型肝炎治療薬	抗ウイルス作用，逆転写酵素阻害剤	ゼフィックス
腎臓病	血清カリウム抑制剤	イオン交換樹脂でカリウムを吸着	アーガメイトゼリー
	高リン血症治療薬	不溶性物質を形成し吸収を抑える	カルタン
	腎不全用必須アミノ酸製剤	アミノ酸，ミネラルの補給	アミユー
痛風	尿酸生成抑制薬	体内での尿酸合成を阻害する	アロプリノール ザイロリック
	尿酸排泄促進薬	尿酸排泄を促進する	プロベネシド ユリノーム
	痛風発作治療薬	尿酸を取り込む白血球の作用を抑制	コルヒチン
心臓病	抗狭心症薬	冠動脈の内腔を広げ血流をよくする	アイトロール
	抗不整脈薬・心臓発作治療薬	冠動脈の内腔を広げ血流をよくする	ニトロール ニトログリセリン
	抗血小板薬	血小板の働きを抑え血液を固まりにくくする 血栓生成を防止する	バイアスピリン パナルジン
	抗凝固薬	血液凝固因子の生成を抑制	ワーファリン
	強心薬	心臓の収縮力を強める	ジギトキシン
熱・痛	解熱鎮痛薬	プロスタグランジン（炎症物質）の生成を抑制，腫れ・痛み和らげ，解熱	ロキソニン ボルタレン
貧血	貧血改善薬	ヘモグロビンを作る 鉄補給（クエン酸第一鉄ナトリウム）	ファイチ フェロミア
骨粗鬆症		破骨細胞の働きを抑制する 活性型ビタミンD補給	フォサマック アルファロール
免疫系疾患（膠原病，喘息，アレルギー）		副腎皮質ホルモンで炎症を抑える	リンデロン プレドニン

第 4 章

代 謝 疾 患

1. 肥　満

1.1　疾患の概要

BMI
body mass index
体格指数として
体重(kg)÷身長(m)²
で求められる指標。

エストロゲン
女性ホルモン様物質,
卵胞ホルモン類で内
因性。脂肪蓄積を抑
制する。

アンドロゲン
男性ホルモンのひと
つ。テストステロン
濃度が高いと動脈硬
化, 肥満, 糖尿病な
どの発症, 進展に抑
制的である。

定義	・肥　満…体脂肪が過剰に蓄積した状態で, BMI 25 以上のもの。 ・肥満症…肥満に関連する健康障害を合併するか, その合併が予測され医学的に減量を必要とする病態。
成因	・生活習慣, エネルギー摂取過多, 早食い, 朝食欠食, 飲酒, 喫煙, 身体活動量不足, 睡眠不足, ストレス, 不規則勤務など。 ・性ホルモン（エストロゲン, アンドロゲン）の低下による体脂肪増加。 ・胎児期, 出生後の栄養状態（妊娠期の過剰な体重増加, 喫煙, 母乳栄養期間の短さなどがその後の肥満リスクと関連）。

耐糖能障害
糖尿病と糖尿病予備
軍と呼ばれる耐糖能
異常のこと。内臓脂
肪型肥満ではそのリ
スクが高くなる。

冠動脈疾患
心筋をとりまく冠動
脈の病気。虚血性心
疾患とも呼ばれ狭心
症と心筋梗塞の二つ
の病態がある。

一過性脳虚血発作
脳への血液の流れが
一時的に悪くなり,
運動麻痺, 感覚麻痺
の症状が出現。数分
から数時間で症状は
消失。

**閉塞性睡眠時無呼吸
症候群**
睡眠時に気道が狭く
なり呼吸が止まる状
態。いびきを伴い,
肥満症重症化の要因
になる。

分類

・原発性肥満（単純性肥満）…生活習慣の乱れや運動量の不足などにより生じる肥満。
・二次性肥満（症候性肥満）…内分泌や視床下部の病気, 遺伝や薬の副作用など原因がはっきりしている肥満。

BMI による肥満度分類（4 段階）

BMI（kg/m²）	判　定	WHO 基準
18.5 未満	低体重	Underweight
18.5 以上 25 未満	普通体重	Normal range
25 以上 30 未満	肥満（1 度）	Pre-obese
30 以上 35 未満	肥満（2 度）	Obese class I
35 以上 40 未満	肥満（3 度）	Obese class II
40 以上	肥満（4 度）	Obese class III

・肥満（BMI 25 以上）は, 医学的に減量を要する状態とは限らない。
・標準体重（理想体重）は最も疾病の少ない BMI 22 を基準として, 身長(m)² × 22 で計算された値。
・BMI 35 以上を高度肥満と定義する。
出典）日本肥満学会：肥満症診療ガイドライン 2016.

症状

耐糖能障害（2 型糖尿病, 耐糖能異常など）, 脂質異常症, 高血圧, 高尿酸血症, 痛風, 冠動脈疾患（心筋梗塞, 狭心症）, 脳梗塞（脳血栓症, 一過性脳虚血発作）, 非アルコール性脂肪性肝疾患, 月経異常・不妊, 肥満低換気症候群, 閉塞性睡眠時無呼吸症候群, 運動器疾患（変形性関節症〔膝・股関節〕, 変形性脊椎症）, 手指の変形性関節症, 肥満関連腎臓病。

診断

【診断のフローチャート】

肥満（BMI 25 以上）

→ 二次性肥満*
・内分泌性肥満
・遺伝性肥満
・視床下部性肥満

原発性肥満

BMI 25 以上 35 未満		BMI 35 以上	
健康障害**, 内臓脂肪蓄積ともになし	健康障害**あり または 内臓脂肪蓄積あり	健康障害**あり または 内臓脂肪蓄積あり	健康障害** 内臓脂肪蓄積ともになし
肥　満***	肥 満 症	高度肥満症	高度肥満***

＊：常に念頭に置いて診療する
＊＊：上記「症状」欄参照
＊＊＊：肥満, 高度肥満でも減量指導は必要

出典）日本肥満学会：肥満症診療ガイドライン 2016.

診断	① BMI ②ウエスト周囲長の計測：内臓脂肪型肥満の判定（p. 42 参照） ③画像診断：CT 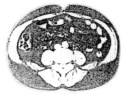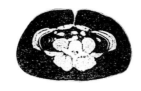 内臓脂肪型肥満（りんご型）　　　　皮下脂肪型肥満（洋なし型） ④生体電気インピーダンス法（BIA）：脂肪の電気抵抗は筋肉など他の組織より大きく，電気抵抗値を測定することで脂肪量を推測。

CT
computed tomography：CT
スキャンともいう。
X線を360度全方向から照射し，輪切り断面画像とする。

BIA
bioelectrical impedance analysis

・肥満症…3 〜 6 か月で現体重の 3％減量を目ざす。リバウンドを伴わない継続した減量が最も有効。
・高度肥満症…現在の体重から 5 〜 10％の減量が目標。

栄養・食事療法	治療の基本。内臓脂肪を減らし，肥満に伴う健康障害の改善を期待。
運動療法	・減量，肥満予防，減量体重の維持を期待。 ・有酸素運動…糖質・脂質代謝指標の改善，血圧改善，糖尿病発症予防効果。 ・レジスタンス運動…減量中の骨格筋量の減少を抑制。代謝指標・血圧改善。
行動療法	肥満症患者は食行動異常を伴うことが多い。問題点を発見・修復し，適正な行動を持続できるよう自己管理を促す。褒め言葉，検査データの改善などの成果が出ることで減量意欲が強化され，治療が継続できるように支援。
薬物療法	栄養・食事・運動・行動療法を 3 〜 6 か月を目処に行っても減量目標達成の見込みがなく，合併症が重いため急速な減量が必要な場合に対象となる。治療薬の作用機序から①中枢性食欲抑制剤，②脂肪吸収阻害剤，③代謝促進薬の三つのカテゴリーがある。
外科的療法	高度肥満症の臨床研究として行われる。厳格なインフォームドコンセント，追跡調査，臨床登録を必ず行うことが条件。

有酸素運動
呼吸をしながら行う運動。グルコース，グリコーゲンに加え脂肪もエネルギー源として使われる。

レジスタンス運動
筋肉に抵抗（レジスタンス）をかける動作を繰り返し行う運動。

インフォームドコンセント
患者に病状，治療法とその有効性や合併症，副作用等を説明し，同意と承諾を得て治療や研究を行うこと。

【治療のフローチャート】

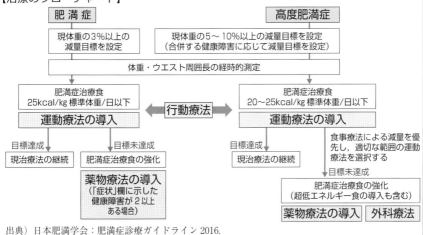

出典）日本肥満学会：肥満症診療ガイドライン 2016.

1.2　栄養・食事療法

（1）肥満症（BMI 25 以上 35 未満）の食事療法

1）摂取エネルギー量の決め方

体重を減少させるためには，エネルギーの減量が有効です。摂取エネルギー量の基準は下記の式で求めます。

エネルギー摂取量（kcal/ 日）= 25（kcal）× 標準体重*（kg）以下

*標準体重：BMI 22 の体重

上式で求めたエネルギー量を目安とし，3 〜 6 か月で 3% の減量を目ざします。指示エネルギー量で減量ができない場合は，さらに低い量を再設定します。

2）栄養素の配分

炭水化物・たんぱく質・脂質のエネルギー比率は，炭水化物 50 〜 60%，たんぱく質 15 〜 20%，脂質 20 〜 25% が推奨されます。炭水化物の制限は短期間では体重減少に有効ですが，長期間の継続は難しく，極端な制限は望ましくありません。たんぱく質は 1 g ×標準体重（kg）/ 日が必要であり，エネルギー比率 20% を超えないようにします。脂質は必須脂肪酸を確保するために 20 g/ 日以上摂取するようにし，飽和脂肪酸の割合が総エネルギーの 7% を超えないようにします。

3）微量栄養素

食事摂取制限をしていても，微量栄養素のビタミン・ミネラルは「日本人の食事摂取基準」に準じて確保することが必要です。

4）食 物 繊 維

多く摂取することで食後の血糖値上昇を抑えられます。「日本人の食事摂取基準」の目標量と同じ 21 g/ 日以上（2020 年版，成人男性）摂取するようにします。

5）単 純 糖 質

菓子や果物に含まれるショ糖やブドウ糖，果糖などの**単糖類**，**二糖類**はとりすぎないようにします。

6）アルコール

飲酒は肥満症に伴う種々の代謝異常を悪化させる危険性が高いので，原則的には禁酒が望ましく，許可する場合でも**エタノール** 25 g/ 日以下とします（第 6 章表 6-5 参照，p.71）。

（2）高度肥満症（BMI 35 以上）の食事療法

1）低エネルギー食（LCD：low calorie diet）

1 日のエネルギー量は，下記の式で求めた量を目安とします。

エネルギー摂取量（kcal/ 日）=　20 〜 25（kcal）×　標準体重*（kg）以下

*標準体重：BMI 22 の体重

食事摂取制限を行っても必須アミノ酸を含むたんぱく質，ビタミン，ミネラルが十分に摂取できるようにします。

単糖類
それ以上加水分解されない糖類で，グルコース（ブドウ糖），フルクトース（果糖），ガラクトースの 3 種類がある。
二糖類
単糖が 2 分子結合した糖類でショ糖（グルコース＋フルクトース），乳糖（ガラクトース＋フルクトース），麦芽糖（グルコース＋グルコース）などがある。
エタノール
酒類の主成分となるアルコール。八訂食品成分表には食品 100 g あたりのアルコール量が記載されている。アルコールに由来するエネルギー量は 1 g ＝約 7 kcal。

2）超低エネルギー食（VLCD：very low calorie diet）

　600 kcal/ 日以下の食事療法を超低エネルギー食（VLCD）といいます。1,000 kcal/ 日未満の食事療法では，たんぱく質，ビタミン，ミネラルが不足しがちになるので，必須アミノ酸を十分に含むたんぱく質とビタミン，ミネラルを含む**フォーミュラ食**を用います。長期間の継続は難しく，いったん減量が成功してもリバウンドしやすい傾向があります。医師と相談してから行う必要がある食事療法です。

> **フォーミュラ食**
> エネルギー源である糖質・脂質を極力少なくし，たんぱく質・ビタミン・ミネラルを多くしている栄養調合食品。

表4−1　VLCD食（超低エネルギー食）の禁忌

1. 心筋梗塞，脳梗塞発症時および直後	2. 重症不整脈およびその既往
3. 肝不全，重篤な肝・腎障害	4. インスリン治療中の糖尿病
5. 全身性消耗疾患	6. うつ病およびその既往
7. 妊婦および授乳中の女性	

出典）日本肥満学会：肥満症診療ガイドライン 2016.

（3）低エネルギー食にする工夫

1）食品の選び方

　① 低エネルギーの食品を選ぶ：野菜類，きのこ類，海藻類，こんにゃくはエネルギー量が少なく，食物繊維が多いので料理のカサを増やすのに効果的な食材です。魚介類，肉類は脂質の少ない種類や部位を選ぶことが大切です。

　② 炭水化物や脂質の多い食品を減らす：砂糖や油脂など糖質，脂質の多い食品を使いすぎないようにし，加工食品も成分表示を確かめてから使用する習慣をもつようにします。

2）調理方法の工夫

　① 茹でる，蒸す，焼く，電子レンジを用いるなど，油脂を使わずに調理することで，エネルギー量を抑えた料理ができます。

　② 味つけは薄めにし，だしを効果的に使用します。甘辛い味つけ，濃い味の料理は食欲を増し，ごはんなど主食の量が増える原因になります。

　③ シチュー，カレーなどとろみのついている料理は，油，小麦粉，片栗粉など主材料以外のものでもエネルギー量が高くなりますので，注意します。

　④ 野菜類，きのこ類，海藻類などの低エネルギー食品は，小さめに切り一口の量を少なくするとともに小さめの食器にこんもり盛る（たくさんに見える）など，見た目で満足感が得られるようにします。

3）食べ方の工夫

　① 1日3回規則的に食事をします。欠食により次の食事量が増えてしまうこと，夕食量で必要エネルギー量の1/2以上を摂取することによって，体脂肪のたまりやすい代謝状態になります。寝る前に夜食をとらないことも大切です。

　② よくかんで早食いを避け，ゆっくり食事をとることで**満腹中枢**が刺激されます。

> **満腹中枢**
> 間脳の視床下部にありセロトニン（神経伝達物質）により刺激され満腹を感じる。血糖値の上昇も満腹中枢を刺激する。

２．メタボリックシンドローム

2.1　疾患の概要

成因	・内臓（腹腔内）脂肪蓄積に加え，高血圧，空腹時高血糖，脂質異常症のうち二つ以上の症状がある。 ・過食，運動不足など，成因は肥満と同じ。
症状	・肥満によるもの…行動時の息切れ，階段の昇降が辛い，動悸　など。 ・高血圧によるもの…頭痛，耳鳴り，ふらつき　など。
診断	①は必須項目，②③④のうち２項目以上が該当する場合をメタボリックシンドロームとする。 　　①ウエスト周囲長…男性；85 cm 以上　女性；90 以上 　　　　　　　　　　（内臓脂肪面積：男女とも 100 cm^2 に相当） 　　②高 TG 血症（150 mg/dL 以上）かつ・また低 HDL-C 血症 　　　　　　　　　　　　　　　　　　　　　　　　　（40 mg/L 未満） 　　③収縮期血圧 130mmHg 以上かつ・また拡張期血圧 85 mmHg 以上 　　④空腹時高血糖…110 mg/dL 以上） 　　　　　　　　**ウエスト周囲長の計測** 〔測定部位〕 臍位：A （過剰な脂肪蓄積で腹部が膨降下垂し，臍が正常位にない場合は，肋骨弓下縁と前腸骨稜上線の中点：B） 肋骨弓下縁 前腸骨稜上線 〔姿勢・呼吸〕 ・両足をそろえた立位で，緊張せずに腕を両側に下げる。 ・腹壁の緊張をとる。 ・軽い呼吸の終期に計測。 〔計測時の注意点〕 ・非伸縮性のメジャーを使用。 ・0.1 cm 単位で計測。 ・ウエスト周囲長の前後が水平位になるように計測。 ・メジャーが腹部にくい込まないように注意。 ・食事による測定誤差を避けるため，空腹時に計測。 出典）日本肥満学会：肥満症診療ガイドライン 2016.
治療	【目標】 ・動脈硬化性疾患（脳血管疾患，虚血性心疾患，糖尿病）を防ぐ。 ・体重を現体重より 3％以上減らし，内臓脂肪を減少させる。 【治療】 ・40 ～ 74 歳の集団検診で特定健康診査を実施し，早期に発見する。 ・生活習慣を見直し，消費エネルギーを高める工夫をする。 ・運動習慣（毎日 30 分程度の息が切れる運動を実施する）をつける。 ・飲酒習慣を見直す。

内臓脂肪
腸間膜や大網（だいもう）に付着している脂肪。皮下脂肪と比べ代謝活性が高く，絶食時や飢餓時に利用され，減量しやすい。

特定健康診査
（特定健診）
40 ～ 74 歳を対象に，厚生労働省が生活習慣病対策として，2008 年度から開始した制度。メタボリックシンドローム該当者には積極的な支援が行われる。

2.2　栄養・食事療法

　前項（1. 肥満）に準じます。

3．低栄養（PEM）・るい痩

3.1　疾患の概要

成因	・低栄養（PEM）…エネルギーとたんぱく質摂取不足の場合と，たんぱく質のみの摂取不足で生じる場合がある。 ・るい痩…消費エネルギーに比べて摂取エネルギーが少ない状態が長期間続き，体内の脂肪組織が病的に減少した状態をいう。
分類	【低栄養（PEM）の分類】 ①マラスムス…主徴候は体重減少，顔のしわ，1歳前に発症。 ②クワシオルコル…足の浮腫，腹部膨張，肝肥大，1〜4歳で好発。 ●飢　餓…食物摂取不足による栄養素欠乏が長期間続くと起こる。食物入手困難時にみられるが，入手可能でもみられることがある。急性飢餓（断食）や慢性飢餓（栄養失調），神経性やせ症等。 【るい痩の成因による分類】 ①食欲低下…口腔内の障害，精神疾患，薬物の影響。 ②消化吸収障害…機能低下，出血，潰瘍，腫瘍。 ③栄養素の利用障害…1型糖尿病，脂肪合成能の低下。 ④代謝亢進…発熱（体温1℃上昇で消費エネルギーは13％アップする）。
症状	・体脂肪が減少し，次に体たんぱく質が崩壊することで皮脂厚や筋肉の減少。 ・たんぱく質摂取不足では，低アルブミン血症，浮腫。
診断	・小児ではパーセンタイル曲線，乳幼児はカウプ指数，6〜17歳では肥満度，ローレル指数，18歳以上はBMIで判定。 ・臨床的に問題となるのは，BMI 17.6未満，標準体重から20％以上減少の場合。

低栄養の判定指標

リスク分類	低リスク	中リスク	高リスク
BMI	18.5〜29.9	18.5未満	—
体重減少率	変化なし （減少3％未満）	1か月に3〜5％未満 3か月に3〜7.5％未満 6か月に3〜10％未満	1か月に5％以上 3か月に7.5％以上 6か月に10％以上
血清アルブミン値	3.6 g/dL以上	3.0〜3.5 g/dL	3.0 g/dL未満
食事摂取量*	良好（76％〜100％）	不良（75％以下）	

*通常の食事摂取量を基準としてどのくらい食べたかを評価する。

治療	・摂取栄養量不足の原因（経済，精神，原疾患，年齢，その他）を把握し，解消へ向けてサポートする ・チーム医療で取り組み，適正な栄養摂取への指導を行う。 ・重症では入院により経静脈栄養の適応。中等度では経管栄養補給法から自力摂取へ。

3.2　栄養・食事療法

「日本人の食事摂取基準」を参考に摂取栄養量を決定します。消化・吸収能力に応じて少量頻回食から始めます。食事内容は，少量でもエネルギーやたんぱく質の多い食品（チーズ，鶏卵，ロース肉，うなぎ，種実類，MCT製品）を選び，高エネルギー・高たんぱく質食とします。見ただけで食欲不振が起こる場合もあるので，盛りつけは多くならないように工夫します。大きめのものや深い器を使うと食物が少なめに見えます。炒める・揚げるなど油脂を使う調理が続くと，食欲不振になることもあります。バラエティーに富んだ調理法を工夫します。

PEM
p.2参照。

マラスムス
marasmus
エネルギー不足で体たんぱく質の分解（異化）が起こり，低たんぱく血症となる。発育障害，皮下脂肪減少，筋萎縮が起こる。

クワシオルコル
kwashiorkor
エネルギーよりたんぱく質が欠乏した状態で，低アルブミン血症，浮腫，脂肪肝などの症状があり，ふくれた腹が特徴。

パーセンタイル曲線
2000年のデータを基に日本人3〜17歳の標準的な体重と身長の成長を示した図。3〜97％の曲線が示されている。個人のデータをプロットすると，全体の中での位置がわかる。資料4 p.156参照。

カウプ指数
3か月〜5歳児の発育程度を示す指数。
カウプ指数＝体重（kg）÷身長（cm）^{2}×10^4

肥満度
パーセンタイル曲線の中央値を標準体重として求める。
肥満度＝{（実測体重－標準体重）/標準体重}×100（％）

ローレル指数
児童・生徒の肥満の程度を示す指数。
ローレル指数＝体重（kg）÷身長（cm）^{3}×10^7

MCT
medium chain triglyceride
中鎖脂肪酸。ココナッツやパームフルーツに含まれる天然成分。母乳や牛乳にも含まれる。低栄養時のエネルギー補給に適する。

4. 糖 尿 病

4.1　疾患の概要

膵β細胞
膵臓のランゲルハンス島にある細胞。インスリンを合成・分泌する。

HLA
human leukocyte antigen
ヒト白血球型抗原。

成因・分類	①1型糖尿病…主に自己免疫を基礎にした膵β細胞破壊やHLAなどの遺伝因子に何らかの誘因・環境因子が加わって発症。他の自己免疫疾患（甲状腺疾患など）の合併が少なくない。 ②2型糖尿病…インスリン分泌の低下やインスリン抵抗性をきたす複数の遺伝因子に，過食（特に高脂肪食），運動不足などの環境因子が加わり，インスリン作用不足を生じて発症。 ③他の特定機序・疾患による…因子として遺伝子異常が同定されたもの。他の疾患，条件に伴う分泌疾患，肝疾患，薬剤など。 ④妊娠糖尿病…妊娠中に初めて発見または発症した，糖尿病に至っていない糖代謝異常。児の過剰発育が起こりやすく，周産期のリスクが高い。

壊 疽（えそ）
局所的に死に至った組織や細胞が腐敗・融解した状態。

症状	・初期…無症状。健康診断により発見されることが多い。 ・代謝異常による場合…口渇，多飲，多尿，体重減少，易疲労感　など。 ・合併症が疑われる場合…視力低下，足のしびれ感，歩行時下肢痛，無月経，発汗異常，足潰瘍・壊疽　など。

OGTT
oral glucose tolerance test
経口ブドウ糖負荷試験。

検査	①病歴聴取…・現病歴，既往・治療歴，家族歴 　　　　　　・病気に関する知識と生活歴 ②身体所見…・皮膚（乾燥，感染症など）　・眼（眼底変化，白内障など） 　　　　　　・口腔（歯周病など）　・下肢（足背動脈の拍動，浮腫など） 　　　　　　・神経系（感覚障害など） ③生化学検査…・血糖値　・75g OGTT　・HbA1c　・体重　・血圧 　　　　　　・血清脂質　・尿中アルブミン　・尿たんぱく 　　　　　　・クレアチニン　・BUN　・eGFR　など

診断

空腹時血糖値および75g OGTTによる判定区分と判定基準

血糖測定時間		判定区分
空 腹 時	負荷後2時間	
126 mg/dL 以上　⇐ または ⇒　200 mg/dL 以上		糖尿病型
糖尿病型にも正常型にも属さないもの		境 界 型
110 mg/dL 未満　⇐ および ⇒　140 mg/dL 未満		正 常 型

出典）日本糖尿病学会：糖尿病治療ガイド2020-2021.

【妊娠糖尿病】
・妊娠中期に随時血糖検査を行う。
・随時血糖値
100 mg/dL 以上の陽性や糖代謝異常の危険因子をもつ場合は75g OGTTを施行。

【臨床診断のフローチャート】

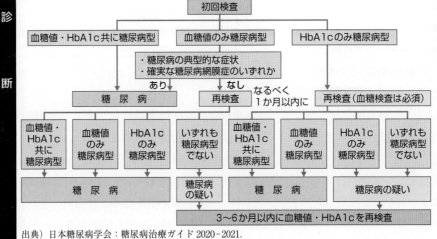

出典）日本糖尿病学会：糖尿病治療ガイド2020-2021.

目標項目		1型・2型糖尿病	妊娠糖尿病
治療目標		健康な人と変わらない日常生活の質（QOL），寿命の確保。	胎児の健全発育，母体の合併症予防。
血糖コントロール目標（HbA1c）		・血糖正常化…6.0％未満 ・合併症予防…7.0％未満 ・治療強化困難…8.0％未満	・空腹時血糖値… 　　　　　95 mg/dL 未満 ・食後2時間血糖値… 　　　　　120 mg/dL 未満 ・HbA1c…6.0～6.5％未満
その他のコントロール指標	体　重	・目標体重：目標BMI（kg /m²） 　65歳未満：22 　前期高齢者（65～74歳）：22～25 　後期高齢者（75歳以上）：22～25 目標BMIを下回っても必ずしも積極的に体重増加を図らなくてよい。 ・BMI 25kg/m²以上を肥満とし，現体重の3％減を目ざす。	適正な体重増加を目ざす。
	血　圧	・収縮期血圧…130 mmHg 未満　　　　・拡張期血圧…80 mmHg 未満	
	血清脂質	・LDL-C…120 mg/dL 未満 　　　　（冠動脈疾患がある場合は100 mg/dL 未満） ・HDL-C…40 mg/dL 以上　　　・TG…150 mg/dL 未満（早朝空腹時） ・non-HDL-C…150 mg/dL（冠動脈疾患がある場合130 mg/dL 未満）	

（左端縦書き）治療

出典）日本糖尿病学会：糖尿病治療ガイド2020-2021.
①食事療法。　　　②運動療法。　　　③薬物療法…経口血糖降下薬療法，インスリン注射療法（妊娠糖尿病では，分娩後中止できる場合もある），GLP-1受容体作動薬療法など。①と②は糖尿病治療の基本。65歳以上の糖尿病患者は患者の特徴，健康状態に合わせて治療を行う。

4.2　栄養・食事療法

1）食事療法の進め方

　糖尿病の治療には，運動療法，薬物療法，食事療法がありますが，食事療法は必ず行われます。治療開始時の食事療法のポイントは，腹八分目とする，朝・昼・夕食を規則正しく，食品の種類はできるだけ多くする，ゆっくりよくかんで食べる，脂質は控えめに，食物繊維を多く含む食品（野菜類，海藻類，きのこ類など）をとることです。

　①　**適切なエネルギー摂取量の指示**　　性・年齢・肥満度（BMI），身体活動量，血糖値，合併症があるかないかなどを踏まえ，医師からエネルギー摂取量が指示されます。目標体重などを考慮する必要がありますが，通常は男性1,600～2,000 kcal/ 日，女性1,400～1,800 kcal/ 日の範囲です。

　治療開始時のエネルギー量の算出方法は以下のとおりです（日本糖尿病学会，2019）。

エネルギー摂取量＝目標体重*×エネルギー係数**
　*目標体重：上記「その他のコントロール指標」の体重を参照
　**エネルギー係数の目安：
　軽い労作（大部分が座位の静的活動）……………………………25～30 kcal/kg 目標体重
　普通の労作（座位中心だが通勤・家事，軽い運動を含む）…30～35 kcal/kg 目標体重
　重い労作（力仕事，活発な運動習慣がある）…………………35～　　kcal/kg 目標体重
　※肥満者の場合には，まず3％の体重減少を目ざす

　②　**食品構成**　　　指示されたエネルギー量の範囲で，炭水化物，たんぱく質，脂質のバランスをとります。一般的には炭水化物50～60％，たんぱく質20％まで，残

りを脂質とします。脂質が25％を超える場合には，飽和脂肪酸を減らすなど脂肪酸組成に配慮します。また，ビタミン・ミネラルの適量摂取，食物繊維が豊富な食品の選択にも配慮しましょう。

2）食事療法の実際

①　**食品交換表**　食品選択の際の指標として，日本糖尿病学会による「糖尿病食事療法のための食品交換表第7版」（以下「食品交換表」とする）があります。主に含まれる栄養素によって，食品を4群6表に分類し，さらに食品に由来するエネルギー量80 kcalを1単位と定め，同じ表の中で食品を交換できるようにつくられています（図4-1）。食事指示箋に従い，表1～6から選択して適正量を摂取することにより，エネルギー量を満たしバランスのとれた食品構成ができるようになっています。

②　**患者への指示**　適したエネルギー摂取量や栄養配分を決めます。「食品交換表」には，炭水化物比率60・55・50％の場合の指示単位配分例が記載されています。

③　**合併症の予防**　合併症予防のために配慮すべき点を表4-2に示します。

	食品の分類		食品の種類	1単位（80 kcal）あたりの栄養素の平均含有量		
				炭水化物（g）	たんぱく質（g）	脂　質（g）
				4 kcal/g	4 kcal/g	9 kcal/g
I群	炭水化物を多く含む食品	表1	・穀類　・いも　・炭水化物の多い野菜と種実・豆（大豆を除く）	18	2	0
		表2	・くだもの	19	1	0
II群	たんぱく質を多く含む食品	表3	・魚介　・大豆とその製品　・チーズ　・肉	1	8	5
		表4	・牛乳と乳製品（チーズを除く）	7	4	4
III群	脂質を多く含む食品	表5	・油脂　・脂質の多い種実・多脂性食品	0	0	9
IV群	ビタミン・ミネラルを多く含む食品	表6	・野菜（炭水化物の多い一部の野菜を除く）・海藻　・きのこ　・こんにゃく	14	4	1
	調味料		・みそ，みりん，砂糖　など	12	3	2

図4-1　糖尿病食品交換表の食品分類と1単位（80kcal）あたりの栄養素の平均含有率
出典）日本糖尿病学会：糖尿病食事療法のための食品交換表第7版.

表4-2　合併症予防のための注意点

アルコール	・適量（25 g/日程度まで）を超えない ・肝疾患や合併症など問題のある場合には禁止
食物繊維	・20 g/日以上摂取するように努める
食塩相当量	・高血圧合併患者は6 g/日未満が推奨される ・高血圧発症前から適正な摂取（男性7.5 g/日未満，女性6.5 g/日未満）が勧められる
尿中アルブミン排泄量	・300 mg/gクレアチニン以上または持続性たんぱく尿（0.5 g/gクレアチニン以上）があれば，たんぱく質制限を0.8～1.0 g/kg目標体重から開始
高中性脂肪血症	・飽和脂肪酸，ショ糖・果糖などのとり過ぎに注意

出典）日本糖尿病学会：糖尿病治療ガイド 2020-2021.

5. 脂質異常症

5.1 疾病の概要

成因	・遺伝的素因，食習慣の欧米化，運動不足，肥満（特に内臓脂肪型）　など。 ・リポたんぱくの代謝障害により発症。 ・動脈硬化の危険因子であり，治療は冠動脈疾患・脳卒中予防に重要。		

・原発性（一次性）高脂血症（基礎疾患の関与がない）

原発性高カイロミクロン血症	・家族性リポたんぱくリパーゼ（LPL）欠損症 ・アポリポたんぱく C-II 欠損症 ・原発性V型高脂血症 ・その他の原因不明の高カイロミクロン血症
原発性高コレステロール血症	・家族性高コレステロール血症 ・家族性複合型高脂血症
内因性高トリグリセライド血症	・家族性IV型高脂血症 ・特発性高トリグリセライド血症

家族性III型高脂血症，原発性高 HDL コレステロール血症

・続発性（二次性）高脂血症（高脂血症と他の基礎疾患による）

高コレステロール血症	・甲状腺機能低下症　・ネフローゼ症候群 ・原発性胆汁性肝硬変　・閉塞性黄疸 ・糖尿病　・クッシング症候群 ・薬剤（利尿薬，β遮断薬，コルチコステロイド，経口避妊薬，サイクロスポリンなど）
高トリグリセライド血症	・飲酒　・肥満　・糖尿病　・クッシング症候群 ・尿毒症　・血清たんぱく異常症 ・薬剤（利尿薬，非選択性β遮断薬，コルチコステロイド，エストロゲン，レチノイドなど）

・表現型による分類

表現型	I	IIa	IIb	III	IV	V
増加するリポたんぱく分画	カイロミクロン	LDL	LDL VLDL	レムナント	VLDL	カイロミクロン VLDL
コレステロール	→	↑～↑↑	↑～↑↑	↑↑	→または↑	↑
トリグリセライド	↑↑↑	→	↑↑	↑↑	↑↑	↑↑↑

出典）日本動脈硬化学会：動脈硬化性疾患予防のための脂質異常症診療ガイド 2018 年版.

症状	・自覚症状はほとんどない。 ・家族性高コレステロール血症では，アキレス腱，眼瞼，皮膚に結節性の黄色腫が出現することがある。		

検査	空腹時（10 時間以上絶食後）に静脈血を採血し，血清脂質を測定。		

診断	LDL-C	140 mg/dL 以上	高 LDL コレステロール血症
		120～139 mg/dL	境界域高 LDL コレステロール血症
	HDL-C	40 mg/dL 未満	低 HDL コレステロール血症
	TG	150 mg/dL 以上	高トリグリセライド血症
	non-HDL-C	170 mg/dL 以上	高 non-HDL コレステロール血症
		150～169 mg/dL	境界域高 non-HDL コレステロール血症

※スクリーニングで境界域高 LDL-C 血症，境界域高 non-HDL-C 血症を示した場合は，高リスク病態がないか検討し，治療の必要性を考慮する。空腹時採血。
出典）日本動脈硬化学会：動脈硬化性疾患予防ガイドライン 2017 年版.

リポたんぱく
脂質とたんぱく質の複合体。血清リポたんぱくは水に溶けにくい脂質の運搬を担っている。

カイロミクロン
食事由来の脂質を血中へ運搬するリポたんぱく質。ほとんどがトリアシルグリセロール。リンパ管から吸収されて全身に運ばれる。

レムナント
カイロミクロンのトリアシルグリセロールが一部加水分解された中間代謝産物。動脈硬化を促進させる。

空腹時
血糖値や血中脂質の測定は食事の影響を防ぐため，10～12時間以上絶食してから採血を行う。水や茶などエネルギーのない水分の摂取はかまわない。

診断
LDL-C は，Friedewald 式（TC－HDL-C－TG/5）または直説法で求める。
TG が 400 mg/dL 以上の場合や食後採血の場合は non-HDL-C（TC－HDL-C）あるいは LDL-C 直接法を使用する。
ただしスクリーニング時に高 TG 血症を伴わない場合は LDL-C との差が＋30 mg/dL より小さくなる可能性を念頭においてリスクを評価する。

- 血清脂質を管理することで，冠動脈疾患を防ぐことが目標。
- 動脈硬化疾患は性別，年齢，喫煙，高血圧，糖尿病，慢性腎臓病など個々の患者の背景に合わせて，脂質管理目標値を定める。

【管理目標設定のためのフローチャート】（危険因子を用いた簡易版）

脂質異常症のスクリーニング（LDL コレステロール 120mg/dL 以上）

冠動脈疾患の既往があるか？ ━━━ 「あり」の場合 ━━▶ 二次予防

　　↓「なし」の場合

以下のいずれかがあるか？ ━━━ 「あり」の場合 ━━▶ 高リスク

| 糖尿病(耐糖能異常は含まない)
慢性腎臓病(CKD)
非心原性脳梗塞
末梢動脈疾患(PAD) |

　　↓「なし」の場合

以下の危険因子の個数をカウントする ━━━━━▶

①喫煙
②高血圧
③低 HDL コレステロール血症
④耐糖能異常
⑤早発性冠動脈疾患家族歴
（第１度近親者かつ発症時の年齢が男性 55 歳未満，女性 65 歳未満
注：家族歴等不明の場合は 0 個としてカウントする。）

性　別	年　齢	危険因子の個数	分　類
男　性	40～59 歳	0 個	低リスク
		1 個	中リスク
		2 個以上	高リスク
	60～74 歳	0 個	中リスク
		1 個	高リスク
		2 個以上	高リスク
女　性	40～59 歳	0 個	低リスク
		1 個	低リスク
		2 個以上	中リスク
	60～74 歳	0 個	中リスク
		1 個	中リスク
		2 個以上	高リスク

予想される 10 年間の冠動脈疾患発症リスク
低リスク…2%未満
中リスク…2～9%未満
高リスク…9%以上

リスク区分別脂質管理目標値

治療方針の原則	管理区分	脂質管理目標値（mg/dL）			
		LDL-C	non-HDL-C	TG	HDL-C
一次予防 まず生活習慣の改善を行った後薬物療法の適用を考慮する	低リスク	<160	<190	<150	≥40
	中リスク	<140	<170		
	高リスク	<120	<150		
二次予防 生活習慣の是正とともに薬物治療を考慮する	冠動脈疾患の既往	<100 (<70)*	<130 (<100)*		

*家族性高コレステロール血症，急性冠症候群のときに考慮する。糖尿病でも他の高リスク病態を合併するときはこれに準ずる。
- 一次予防における管理目標達成の手段は非薬物療法が基本であるが，低リスクにおいても LDL-C が 180 mg/dL 以上の場合は薬物治療を考慮するとともに，家族性高コレステロール血症の可能性を念頭においておくおと。
- まず LDL-C の管理目標値を達成し，その後 non-HDL-C の達成を目ざす。
- これらの値はあくまでも到達努力目標値であり，一次予防（低・中リスク）においては LDL-C 低下率 20～30%，二次予防においては LDL-C 低下率 50%以上も目標値となり得る。
出典）日本動脈硬化学会：動脈硬化性疾患予防ガイドライン 2017 年版.

食事を含めた生活習慣が血清脂質値に影響を与える。

栄養・食事療法	動脈硬化疾患，脂質異常症，メタボリックシンドロームの予防と治療。
運動療法	・脂質代謝を改善し，血圧を低下させ，血管内皮機能の改善や易血栓傾向を軽減する効果。 ・インスリン感受性や耐糖能を改善し，糖尿病のリスクを下げる効果。 ・運動療法としては速歩，スロージョギング，水泳などの中等度強度の有酸素運動を，毎日合計 30 分以上を目標に行うことがよい。少なくとも週 3 日は実施する。
薬物療法	・原則として，生活習慣の改善を十分に行っても，リスクに応じた脂質管理目標が達成できない場合に初めて考慮。

（左側縦見出し：管理目標／治療）

5.2　栄養・食事療法

1）適正体重の維持と栄養素配分

摂取エネルギー量を適正化し，肥満を防ぎ，標準体重を維持します。肥満の場合はまず3％の体重減少を目標とします。

エネルギー摂取量（kcal/日）＝標準体重（kg）×身体活動量

> 身体活動量
> p.45「エネルギー係数の目安」を適用。

上式によるエネルギー量を目ざしますが，現状から250 kcal/日程度減らすことから始めます。エネルギー比率は脂肪20〜25％，炭水化物50〜60％，残りをたんぱく質とします。

2）栄養素摂取の留意点

①　脂　質　　飽和脂肪酸の多い食品はエネルギー比率で4.5〜7％未満とし，n-3系多価不飽和脂肪酸の摂取を増やし，トランス脂肪酸の摂取を控えます。

> トランス脂肪酸
> トランス型の二重結合をもつ不飽和脂肪酸。マーガリンやショートニングに多く含まれ，心疾患のリスクを高める。

②　炭水化物　　食物繊維は25 g/日以上を目安とし，ショ糖，単糖類，果糖の過剰摂取に注意します。

③　その他　　① 大豆・大豆製品，野菜類，果物類を十分にとります。② 食塩相当量を6 g/日未満にします。③ アルコール摂取を25 g/日以下にします（第6章表6-5参照，p.71）。

3）危険因子を改善する食事

①　高LDL-C　　コレステロールと飽和脂肪酸を多く含む，肉の脂身・内臓・皮，乳製品，卵黄およびトランス脂肪酸を含む菓子類，加工食品の摂取を控え，食物繊維と植物ステロールを含む未精製穀類，大豆製品，海藻類，野菜類の摂取を増やします。コレステロール摂取量の目安として，200 mg/日未満を目ざします。

> 植物ステロール
> 種子植物やシダ類に含まれるステロイド骨格をもつアルコールの総称。血中コレステロールを下げる。
> 未精製穀類
> 精製されていない穀類。玄米，全粒粉，全粒粉を使用したパン，パスタがあり，精製されている食品より食物繊維を多く含む。

②　高TG血症　　炭水化物のエネルギー比率を低めとするために，糖質を多く含む菓子類，飲料，穀類の摂取，アルコールの摂取を減らし，n-3系多価不飽和脂肪酸を多く含む魚類の摂取を増やします。

③　高カイロミクロン血症　　脂質摂取比率を15％以下，あるいは総エネルギーの15％以下に制限し，中鎖脂肪酸を利用します。

④　低HDL-C血症　　炭水化物のエネルギー比率を低くし，トランス脂肪酸の摂取を控え，n-6系多価不飽和脂肪酸の摂取を減らすために植物油の過剰摂取を控えます。

⑤　メタボリックシンドローム　　炭水化物エネルギー比率を低めとし，食物繊維の多い食事にします。

⑥　高血圧　　食塩の摂取を控え，カリウムを多く含む野菜類，果物類の摂取を増やし，アルコールの過剰摂取を控えます。

⑦　糖尿病　　糖質の多い菓子類，甘味類，糖含有飲料の摂取を控え，未精製穀類，大豆製品，海藻類，野菜類をとるよう勧めます。飽和脂肪酸を多く含む肉の脂身，内臓，皮，乳製品を減らします。

4）食習慣・食行動の修正

食習慣・食行動の修正項目を表4-3に示します。

表4-3　食習慣・食行動の修正項目

・朝食，昼食，夕食を規則的にとる。	・腹八分目とする。	・薄味にする。
・就寝前2時間は摂食しない。	・よく噛んでから食べる。	
・まとめ食い，ながら食いを避ける。	・外食・中食はできるだけ控える。	

出典）日本動脈硬化学会：動脈硬化性疾患予防のための脂質異常症診療ガイド2018年版.

5）薬を服用している場合の注意点

カルシウム拮抗薬（例：アムロジピン）を投与されているときにはグレープフルーツジュースの摂取を控えます。**陰イオン交換樹脂（レジン）**を服用しているときには，脂溶性ビタミンの欠乏に気をつけます。**ワルファリン**を投与されている場合には，ビタミンKを多く含む納豆，クロレラ，青汁，海藻類の摂取を控えます。

6）食事療法の進め方

前向きに取り組めるように，患者ごとに食事に関する課題を修正し，食事療法を無理なく長期間継続できるように支援することが大切です。1日の食品群別摂取目安量を決め，各食品群を朝・昼・夕3食になるべく均等に配分し，主食，主菜，副菜の料理を考えます。調理に用いる油脂類，甘味類は制限内になるように留意します。食品の選択にあたっては，下記に留意しましょう。

- ・穀　類……白米より玄米，七分づき米，胚芽米，雑穀類，または白パンよりも全粒紛のパンのほうが食物繊維を多く含むため推奨されます。
- ・肉　類……レバーなどの臓物，ばら肉，挽肉，鶏皮の摂取に注意します。
- ・卵　類……コレステロールが多く含まれており，摂取に注意します。
- ・牛乳・乳製品……低脂肪乳は，厳格な飽和脂肪酸とコレステロール制限に推奨されます。
- ・魚介類……魚卵，子持ち魚は，コレステロールが多く含まれています。
- ・油脂類……バター，ラード，ココナッツ油には飽和脂肪酸が多く含まれるので，加工品も含めて摂取に注意します。トランス脂肪酸はマーガリン，ショートニング，ファットスプレッドを用いた菓子や揚げ物など加工品に多く含まれるので，これらの摂取を控えます。

陰イオン交換樹脂（レジン）
胆汁酸の再吸収を抑制する薬剤。胆汁酸が少なくなり脂肪の吸収が少なくなるので，脂溶性ビタミンの欠乏に注意する必要がある。

ワルファリン
血液を固まりにくくする抗血液凝固剤。血液凝固に関係するビタミンKを多く含む食品は，薬の効果を減じる可能性がある。

6. 高尿酸血症（痛風）

6.1 疾患の概要

成因	・定義…血清尿酸値（UA）が7.0 mg/dL を超える場合が高尿酸血症。 ・尿酸値が7.0 mg/dL を超えると，高くなるに従い痛風関節炎の発症リスクが高くなる。 ・高尿酸血症の期間が長く，高度であるほど痛風結節はできやすい。 ・男性に多く，30 歳代の頻度は 30%。女性では閉経後に血清尿酸値が上昇。

痛風結節
痛風のため関節，耳介，腎臓などにみられる尿酸の沈着によるコブのような状態。

分類	・成因により，①尿酸産生過剰型…尿酸産生量の増加，②尿酸排泄低下型…尿中尿酸排泄能の低下，③混合型…①②が混在，の三つに分類される。

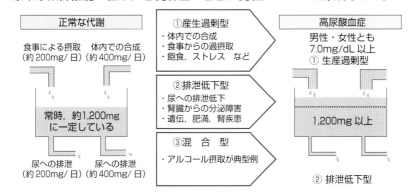

症状	・高尿酸血症が持続し，尿酸塩結晶が蓄積すると痛風関節炎・痛風結節を発症。 ・一般的に痛風関節炎は疼痛が激しい。 ・高尿酸血症がある場合，腎障害，尿路結石の頻度が高くなる。

疼痛
痛みを意味する語で，ずきずき痛むうずき。

検査	血清尿酸値を測定。

【治療のフローチャート】

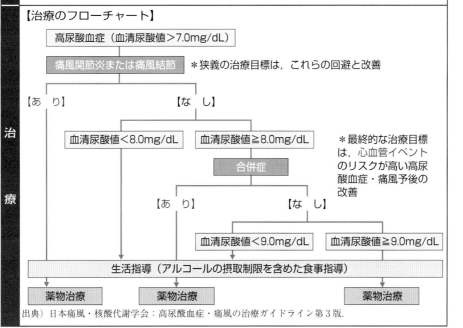

心血管イベント
心筋梗塞や脳卒中などをさす。

出典）日本痛風・核酸代謝学会：高尿酸血症・痛風の治療ガイドライン第3版.

6.2　栄養・食事療法

1）肥満の改善と予防

肥満，内臓脂肪の蓄積と血清尿酸値には**正の相関**があります。BMI 25 未満を目ざし，肥満がある場合はエネルギー制限をして体重減少を図ります。エネルギーは糖尿病治療に準じます（p. 45 参照）。

（p. 45 参照）

2）プリン体制限

プリン体制限の効果には個人差がありますが，高プリン体食をできる限り控え，プリン体は 400 mg/ 日を超えないようにします。

3）十分な水分摂取

尿量を 2,000 mL/ 日以上確保し，尿酸の尿中飽和度を減少させるよう十分に水分を摂取します。

4）アルカリ性食品

アルカリ性食品は尿を中性化し，尿酸の尿中溶解度を高める効果と尿酸排泄促進効果が期待されます。牛乳，野菜類，海藻類などのアルカリ性食品の摂取が勧められます。

5）果糖の過剰摂取を避ける

果糖の過剰摂取は尿路結石の形成を促進します。砂糖や果物類の過剰摂取を避けるようにします。

6）アルコール

アルコール摂取量の増加に伴い，血清尿酸値（UA）の上昇や痛風の頻度が増加します。アルコール飲料の過剰摂取は避けます。目安量としては日本酒 180 mL/ 日，ビール 500 mL/ 日，またはウィスキー 60 mL/ 日程度にします。

7）運　　動

無酸素運動は血清尿酸値の上昇を招くために避け，週に 3 回程度の軽い有酸素運動を継続して行うことが好ましいとされています。

8）生活指導の注意点

肥満，高プリン体食嗜好，飲酒習慣が高尿酸血症にとってなぜ悪いかを理解できるまで繰り返し説明し，患者が自発的に実践できるようにします。

正の相関
一方が増加すると他方も増加する，一方が減少すると他方も減少するという関係。負の相関は，一方が増加しても他方は減少あるいは変化せず，一方が減少しても他方は増加あるいは変化しない関係。

プリン体
主にうま味の成分。ヒトの体内で分解されて尿酸となり体外に排出されるが，尿酸量が排出能力を超え体内に蓄積されると痛風の原因となる。

表4-4　食品のプリン体含有量（100 g あたり）

極めて多い （300 mg ～）	鶏レバー，干物（マイワシ），白子（イサキ，ふぐ，たら），あんこう（肝酒蒸し），太刀魚，健康食品（DNA/RNA，ビール酵母，クロレラ，スピルリナ，ローヤルゼリー）など
多 い （200～300 mg）	豚レバー，牛レバー，カツオ，マイワシ，大正エビ，オキアミ，干物（マアジ，サンマ）など
中程度 （100～200 mg）	肉（豚・牛・鶏）類の多くの部位や魚類など，ほうれんそう（芽），ブロッコリースプラウト
少ない （50～100 mg）	肉類の一部（豚・牛・羊），魚類の一部，加工肉類など，ほうれんそう（葉），カリフラワー
極めて少ない （～50 mg）	野菜類全般，米などの穀類，卵（鶏・うずら），乳製品，豆類，きのこ類，豆腐，加工食品など

出典）日本痛風・核酸代謝学会：高尿酸血症・痛風の治療ガイドライン第3版.

第 **5** 章

消化器疾患

1．胃　　炎

1.1　疾患の概要

<table>
<tr>
<td rowspan="3">成
因</td>
<td colspan="2">・胃壁を守る防御因子（粘液）と攻撃因子（酸，ペプシン，喫煙，ヘリコバクター・ピロリ，非ステロイド性抗炎症薬）のバランスが崩れて炎症が生じる。
①不規則な生活や暴飲暴食（特にアルコール飲料）などを繰り返すことで，胃粘膜に炎症が生じる。
②ストレス・喫煙・薬物の副作用などにより，胃粘膜のびらんが生じ，炎症へと進展する。
③加齢による胃酸分泌量の減少。
④ヘリコバクター・ピロリ感染やインフルエンザ，アレルギー反応により炎症を生じる。</td>
<td rowspan="3">ヘリコバクター・ピロリ
H. pylori
1979年にオーストラリアの病理学者ウオーレンが胃潰瘍患者から発見。1982年，マーシャルが培養菌懸濁液を自ら飲み，急性胃炎発症を確認。
びらん
p.14参照。</td>
</tr>
<tr><td colspan="2">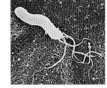</td></tr>
<tr><td colspan="2" style="text-align:center">ヘリコバクター・ピロリ</td></tr>
</table>

	急性胃炎	慢性胃炎	
分類	・外因性…成因①～③による。 ・内因性…成因④による。	・表層性胃炎　・びらん性胃炎 ・萎縮性胃炎 ※ Strickland & Mackay 分類がある。	Strickland & Mackay 分類 A型：自己免疫性胃炎，頻度は少ない。 B型：*H. pylori* 感染胃炎，ほとんどの胃炎の要因。
症状	・飲食物や薬物を摂取直後または24時間以内に発症。 ・嘔気，上腹部の激痛，嘔吐，吐血，胃の不快感。 ・頭痛，発熱，脱力感，まれに下血やショック状態となる。	・むかつき，食欲不振，嘔吐。 ・自覚症状がない場合もある。	
検査	・問診…発症時期，摂取したものと時期など。 ・触診…痛む場所と程度など。 ・内視鏡検査（胃カメラ）…胃粘膜の状態を検査し，胃潰瘍や胃がんのないことを確認する。 ・生検（バイオプシー検査）。　・X線検査。		生検 （生体材料検査） 組織の一部を採取し，切片を顕微鏡で病理学的に検査すること。
診断	内視鏡検査により胃粘膜にびらんや腫れ，発赤などを観察。	内視鏡検査で胃粘膜の肥厚や萎縮がみられる（胃壁が薄くなり血管が透けて見える）。	発赤 毛細血管の一時的な拡張。
治療	・原因が明確な場合はそれを取り除く。 ・激しい嘔吐の場合は絶食。 ・対症療法（症状を抑えるための投薬）。 ・毒物の排泄のため胃洗浄。 ・除菌。	・無症状であればそのままにしておく。 ・除菌。 ・規則正しい生活習慣を身につける。 ・胃に負担をかけない食事。 ・ストレスをためない。 ・食後30分以上休憩をとる。	

1.2　栄養・食事療法

1）急性胃炎

　胃粘膜が傷つき，本来の消化能力が発揮されないので，よくかんで腹八分目を心掛けるよう，また，辛いものや香辛料，アルコール飲料，脂肪を多く含む揚げ物などは避けるよう指導します。食事の進め方の例を表5-1に示しました。急性期の1～2

表5-1　急性胃炎の食事の進め方

病　日	1日目	2日目	3日目	4日目	5日目	6日目	7日目
食事内容	絶　食	流動食	三分粥	五分粥	七分粥	全　粥	米　飯

日は，絶食とします。経口摂取が可能になったら易消化食を1週間程度かけて普通食に近づけます。胃液分泌の亢進がある場合は，1回量の少ない5〜6回食／日（少量頻回食）に切り替えます。吐血・下血など重症例の場合は，胃・十二指腸潰瘍の栄養・食事療法に準じます。

2）慢性胃炎

胃粘膜への刺激が少ない消化時間の短い食材（表5-2）や調理法を選びます。暴飲暴食を避け，香辛料や食塩のとり過ぎに注意し，アルコール飲料やコーヒー・紅茶の飲み過ぎは避けるよう指導します。また，胃の機能を維持するために，たんぱく質やビタミンの摂取を指導します。萎縮性胃炎は胃酸の分泌が低下しているため，少量の香辛料やアルコール飲料などを用いて適度な刺激を与えて胃酸分泌を促進します。

3）薬物療法の留意点

急性・慢性とも，胃酸分泌抑制薬，胃粘膜保護薬，胃の運動機能改善薬を用います。主な薬品を表5-3に示します。

表5-2　胃内消化時間

	食品名	分量(g)	消化時間	食品名	分量(g)	消化時間	食品名	分量(g)	消化時間
糖質が主成分	米　飯	50	1時間45分	せんべい	100	2：15	白パン	200	2：45
	白がゆ	100	1：45	にんじん	100	2：30	かぼちゃ	100	2：45
	りんご	100	1：45	じゃがいも	100	2：30	さつまいも	100	3：00
	みかん	100	1：45	たまねぎ	100	2：30	ビスケット	100	3：00
	ぶどう	100	1：45	きゅうり	100	2：30	たけのこ	100	3：10
	くず湯	200	2：00	び　わ	100	2：30	らっかせい	100	3：30
	米　飯	100	2：15	すいか	100	2：30			
	れんこん	100	2：15	白　酒	200	2：45			
たんぱく質が主成分	半熟卵	100	1：30	凍り豆腐	100	2：45	たい(塩焼)	100	3：15
	干しかれい	100	2：00	牛肉(すき焼)	100	2：45	うなぎ(焼)	100	3：15
	たい(生)	50	2：00	卵巻焼	100	2：45	ビーフステーキ	100	4：15
	あゆ(焼)	100	2：15	鶏肉(ひな)	100	3：00	牛肉(すき焼)	150	4：15
	かれい(刺身)	100	2：30	かれい(塩焼)	100	3：00			
	生　卵	100	2：30	ゆで卵	100	3：15			

表5-3　胃炎の治療に用いられる薬の働きと薬品名（例）

胃酸分泌抑制薬	ヒスタミンH_2受容体拮抗薬（シメチジン，ファモチジン　ほか） プロトンポンプ阻害薬（ランソプラゾール，オメプラゾール　ほか）
胃粘膜保護薬	防御力や修復力を高める薬（スクラルファート，レバミピド　ほか）
胃の運動機能改善薬	副交感神経刺激薬（塩化カルプロニウム　ほか） ドパミン受容体拮抗薬（メトクロプラミド　ほか）

2．胃・十二指腸潰瘍

2．1　疾患の概要

成因	・胃炎と同様の原因で，炎症がさらに発展して潰瘍を形成。 ・防御因子と攻撃因子のバランスが，攻撃因子優勢となる。 ・*H. pylori* 感染。 ・非ステロイド系抗炎症薬の服用。	防御因子 胃粘膜，粘膜血流，リン脂質，重炭酸イオン，プロスタグランジン　など	攻撃因子 *H. pylori* 感染，ストレス，薬剤（NSAIDs，副腎皮質ステロイド薬など），アルコール，喫煙，慢性疾患，低栄養状態　など

分類・成因	胃潰瘍	十二指腸潰瘍
	・高齢になるに従って多く発症。 ・心窩部の痛みは食後に生じることが多い。 ・潰瘍の好発部位は小弯部。	・若年者に多く発症。 ・心窩部の痛みは空腹時に生じることが多い。 ・好発部位は十二指腸球部前壁（粘膜下層が胃と比較して薄いため穿孔しやすい）。

症状	・一般的な症状…心窩部痛，腹部膨満感，悪心，胸やけ，げっぷ，食欲不振など。 ・合併症…出血や穿孔，狭窄，貧血　など。 ・高齢者においては自覚症状がない場合があり，要注意。

検査	・鑑別検査としてX線診断（バリウム造影検査）…潰瘍の粘膜欠損部に造影剤が貯留して陰影（ニッシェ）が確認できる。 ・内視鏡診断。・生検。・*H. pylori* 感染診断。

診断	・問診による症状の把握…自覚症状なしから激痛まで様々。 ・消化性潰瘍に関連する既往歴。　　　・*H. pylori* 検査歴。 ・非ステロイド性抗炎症薬の服用歴を把握した後，他の疾患との鑑別検査。

治療	・出血がある場合…大量出血の場合は輸液・輸血を優先し，その後，状態が安定したら緊急内視鏡検査で内視鏡的止血術（①薬剤散布法，②局注法，③凝固法，④クリップ法）で止血。 ・内視鏡的治療で止血できない場合…①血管内治療，②外科的治療。 ・出血がない場合…① *H. pylori* 感染には除菌療法。 　　②非ステロイド性抗炎症薬の服用による潰瘍では，服用を中止（止血を確認）。基礎疾患があるために中止できない場合は防御因子増強薬を投与。

潰瘍
皮膚や粘膜などを覆う上皮組織が欠損し，その下層の組織に至ったもの。

プロスタグランジン
prostaglandin
様々な生理活性をもつ物質で，アラキドン酸から生合成される。

NSAIDs
non-steroidal anti-inflammatory drugs
非ステロイド性抗炎症薬。

心窩部
みぞおち。

小弯部
十二指腸球部前壁

十二指腸球部前壁

ニッシェ
niche
ドイツ語で「壁を窪ませてつくった飾り棚」の意味。X線診断では胃内壁の窪みに溜まったバリウム像を意味する。

除菌療法
胃酸の分泌を抑える薬と抗菌薬を服用。正しい服用による1回目での成功率は約75～90％。

2．2　栄養・食事療法

　基本方針は，胃腸に負担を掛けない食事や，栄養価が高く，短時間で消化されることの二つです。

　栄養補給については，病態によって下記のような対応が必要となります。

　急性期Ⅰ　　出血等により，1～2日間症状が激しい場合は絶食としますが，出血の状況により絶食期間も変更します。絶食期間中は，末梢静脈栄養補給法（栄養輸液）が実施されます。

　急性期Ⅱ　　完治しても，暴飲暴食など食生活を改善せず薬の服用も自己判断でやめてしまうと再発します。臓器への負担を軽減しながら食事形態を変更します。

　回復期　　症状が回復に向かい徐々に安定します。十分な栄養補給に努めます。

　安定期　　「日本人の食事摂取基準」に準じて必要栄養量を設定しますが，食事形態については個々の病態に合わせて変更します。

表5-4　胃・十二指腸潰瘍の栄養基準（例）（1日あたり）

移行期区分		食形態	エネルギー （kcal/kg 標準体重）	たんぱく質 （g /kg 標準体重）	脂　質 （%）
急性期	Ⅰ絶食期	絶飲食	―	―	―
	Ⅱ移行期	流動1（氷片，ばん茶，むぎ茶　など）	―	―	―
		流動2（重湯，野菜スープ，牛乳　など）	5～8	＊	＊
		半固形（ゼリー，ヨーグルト　など）	10	＊	＊
		軟菜1（主食：五分～七分粥）	15～20	0.5＊	20以下
		軟菜2（主食：全粥）	25	0.9	20
回復期		軟菜3（主食：軟飯）	30	1.2	20
安定期		普通食（消化性潰瘍を配慮した）	30～35	1.2～1.5	20～25

＊急性期の食事形態の移行期間が1週間程度であれば，1日あたりのたんぱく質量の基準量の設定や，それに基づく確保は考えなくてよい。

3. 過敏性腸症候群

3.1　疾患の概要

成因	・原因不明。若い女性，閉経後の女性，中年男性に発症。 ・感染性腸炎の後に発症する例もある。 ・消化管運動異常，消化管知覚過敏，心理異常などが認められ，免疫異常やストレスがかかわっていると考えられる。
分類	・下痢型…1日に数回の水様性便を排出。多くは大腸を中心とした腸管のぜん動運動の異常。 ・便秘型…3日から数日に1回の排便で，多くは大腸を中心とした腸管の痙攣による。 ・混合型…下痢が数日続いた後，便秘が数日続く症状を交互に繰り返す。
症状	腹痛，便通異常（下痢や便秘），腹部不定愁訴（膨満感），悪心，嘔吐，自律神経失調（動悸，四肢の冷感，発汗，顔面紅潮，肩こり，頭痛），不定愁訴（全身倦怠感，不安感，不眠，無気力，過度緊張）。
検査・診断	・特徴的な自覚症状のパターンの確認…自覚症状からの診断方法は，Rome診断基準Ⅲを使用する。 　　　　　　Rome診断基準Ⅲ（日本国際消化管運動研究会訳） 過去3か月間，月に3日以上にわたって腹痛や腹部不快感＊が繰り返し起こり，次の項目の二つ以上がある。 　①排便によって症状が軽減する。 　②発症時に排便頻度の変化がある。 　③発症時に便形状（外観）の変化がある。 6か月以上前から症状があり，最近3か月間は上記の基準を満たしていること。 　＊腹部不快感は，痛みとは表現されない不快な感覚を意味する。病態生理学的研究や臨床研究に際しては，週に2日以上の痛みあるいは不快症状があるものを適格症例とする。 ・同様の症状を示す他の病気（腸のポリープやがん，憩室，潰瘍性大腸炎，クローン病など）がないことを確認。 ・腹部の診察…左下腹部に圧痛を認めることが多く，特に圧痛のあるS状結腸を触知。 ・血液生化学検査，尿一般検査，便潜血検査。 ・大腸内視鏡検査もしくは大腸バリウム検査…器質的疾患を除外する。
治療	対症療法，薬物療法，心理療法，生活指導。

憩　室
食道・胃腸・気管・膀胱・尿道などの壁面が限局性に拡張し，小さなこぶ状の部屋ができたもの。
触　知
ものに触れることで存在を感知すること。

3.2 栄養・食事療法

　過度に厳格な栄養・食事療法は，患者への心理的負担となるため避け，摂食リズムを整えて心理的負担の軽減に努めます。下痢型では，脂質摂取を通常の1/3程度にし，刺激物（炭酸飲料，香辛料）も控えるよう指導します。便秘型では，水溶性食物繊維（野菜・果物など）を十分とり，刺激性食品（かたい食材，濃い味つけなど）は控えるよう指導します。

4. 炎症性腸症候群

4.1　疾患の概要

	クローン病	潰瘍性大腸炎
成因・分類	口から肛門までの全消化管（肝・胆・膵臓は除く）に非連続性で区域性の潰瘍を形成。	直腸から口に向かって連続的に潰瘍が発症する。
成因・分類	いずれも，原因不明の慢性炎症性疾患で，若年層に好発する。腸管の免疫調節機序の破たんや腸内細菌感染，ストレスによる心因的要因，アレルギー反応などが成因。	
症状	・炎症は小腸および大腸が好発部位。 ・慢性の下痢，腹痛，発熱，体重減少。 ・合併症…肛門や皮膚にアフタ症や瘻孔がみられる。	腹痛（持続性や反復性），下痢，粘血便，貧血，発熱，全身倦怠感。
検査	・血液検査…WBC，好中球，TTT，ZTT，CRP，ESR，Plt。 ・下痢（便）回数，便性状。	・浮腫の確認。

検査欄右列の一部：・浮腫の確認。

診断

クローン病：IOIBD アセスメントスコア，CDAI アセスメントスコアと炎症反応などで総合的に判定。

IOIBD によるクローン病の重症度分類

①腹痛
②便回数6回以上/日または粘血便
③肛門周囲合併症
④瘻孔
⑤その他の合併症
⑥腹部腫瘤　⑦体重減少
⑧発熱（38℃以上）
⑨腹部圧痛
⑩ Hb10g/dL 以下

※各項目に対してそれぞれ1点とする。

寛解…1または0点で，ESR 値・CRP が正常。
再燃…2点以上で，ESR 値・CRP が異常。

潰瘍性大腸炎：潰瘍性大腸炎の重症度分類，便潜血検査，大腸内視鏡検査，注腸造影や炎症反応などと合わせて総合的に判定する。

潰瘍性大腸炎の重症度分類

	重　症	中等症	軽　症
①排便回数	6 回以上	重症と軽症の中間	4 回以下
②顕血便	（＋＋＋）		（＋）～（－）
③発　熱	37.5℃以上		37.5℃以上の発熱がない
④頻　脈	90/ 分以上		90/ 分以上の頻脈なし
⑤貧　血	Hb 10 g/dL 以下		Hb 10 g/dL 以下の貧血なし
⑥赤　沈	30 mm/ 時以上		正　常

軽症…①～⑥のすべてを満たすもの。
重症…①②のほか，全身症状である③または④のいずれかを満たし，かつ6項目のうち4項目を満たすもの。
劇症…重症の中でも特に症状が激しく重篤なもの。発症の経過により，急性劇症型，再燃劇症型に分ける。
　　劇症の診断基準は以下の5項目をすべて満たすもの。
　　①重症基準を満たしている。
　　②15 回 /日以上の血性下痢が続く。
　　③38℃以上の持続する高熱。
　　④ 10,000 mm^3 以上の白血球増多。
　　⑤強い腹痛。

治療

・治療目標…寛解期の維持や体重増加（標準体重まで）を目ざす。
・活動（再燃）期…発熱や腹痛などの炎症症状がある状態では，栄養・食事療法を主体とし，薬物療法を補助的に行う。薬物療法は副腎皮質ステロイドや免疫抑制剤が処方される。大量出血，穿孔，狭窄による腸閉塞，瘻孔，膿瘍形成などでは外科手術を適応。

アフタ症
口腔内，口唇に生じる楕円形の小潰瘍。周辺には炎症性発赤・浮腫を伴う。

瘻孔
皮膚・粘膜や臓器の組織に炎症などによって生じた管状の穴。

TTT
thymol turbidity test
チモール混濁試験。

ZTT
zinc sulfate turbidity test
亜硫酸鉛混濁試験。TTT，ZTT ともに主に血清アルブミンの減少とγ-グロブリンの増加を反映する膠質反応をみる検査。

IOIBD
International Organization for the Study of Inflammatory Bowel Disease
炎症性腸疾患研究のための国際機関。

CDAI
crohn's disease activity index

寛解
症状が軽い時期。

再燃
発熱や腹痛などの炎症症状がある時期。

4.2　栄養・食事療法

重症では絶食とし，経静脈栄養補給法を用います。高エネルギー，高たんぱく，低残渣を基本とします。脂肪は30 g/ 日未満とし，n-6系・n-3系脂肪酸は4 g/ 日以下が望まれます。炎症が安定し腸管の使用が可能になれば，成分栄養剤（EN）や半消化態栄養剤を使用します。経口摂取が可能な場合は，軟食，易消化食を原則とします。

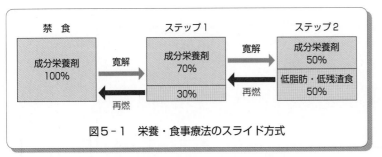

図5-1　栄養・食事療法のスライド方式

5．急性肝炎

5.1　疾患の概要

肝　臓
①胆汁をつくる。
②エネルギー代謝：摂取した栄養を必要な栄養素に換え，余った栄養素を貯蔵。
③解毒作用：アルコール，食品添加物，薬品，有害物質，体内で発生するアンモニアを尿素へ無害化。

HAV
hepatitis A virus
A型肝炎ウイルス。

HBV
hepatitis B virus
B型肝炎ウイルス。

HCV
hepatitis C virus
C型肝炎ウイルス。

キャリア
発症していないが，ウイルスを体内にもっていること。保菌者・保因者。

A/G比
アルブミンとグロブリン総量の比。

成因	・肝臓の細胞に起こった炎症が続くことにより肝細胞が壊される。 ・ウイルス，アルコール，薬物，自己免疫作用などが原因。大半はウイルス性肝炎で，A・B・C・D・E型の5種類がある。 ・B型はまれに劇症化し，10日以内に脳症を発現する急性型と，それ以外の亜急性型があり，高率で死に至る。		

分類	ウイルス	A型	B型	C型
		HAV	HBV	HCV
	感染経路	・経口感染。 ・ウイルスに感染した生水，井戸水，かきの生食など。	・血液・体液感染（水平感染）。 ・出産時の母子感染（垂直感染）。子はキャリアとなるが，無症状で自覚のない場合が多い。 ・免疫グロブリンワクチンにより発症予防。	・血液・体液感染。 ・急性期から完治せず，慢性肝炎に移行する確率が高い。
	潜伏期間	2〜6週	4〜24週	2〜16週
	好発年齢	20〜30歳代		
	慢性化	なし	まれ	50%以上
	キャリア率	なし	1〜2%	2〜3%？

症状	・初期症状…感冒様症状（発熱，咽頭痛，頭痛）。 ・その後に食欲不振，全身倦怠感，嘔気，嘔吐，発熱，黄疸　など。
検査	・問診。　・身体所見…身長・体重。　・臨床症状。 ・生化学検査(血液検査)…AST(GOT)，ALT(GPT)，γ-GTP，ALP，LDH，ChE，TP，A/G比，ZTT，TTT，T-Cho，PT，Bil，アンモニア　など。
診断	・肝細胞の変性・壊死…ALT（GPT）・AST（GOT）・Bil　の上昇。 ・胆管閉鎖・胆汁うっ滞…Bil・ALP・γ-GTP　の上昇。 ・肝機能障害…Bil上昇，Alb低下，T-Cho低下，A/G比低下。 　　　　　　　※各ウイルスに特異的な血液検査を行い，原因ウイルスを特定。
治療	・適切な治療によって治癒率が高くなる。　・嘔吐や発熱などの食欲不振で食事摂取量が低下しているときは安静と静脈栄養補給が基本。

5.2 栄養・食事療法

1）栄養基準

適正エネルギー，高たんぱく・高ビタミン食とします。食欲不振時は回復状態をみながら適正エネルギーを確保し，消化のよい炭水化物を中心に開始していき，質のよいたんぱく質をとり入れ，喫食できる食物を優先していきます。

初期は，エネルギー 25 ～ 30 kcal/kg 標準体重 / 日，たんぱく質 0.8 ～ 1.0 g/kg 標準体重 / 日，脂質のエネルギー比率 20％とし，回復期には，エネルギー 30 ～ 35 kcal/kg 標準体重 / 日，たんぱく質 1.0 ～ 1.3 g/kg 標準体重 / 日，脂質のエネルギー比率 20 ～ 25％とします。

6. 慢性肝炎

6.1 疾患の概要

成因	・肝臓の炎症が 6 か月以上にわたり，肝機能検査値の異常とウイルス感染が持続している状態。肝硬変症や肝不全，肝がんに進展する可能性がある。 ・多くは B・C 型肝炎ウイルス感染の持続による。B 型は母子感染により乳幼児にみられる。 ・長期にわたるアルコール摂取や薬物の服用によってもみられる。 ・健康診断などの血液検査によって発見される場合も多い。
症状	・無症状で自覚症状のない場合が多いが，食欲不振，全身倦怠感　など。 ・急性増悪期には悪心，食欲不振，黄疸，全身倦怠感　など。
検査	・問診・臨床診査…身体所見（身長・体重，BMI，体重の変化），食事内容，アルコール摂取量。 ・生化学査（血液検査）…AST（GOT），ALT（GPT），γ-GTP，ALP，LDH，ChE，TP，ZTT，TTT，T-Cho，TG，Bil，アンモニア　など。
診断	・AST（GOT），ALT（GPT）の増悪を繰り返す。 ・Bil 高値で黄疸。
治療	・慢性肝炎から肝硬変症や肝がんの進展を防ぐことが目的。 ・栄養・食事療法…肝臓は自己修復能力の高い臓器のため積極的な栄養補給。 ・薬物療法…C 型慢性肝炎は，インターフェロンと，近年は経口直接作用型抗ウイルス薬。

黄疸
ビリルビン（Bil）は赤血球が分解されたときに放出される色素で，その上昇は肝機能低下による胆汁排出機能低下の指標となる。

6.2 栄養・食事療法

1）栄養基準

適正エネルギー，高たんぱく・高ビタミン食が原則となります。急性増悪期は急性肝炎の食事に準じます。エネルギー 30 ～ 35 kcal/kg 標準体重 / 日，たんぱく質 1.0 ～ 1.3 g/kg 標準体重 / 日，脂質のエネルギー比率 20 ～ 25％を基準とします。

2）栄養素摂取の留意点

C 型慢性肝炎は，腸からの鉄吸収が高まり，肝臓に過剰な鉄沈着を生じます。細胞内の過剰な鉄は細胞傷害や DNA 傷害の原因となり，病態の進展やがん化の起因となることから，鉄 7 mg/ 日程度に制限し，瀉血を行う場合もあります。

瀉血
血液を抜き，貧血に近い状態にすること。

7. 肝 硬 変

7.1　疾患の概要

成因		・多くはC型肝炎に起因。 ・B型肝炎やアルコールに起因する慢性肝炎からも発症。 ・肝細胞の破壊・再生修復が繰り返され，肝実質細胞がびまん性に変性・壊死し，結節ができて組織の繊維化が進行し，肝臓全体が硬化する。 ・肝臓障害の終末的な状態である肝不全や肝がんに変化（進行）。
分類	代償期	栄養・食事療法可能。代償性肝硬変ともいう。
	非代償期 （静脈栄養が必要）	全身倦怠感，食欲不振，低アルブミン血症による浮腫，腹水，低プロトロンビン血症による出血傾向，高エストロゲン血症による女性化乳房，くも状血管腫，手掌紅斑，高アルドステロン血症による浮腫，腹水，高アンモニア血症による肝性脳症，羽ばたき振戦，門脈圧亢進による食道静脈瘤　など。非代償性肝硬変ともいう。
	肝不全	全身倦怠感，食欲不振，黄疸，腹水，門脈圧亢進（食道静脈瘤，腹壁静脈怒張），肝性脳症。

左欄注記：

手掌紅斑
手のひらに生じる血管拡張による紅斑。
腹　水
腹腔内に多量の液体が貯留した状態。
高アンモニア血症
食物中の窒素化合物は最終的にアンモニアになり，肝臓の尿素サイクルによって解毒されるが，肝機能低下により尿中に排泄できなくなり，血中アンモニア濃度が上昇する。
羽ばたき振戦
ふるえのこと。筋肉の収縮と弛緩の繰り返しで生じる不随意の運動。
食道静脈瘤
食道粘膜下層の静脈がこぶ状に隆起した状態。
怒　張
血管などがふくれること。

症状	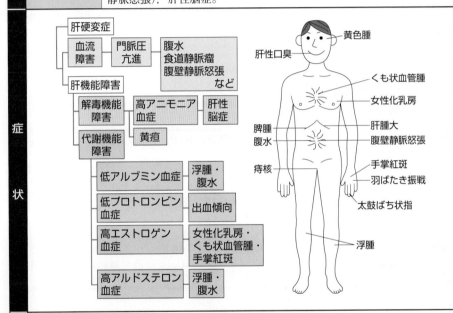
検査	・生化学検査（血液検査）…AST（GOT），ALT（GPT），γ-GTP，ChE，Bil，アンモニア，PT など。 ・上記に加え，エコー検査，CT検査，肝生検。
診断	・ウイルスマーカー，AST（GOT），ALT（GPT）…肝細胞の変性・壊死を示す。高値なほど細胞傷害が強い。 ・進行に伴って AST＞ALT の傾向を示す。 ・Alb低下，T-Cho低下，Bil低下，PT延長，血球減少。 ・エコー検査やCT検査，肝生検。
治療	・悪化や肝がんへの進行を遅延させることが目的。 ・重症度や合併症の有無に応じた栄養・食事療法と薬物療法。 ・浮腫がある場合は食塩制限や利尿剤の使用。 ・肝性脳症には BCAA 製剤の点滴。経口摂取が可能な場合はフィッシャー比が良好な濃厚流動食などを使用。

左欄注記：

肝生検
肝臓の組織を採取し，病変を組織学的に把握する。

BCAA
p.29参照。
フィッシャー比
p.29参照。肝機能が低下すると比の値が低下。

7.2　栄養・食事療法

1）栄養基準

表5-5　肝硬変の栄養基準（1日あたり）

	エネルギー （kcal/kg 標準体重）	たんぱく質 （g/kg 標準体重）	脂　質 （%）	備　考
肝硬変　非代償期	30〜35	1.3	20〜25	鉄制限　6 mg
肝不全	25〜30	0.5〜0.8	25（MCT 使用）	鉄制限　5〜6 mg

2）代償期の留意点

①　エネルギーは，30〜35 kcal/kg 標準体重／日とし，耐糖能異常がある場合は 25〜30 kcal/kg 標準体重／日とします。

②　たんぱく質必要量は，低アルブミン血症がみられる場合には，質のよいたんぱく質を摂取します。

③　脂質のエネルギー比率は，20〜25%とします。

④　腹水・浮腫（既往歴も含む）がある場合には食塩相当量を5〜7 g／日とします。

⑤　少量頻回食（4〜6回／日）あるいは**夜食**（**LES食**：200 kcal）とします。

⑥　腸内環境を整える（便秘の予防）ために食物繊維を十分に摂取します。

夜食（LES食）
late evening snack
睡眠中にグリコーゲンを使い，早朝に脂肪やたんぱく質をエネルギー源として消費するため，就寝前に 200 kcal 程度の糖質を中心とした間食を摂取する。

3）非代償期の留意点

①　たんぱく質については，高アンモニア血症がみられる場合や肝性脳症の既往がある場合は，低たんぱく質食（0.5〜0.7 g/kg 標準体重／日）と合わせて BCAA を含んだ肝不全用経腸栄養剤を使用します。

②　脂肪吸収不良の場合には，MCT の使用を考慮します。

③　腹水・浮腫がある場合には食塩相当量を5 g／日以下に制限します。

④　腸内環境を整える（便秘の予防）ために食物繊維や発酵食品などの摂取を心掛けます。

⑤　食道静脈瘤がみられる場合は，破裂による出血を予防するため，食道を刺激しないようにかたいもの（魚の骨や角のとがった食べ物）に注意し，消化のよい食事にしてゆっくりよくかんで食べます。

⑥　食欲不振に陥りやすいので，料理の外観，味，テクスチャーなどに変化をつける工夫や食材も少量ずつ多種類を用います。消化器症状がない場合は，うま味・酸味・香辛料を上手に使用します。

8．脂　肪　肝

8.1　疾患の概要

<table>
<tr><td rowspan="2">成
因</td><td>
・肝細胞内に多くの脂質（中性脂肪・TG）が蓄積した状態。肝細胞内の中性脂肪が肝湿重量の5％を超え，肝小葉の1/3以上の幹細胞に脂肪化を認める。
・過食や過栄養による肥満（肝臓での脂肪酸分解能の低下と中性脂肪合成の促進による）。
・糖尿病や脂質異常症などを伴う過栄養状態。
・偏食による栄養不足（低栄養・飢餓状態）。
・常習的なアルコール飲料の過飲（アルコール性脂肪肝を招来）。
・常習的な飲酒歴がない場合（非アルコール性脂肪性肝疾患〔NAFLD〕。その中で，肝細胞の脂肪沈着，壊死，炎症，繊維化を伴うものを非アルコール性脂肪性肝炎〔NASH〕とし区別）。
・いずれも，持続すれば肝硬変症や肝がんへの進展を招来。
・原因を除去すれば改善が期待できる。
</td></tr>
</table>

<table>
<tr><td>症状</td><td>・初期には自覚症状なし。
・進行すると全身倦怠感や疲労感を訴えることがある。</td></tr>
</table>

【診断のフローチャート】

脂肪肝 → HBs抗原，HCV抗体，各種自己抗体　など → **あり** → **他の肝疾患に伴うもの**：・ウイルス性肝炎　・自己免疫性肝炎　など

↓ なし

アルコール多飲 → **あり** → **アルコール性脂肪肝**：・AST↑　・ALT↑（AST＞ALT）　・禁酒により改善。　・飲酒継続で肝炎や肝線維症，肝硬変へと進行。

↓ なし

非アルコール性脂肪性肝疾患（NAFLD）：・AST↑　・ALT↑（AST＞ALT）

肝細胞の脂肪沈着に加え，壊死，炎症，線維化の所見。

↓ なし → **非アルコール性脂肪肝（NAFL）**：・肥満によるもので，減量や食事療法を行う。・NASHへの移行もありうる。

↓ あり → **非アルコール性脂肪性肝炎（NASH）**：・NAFLDの重症型，肝硬変や肝細胞がんへ進展しうる。・減量，食事療法に加え積極的な薬物療法。

出典）福本陽平ほか監修：《病気がみえる Vol.1》消化器，p.311，メディックメディア，2016．

<table>
<tr><td>検査</td><td>・身体計測…身長・体重，BMI，IBW，肥満度。
・生化学検査…血圧，BS，HbA1c，TG，T-Cho，HDL-C，LDL-C，ALT（GPT），AST（GOT），γ-GTP，ALP　など。
・肝生検
・画像解析…腹部エコー，CTなど。　　　　　　　※左記を併せて診断。</td></tr>
<tr><td>治療</td><td>・過食や過飲に注意し，要因を除去。
・過栄養による肥満の是正は，適正エネルギーを算出し体重減少を目ざす。
・アルコール性脂肪肝の場合…禁酒。バランスのよい食事をとる。</td></tr>
</table>

サイド注：非アルコール性脂肪性肝疾患（NAFLD）non-alcoholic fatty liver disease ナッフルディー。非アルコール性脂肪性肝炎（NASH）non-alcoholic steatohepatitis ナッシュ。HBs抗原 1964年 B.S.ブランバーグによってオーストラリア先住民の血清中で発見したので，オーストラリア抗原ともいう。

8.2　栄養・食事療法

栄養基準（1日あたり）

	エネルギー（kcal/kg 標準体重）	たんぱく質（%）	脂質（%）
Ⅰ	20〜25	15〜20	20〜25
Ⅱ	25〜30		
Ⅲ	30〜35		

注）NASH重症化に伴い，肝炎・肝硬変に準ずる。

食物繊維は25g/日以上を目標とし，抗酸化ビタミン（A・C・E）を積極的に摂取します。

9. 膵　　炎

9.1　疾患の概要

	急　　　性	慢性（代償期，非代償期）
成因	暴飲暴食，アルコールの多飲。	・アルコールの過飲，胆道疾患，急性膵炎などにより，消化・吸収障害（特に脂肪の吸収障害）が起こり慢性化。 ・膵臓の自己消化（自家消化）によることが多い。
症状	・上腹部に突然の激しい疼痛。 ・痛みは背部に放散。	・代償期…上腹部の疼痛，嘔吐，吐気，発熱など。 ・非代償期…膵機能の低下による糖尿病，消化吸収障害，下痢など。
検査	超音波検査・CT 検査で，膵腫大，周辺臓器の変化，腹水など。	
診断	・発症後血清 AMY は上昇し，1～2日で頂値に達する。 ・その後，1週間程度で正常化するが，尿中 AMY は2週間程度異常値が持続。 ・血清トリプシン，LIPA 上昇。 ・重症では血清 TG 値上昇。	・代償期…血中 AMY が上昇するが，膵機能（内分泌腺・外分泌腺）は維持。 ・非代償期…セクレチン試験，PFD 試験（膵外分泌機能試験），腹部 CT，ERCP（内視鏡的逆行性胆管膵管造影）で診断。
治療	症状を考慮しながら鎮痛薬と消化・吸収障害に対して膵酵素剤，制酸剤，脂溶性ビタミンを用いる。	

内分泌腺
血液中の糖分（血糖値）を調節するホルモン（インスリン，グルカゴン，ソマトスタチン）を分泌。
外分泌腺
消化酵素（膵液：リパーゼ，トリプシン，アミラーゼ）を十二指腸に分泌。
PFD 試験
膵外分泌酵素（α-キモトリプシン）で分解される合成基質 BT-PABA（ベンチロミド）を経口投与し，尿中へ排泄される分解産物（パラアミノ安息香酸）量を測定する。

9.2　栄養・食事療法

栄養基準（1日あたり）

	エネルギー （kcal/kg 標準体重）	たんぱく質 （g/kg 標準体重）	脂　質（g）	
急性期	絶　　食			静脈栄養
回復期（Ⅰ） （Ⅱ）	20～25 25～30	0.8～1.0 1.0～1.2	10	静脈栄養併用
安定期	30～35	1.0～1.2	初期は 20～30 以下	

　① 急性期は絶飲食とし，輸液による栄養管理を行います。その後は，流動食から軟食（脂肪制限食）へと進めます。

　② 安定期には膵細胞の修復にたんぱく質が必要ですが，肉類は CCK-PZ の分泌を亢進させるため，膵臓に過重な負担を強いることになります。

　③ 慢性膵炎では，多脂性食品や多量の油を使用する揚げ物類は控えます。脂肪制限による脂溶性ビタミンや必須脂肪酸不足の場合は中鎖脂肪酸（MCT）で補います。

　④ 食塩を控え，アルコールとコーヒーは厳禁とします。

CCK-PZ
コレシストキニン・パンクレオザイミン。十二指腸粘膜から分泌されるホルモン。消化酵素に富む膵液の分泌と胆汁の排出を促す。
MCT
一般的な油より消化・吸収されやすくすぐにエネルギーになりやすい（p. 43参照）。

10. 胆石症・胆のう炎

10.1　疾患の概要

	胆石症	胆のう炎
成因	脂肪過多食，肥満，アルコール過飲　など	・何らかの原因で胆汁の排泄経路に閉塞が起こり，胆汁の流れの停滞により細菌に感染し炎症が発症した状態。 ・主な原因は胆石による胆道の閉塞。 ・がんによる胆道の狭窄によることもある。 ・急性胆のう炎と慢性胆のう炎がある。
分類	・胆石のできる部位により…胆のう結石症，総胆管結石症，肝内結石症に分類。これらを総称して「胆石症」と呼ぶ。 ・胆石の種類…①コレステロール胆石，②色素胆石（ビリルビン胆石と黒色胆石）の2種類に大別。	
症状	・胆石発作…自覚症状のある場合を「有症状結石」，症状のない場合を「無症状結石」という。①胆のう結石症，②総胆管結石症，③肝内結石症の順で発生率が高い。 ・発作は高脂肪食の摂取後にも誘発される。 ・自覚症状…みぞおちなどに疝痛（疼痛），発熱，黄疸など。 ・無症状結石のように胆石があっても痛みなどの症状が必ずしも出現するとは限らない（サイレントストーン）。	
検査	・血液検査…WBC，CRP，AST（GOT），ALT（GPT），ALP，γ-GTP，Bil など。 ・画像診断…腹部エコー・CT　など。	
診断	・血液検査…CRP 陽性，AST・ALT・γ-GTP・Bil の上昇，WBC 高値。 ・上記と併せ画像診断。	
治療	・胆石症の症状がある場合…発生部位，種類，大きさ，炎症の重症度によって治療法が異なり，入院し摘出手術が行われることもある。 ・胆石症の無症状の場合…薬物療法と栄養・食事療法が有効。 ・急性胆のう炎…絶食。	

高脂肪食の摂取後
脂っぽい物を食べると，胆のうが胆汁を十二指腸に送り出そうと収縮する。そこに胆石があると動いて，発作の原因になる。

摘出手術
腹腔鏡下胆のう摘出手術・開腹手術など。

10.2　栄養・食事療法

　炎症発症時の急性期は絶食とし，静脈栄養による栄養補給を行います。回復期は糖質主体の流動食から開始し，胆のう収縮を誘発する脂質や卵黄の使用を制限します。

　胆石の形成を予防するためにコレステロールの含有量が多い食品は制限します。無症状結石は一般食でよいのですが，適正エネルギーとバランスのよい食事を心掛けます。

表5-6　栄養補給法

急性期	・絶食　　　・静脈栄養管理
回復期	・糖質主体の流動食　・脂質：10 g/ 日以下 ・不足の栄養素は経静脈栄養補給法で補う
安定期 （疝痛消失）	・エネルギー：20 kcal/kg 標準体重 / 日から徐々に増やす　・脂質：20〜30 g/ 日 ・たんぱく質：1〜1.2 g/kg 標準体重 / 日
無症状結石	・「日本人の食事摂取基準」に準ずる普通食とするが，脂質の過剰摂取は避ける。 ・アルコール制限　・食物繊維の十分な摂取

11．下痢・便秘

11.1　疾患の概要

	下　痢		便　秘
成因	食物や薬物による中毒，感染，腹部の冷え，精神的緊張，脂質摂取過剰。		食物や食物繊維・水分の摂取不足，下半身の運動不足，睡眠不足，不規則な生活，腸の器質・機能的疾患，薬剤。
分類	急　性	慢　性	・一過性単純性…生活，食事，環境などによる。 ・機能性…直腸性，弛緩性，痙攣性。 ・器質性…管腔内狭窄（通過障害），管腔外狭窄（炎症，腫瘍，ヘルニア）。 ・症候性…代謝・内分泌疾患や神経筋疾患，膠原病などによる。 ・薬剤性…モルヒネ，抗コリン剤，抗パーキンソン薬などによる。
	・感染性 ・非感染性	・消化管疾患 ・消化管機能異常 ・消化管気質異常	
症状	・水様便の排出 ・嘔気 ・強い腹痛 ・悪心 ・急激な体力の消耗	・水様便の排出 ・排便回数の増加 ・無気力	・排便回数の減少（通常は1回／日）。 ・硬便または兎糞状便。 ・腹部の不快感。 ・残便感。 ・排便時の痛み。 ・腹部膨満感。 　・直腸性…残便感がある，息んでも便が出ない。下剤の効果がない。 　・弛緩性…便意の減退，何日も排便がない。下剤の服用が必要。 　・痙攣性…若い女性に多い。兎糞状便の排出。便秘と下痢を繰り返す。突然の激しい便意。
検査	・問診…食生活内容，生活状態，ストレスや既往歴，原因疾患の有無など。 ・血液検査…WBC，CRP など。 ・便潜血検査。　　　　　　　　・注腸 X 線検査（バリウム）。 ・大腸内視鏡検査。　　　　　　・大腸造影検査。		
治療	・脱水にならないよう水分摂取。 ・原因疾患の治療。 ・易消化食の摂取。		・排便習慣をつける。　　・ストレスの回避。 ・規則正しい食生活。　　・下肢の運動。 ・原因疾患の治療。　　　・十分な睡眠。

弛　緩（しかん）
ゆるむこと。腸のぜん動運動が弱いことが原因の便秘。

痙　攣（けいれん）
発作的な筋肉の収縮。腸の過剰なぜん動運動により，腸が痙攣状態になってしまうことが原因の便秘。

ヘルニア
hernia
腹部の内臓が，腹膜に被われたまま外部に出ること。

モルヒネ
morhine
麻酔・鎮痛に用いられる。アヘンに含まれるアルカロイド。

兎糞状便
（とふんじょうべん）
コロコロと丸くて硬い便。

11.2　栄養・食事療法

1）下　痢

　症状が激しいときは絶食とし，経静脈栄養補給法により水分・電解質の補給に努めます。過度に冷たい飲み物，食物繊維や残渣の多い食品，刺激の強いもの，腸内で発酵する食品，脂質の多い食品は控えるよう指導します。

2）便　秘

　十分な量の朝食を摂取することで，腸管運動の亢進に努めるよう指導します。弛緩性便秘，直腸性便秘の場合は，水分・食物繊維を十分確保するよう指導します。温度刺激（冷水，冷たい牛乳など）や刺激性食品（香辛料など）で，腸管のぜん動運動を促します。

第 6 章

循環器疾患

1. 高血圧症

1.1 疾患の概要

成因	血圧とは，血液によって血管にかかる圧力で，時間帯や状況によって高くなったり低くなったりする。高血圧は心臓から送り出される血液の量が多い場合や血管が細く狭くなり血液の流れが悪くなることで，血圧が基準値よりも高い状態が続くことをいう。動脈硬化症を進展させ，心血管疾患，脳血管疾患，慢性腎臓病などの罹患や死亡のリスクを高める。
分類	①本態性高血圧…原因不明だが遺伝的要因や生活習慣が関係するとされる。高血圧症の 90％を占める。 ②二次性高血圧…原疾患（腎臓病，ホルモン異常，動脈の障害）や服薬により生じ，高血圧症の約 10％を占める。 　　　・腎性高血圧（腎炎，腎盂腎炎） 　　　・内分泌性高血圧（原発性アルドステロン症やクッシング症候群，褐色細胞腫） 　　　・血管性高血圧（大動脈縮窄症，大動脈弁閉鎖不全症） 　　　・薬剤誘発性高血圧（非ステロイド性抗炎症薬，喘息の治療薬，心臓の薬，うつ病の薬） ③家庭（仮面）高血圧…医療機関で測定すると正常だが自宅では早朝（早朝高血圧）または夜間（夜間高血圧）に高血圧となる。 ④診察室（白衣）高血圧…医療機関での測定時に緊張のため血圧が高値となる。 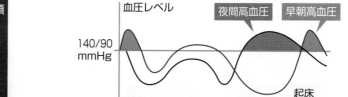 **1 日の血圧の変動からみた早朝高血圧と夜間高血圧**
症状	・一般に無症状の場合が多い。 ・頭痛，めまい，耳鳴り，肩こり，息切れ，動悸，むくみ。
検査	①血圧は，運動・食事・精神的緊張など様々な条件で影響を受けやすいので血圧測定は，15 分以上安静にしてから測る（一般に臥位の血圧は座位の血圧よりも高めとなる）。 ②オシロメトリック法（電子血圧計）：上腕にカフ（腕帯）を巻き，加圧していったん血流を止め，徐々に減圧して圧脈波が急激に大きく（最高血圧）または小さく（最低血圧）なった数値を測る。 ③リバロッチ・コロトコフ法（アネロイド血圧計）：上腕または下肢にカフを巻き加圧し，末梢動脈の上に聴診器をあてて徐々に減圧し，血管音（K 音）の聞こえ始め（最高血圧）と消えるところ（最低血圧）を測る。

原発性アルドステロン症
副腎皮質ステロイドホルモンのひとつであるアルドステロンの分泌が過剰になるために起こる病気。

収縮期血圧
心臓が収縮し最も高くなる血圧。

拡張期血圧
心臓が拡張し最も低くなる血圧。

オシロメトリック電子血圧計

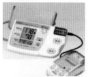

アネロイド血圧計

K 音
コロトコフ音ともいう。コロトコフは血管音と血圧の関係を明らかにしたロシア人学者。

血圧区分の分類

分類	診察室血圧（mmHg）			家庭血圧（mmHg）		
	収縮期血圧		拡張期血圧	収縮期血圧		拡張期血圧
正常血圧	< 120	かつ	< 80	< 115	かつ	< 75
正常高値血圧	120-129	かつ	< 80	115-124	かつ	< 75
高値血圧	130-139	かつ/または	80-89	125-134	かつ/または	75-84
Ⅰ度高血圧	140-159	かつ/または	90-99	135-144	かつ/または	85-89
Ⅱ度高血圧	160-179	かつ/または	100-109	145-159	かつ/または	90-99
Ⅲ度高血圧	≧ 180	かつ/または	≧ 110	≧ 160	かつ/または	≧ 100
（孤立性）収縮期高血圧	≧ 140	かつ	< 90	≧ 135	かつ	< 85

出典）日本高血圧学会：高血圧治療ガイドライン 2019.

治療目的…①高血圧持続による心血管疾患の進展，再発を抑制し死亡を減少させる。②健常者と変わらぬ日常生活が送れるようにする。

JSH2019 の降圧目標

	診察室血圧（mmHg）	家庭血圧（mmHg）
75歳未満の成人[*1]　脳血管障害患者（両側頸動脈狭窄や脳主幹動脈閉塞なし） 冠動脈疾患患者　CKD患者（蛋白尿陽性）[*2]　糖尿病患者　抗血栓薬服用中	< 130/80	< 125/75
75歳以上の高齢者[*3] 脳血管障害患者（両側頸動脈狭窄や脳主幹動脈閉塞あり，または未評価） CKD患者（蛋白尿陰性）[*2]	< 140/90	< 135/85

[*1] 未治療で診察室血圧 130-139/80-89 mmHg の場合は，低・中等リスク患者では生活習慣の修正を開始または強化し，高リスク患者ではおおむね1カ月以上の生活習慣修正にて降圧しなければ，降圧薬治療の開始を含めて，最終的に130-80 mmHg 未満を目指す。すでに降圧薬治療中で 130-139/80-89 mmHg の場合は，低・中等リスク患者では生活習慣の修正を強化し，高リスク患者では降圧薬治療の強化を含めて，最終的に 130/80 mmHg 未満を目指す。
[*2] 随時尿で 0.15 g/gCr 以上を蛋白尿陽性とする。
[*3] 併存疾患などによって一般に降圧目標が130/80 mmHg 未満とされる場合，75歳以上でも忍容性があれば個別に判断して130/80 mmHg 未満を目指す。
　　降圧目標を達成する過程ならびに達成後も過降圧の危険性に注意する。過降圧は，到達血圧のレベルだけでなく，降圧幅や降圧速度，個人の病態によっても異なるので個別に判断する。
出典）日本高血圧学会：高血圧治療ガイドライン 2019.

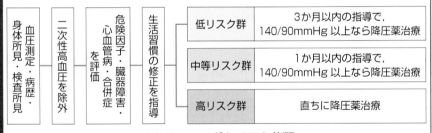

スクリーニングとリスク分類

①第1段階：生活習慣の修正
1. 食塩制限6 g/ 日未満
2. 野菜・果物の積極的摂取*
　飽和脂肪酸，コレステロールの摂取を控える
　多価不飽和脂肪酸，低脂肪乳製品の積極的摂取
3. 適正体重の維持：BMI（体重 ［kg］÷身長 ［m］²）25 未満
4. 運動療法：軽強度の有酸素運動（動的および静的筋肉負荷運動）を毎日30分，または 180 分/週以上行う
5. 節酒：エタノールとして男性 20-30mL/ 日以下，女性 10-20 mL/ 日以下に制限する
6. 禁煙

生活習慣の複合的な修正はより効果的である
* カリウム制限が必要な腎障害患者では，野菜・果物の積極的摂取は推奨しない
　肥満や糖尿病患者などエネルギー制限が必要な患者における果物の摂取は 80kcal/ 日程度にとどめる
出典）日本高血圧学会：高血圧治療ガイドライン 2019

②第2段階：降圧薬治療（個々の患者のリスクレベルに応じて開始する）

1.2　栄養・食事療法

1）適正体重の維持

　肥満は重要な発症要因で，肥満を伴う高血圧患者は，4 kg 程度の減量で有意な降圧が得られます。

2）栄養素摂取の留意点

　①　食　塩　　過剰摂取と血圧上昇との関連が指摘されています。外食や加工食品の摂取には注意が必要です。日ごろから，減塩の工夫をします（表6-1）。

　②　アルコール　　飲酒習慣は血圧上昇の原因となります。エタノールで20 ～ 30 mL は，日本酒ではおよそ160 ～ 240 mL となり1合程度と考えられます。ビール大びん1本（633 mL），ウイスキー・ブランデーではシングル（30 mL）2杯，ワインではグラス3 ～ 4杯（125 mL）となります。

　③　DASH食　　DASH食とは高血圧を防ぐ食事方法のひとつです。カリウム，カルシウム，マグネシウム，食物繊維，たんぱく質などの摂取を増やします。減らす成分は，飽和脂肪酸とコレステロールです。野菜，果物，低脂肪の乳製品，魚，大豆製品，海藻などを増やし，肉やコレステロールが多い食品を減らすことで実践できます。

DASH食
dietary approaches to stop hypertension
①野菜・果物・低脂肪の乳製品を十分とる，②肉類および砂糖を減らす食事。

表6-1　減塩の工夫

食塩の含有量を知る	塩をしょうゆ，みそなどの調味料に替えて使用し，加工品に含まれている食塩量を知り，とり過ぎないよう注意する
摂取量を控える	食塩を多く含む食品（漬物，つくだ煮，塩蔵品，練り製品など）の摂取を控える
素材の味を生かす	新鮮な素材を使用して，材料の持ち味を生かす
調味料を効果的に使用する	ひとつの料理に重点的に用いたり，表面のみに味つけしたりする
香りを生かす	しそ，みつば，パセリ，ミントなどの香味野菜や，ごま，くるみ，アーモンドなどの種実類を利用する
うま味を生かす	かつお節・こんぶ・干ししいたけ・貝柱・えびなどのうま味を利用する
減塩調味料の利用	減塩しょうゆ・みそなどの減塩調味料や，しょうゆをだし汁で割って利用する

3）薬物療法の留意点

　栄養・食事療法と運動療法でも血圧上昇を抑えられない，またはその他に病気がある場合には，薬物療法も行います。表6-2に高血圧治療薬を示します。

表6-2　高血圧治療薬

高血圧治療薬	作用機序
カルシウム拮抗薬	Ca の流入を阻害し血管平滑筋を弛緩，末梢血管抵抗を減じる
アンジオテンシン変換酵素阻害薬	アンジオテンシン変換酵素を阻害し，アンジオテンシンⅡ産生抑制
アンジオテンシンⅡ受容体拮抗薬	アンジオテンシンⅡ受容体に特異的に結合し，アンジオテンシンⅡの生理作用を抑制
利尿薬	腎尿細管での Na・水の再吸収を抑制し，循環血液量を減少させ降圧
β 遮断薬	β 受容体に結合して心拍出量低下　・レニン産生を抑制
α 遮断薬	交感神経末端の平滑筋側 α_1 受容体を選択的に遮断
レニン阻害薬	レニンの活性部位に直接結合し阻害

2. 動脈硬化症

2.1 疾患の概要

成因

- 血管（動脈）の内壁への代謝産物等の沈着により，元来は弾力性に富んだ動脈壁が弾力性や柔軟性を失う，もしくは肥厚して内腔が狭くなる状態。硬化は生まれたときから始まるといわれる。
- リスクファクター（危険因子）には，加齢のほか，①冠動脈疾患，②非心原性脳梗塞，③末梢動脈疾患の既往，④糖尿病，⑤CKD，⑥脂質異常症，⑦高血圧，⑧早発性冠動脈疾患の家族歴などがある。
- 酸化（変性）LDL-C はマクロファージに取り込まれ血管内膜に滞積し，内膜が肥大する。
- 心血管疾患，脳・腎臓の血管疾患は，心臓冠動脈や脳，腎臓の動脈硬化が要因となる。

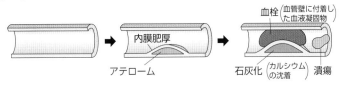

正常動脈と動脈硬化

血栓（血管壁に付着した血液凝固物）
内膜肥厚
アテローム
石灰化（カルシウムの沈着）
潰瘍

分類・症状

粥状（アテローム）動脈硬化症	中膜硬化症	細動脈硬化症
動脈の内膜にコレステロールなどの脂質による粥腫を形成	頸部や四肢の動脈の中膜に石灰化が起こる	脳や腎臓，目の細かい動脈（外膜，中膜，内膜の3層全体）がかたくもろくなる
動作時の動悸・息切れ・心臓の痛みから心疾患，めまい，ふらつき，言語障害，動作障害から脳血管疾患を発症する	下肢の間欠跛行	血管が破裂し出血する腎障害，網膜症を呈する

検査

①血液検査（血清脂質の測定），②心電図，③CT 検査，④MRI 検査，⑤超音波検査（エコー検査），⑥ABI 検査，⑦PWV 検査

治療

Step1
a スクリーニング
（問診・身体所見・基本検査）
b 専門医などへの紹介必要性の判断

Step2
各危険因子の診断と追加評価項目
（高血圧・糖尿病・脂質異常症・CKD・メタボリックシンドローム）

Step3
治療開始前に確認すべき危険因子
（喫煙・高血圧・糖尿病・脂質異常症・CKD・肥満・高尿酸血症等）

Step4
危険因子と個々の病態に応じた管理目標の設定

Step5
生活習慣の改善（禁煙・食事管理・体重管理・身体活動・運動・飲酒）

Step6
薬物療法（Step5は継続）

治療ステップ

脂質異常症治療のための管理チャート
（脂質異常症診療ガイド 2018年版より作図）

スクリーニング
（問診・身体所見・検査所見）
↓
危険因子の評価 → 二次予防
↓
一次予防:絶対リスクに基づくリスクの層別化 ／ 高リスク病態を有する一次予防
↓
脂質管理目標値の決定
↓
禁煙，食事・運動療法など生活習慣の改善＊
↓
生活習慣の改善と薬物療法

＊内臓肥満がある場合にはまず体重の3％減量を目標

出典）日本動脈硬化学会：動脈硬化性疾患予防のための脂質異常症診療ガイド 2018年版.

右欄（用語解説）

アテローム
脂質沈着と泡沫細胞の集積により粥状のやわらかい塊となった状態。

粥腫（じゅくしゅ）
＝アテローム。

間欠跛行
（かんけつはこう）
歩行などで下肢に負荷をかけると，下肢の疼痛・しびれ・冷えを感じ，一時休息することで症状が軽減し，再び運動が可能となる。

ABI 検査
ankle brachial pressure index
足首と上腕の血圧を測定し，その比率を計算する（足首収縮期血圧÷上腕収縮期血圧）。アテローム動脈硬化の進行程度，血管の狭窄や閉塞などが推定できる。

PWV 検査
pulse wave velocity
心臓の拍動（脈波）が動脈を通じて手や足にまで届く速度のこと。動脈壁の弾力性がなくなると脈波の伝わる速度が速くなる。

2.2　栄養・食事療法

1）生活習慣の改善

　生活習慣の改善は，動脈硬化症予防の基本です。生活習慣の改善項目を表6-3，予防のための食事を表6-4に示します。魚や大豆・大豆製品を多めに摂取し，雑穀類や大麦，精白度の低い米類，果物類，野菜類，海藻類，緑茶を摂取する伝統的な日本食が冠動脈疾患の予防に有効であることが疫学調査で示されています。一方，食塩摂取量が多くなるため，減塩に留意が必要です。

2）栄養素摂取の留意点

　①　エネルギー　　標準体重を目標として身体活動に即した摂取エネルギーにします。肥満者はBMI 25未満を目ざし，BMIが正常範囲であっても内臓脂肪の蓄積に注意します。ウエスト周囲長の5％減を3～6か月間での目標とし，その達成について経時的に確認するようにします。

　②　脂　質　　脂質のエネルギー比率は20～25％とします。飽和脂肪酸は総エネルギーの4.5％以上7％未満にします。

　③　炭水化物　　炭水化物のエネルギー比率は50～60％とします。食物繊維は腸管での脂肪の吸収を抑制します。

表6-3　動脈硬化性疾患予防のための生活習慣の改善

①　禁煙し，受動喫煙を回避する。
②　過食と身体活動不足に注意し，適正な体重を維持する。
③　肉の脂身，動物脂，鶏卵，果糖を含む加工食品の大量摂取を控える。
④　魚，緑黄色野菜を含めた野菜，海藻，大豆製品，未精製穀類の摂取量を増やす。
⑤　糖質含有量の少ない果物を適度に摂取する。
⑥　アルコールの過剰摂取を控える。
⑦　中等度以上の有酸素運動を，毎日合計30分以上を目標に実施する。

出典）日本動脈硬化学会：動脈硬化性疾患予防ガイドライン2017年版.

表6-4　動脈硬化性疾患予防のための食事指導

①　総エネルギー摂取量（kcal/日）は一般に，標準体重〔身長 m^2 × 22〕（kg）×身体活動量（軽い労作：25～30 kcal，普通の労作：30～35 kcal，重い労作：35 kcal～）とする。
②　脂質エネルギー比率を20～25％，飽和脂肪酸エネルギー比率を4.5％以上7％未満，コレステロール摂取量を200 mg/日未満に抑える。
③　n-3系多価不飽和脂肪酸の摂取を増やす。
④　工業由来のトランス脂肪酸の摂取を控える。
⑤　炭水化物エネルギー比率を50～60％とし，食物繊維の摂取を増やす。
⑥　食塩の摂取は6 g/日未満を目標にする。
⑦　アルコールの摂取を25g/日以下に抑える。

出典）日本動脈硬化学会：動脈硬化性疾患予防ガイドライン2017年版.

④　**大豆・大豆製品，野菜，果物**　　大豆・大豆製品に含まれるイソフラボンは冠動脈疾患や脳梗塞の発症抑制と関連することが女性で報告されています。緑茶，コーヒー，ウーロン茶などの茶類も冠動脈疾患の発症を抑制するという報告があります。野菜，果物は食物繊維，カリウム，ビタミンＣが含まれ，冠動脈疾患の発症抑制と関連することが報告されています。

⑤　**食　塩**　　6 g/ 日未満を目標とします。過剰摂取は血圧の上昇と関連し，動脈硬化を促進します。

⑥　**アルコール**　　適量のアルコールには冠動脈疾患の発症予防効果が報告されていますが，アルコールとして 25 g/ 日以下にします。アルコール＝エタノールです。

表6-5　主な酒類のアルコール濃度と 100 mL の重量

種　類	アルコール濃度 （容量%）	100 g 中の エタノール量（g）	100 mL の重量 （g）
清酒（普通酒）	15.4	12.3	99.9
ビール（淡色）生含む	4.6	3.7	100.8
ビール（黒）生含む	5.3	4.2	101.0
ビール（スタウト）	7.6	5.9	101.9
発泡酒	5.3	4.2	100.9
ぶどう酒（白）	11.4	9.1	99.8
ぶどう酒（赤）	11.6	9.3	99.6
ぶどう酒（ロゼ）	10.7	8.5	100.2
紹興酒	17.8	14.1	100.6
焼酎（連続式蒸留）	35.0	29.0	95.8
焼酎（単式蒸留）	25.0	20.5	97.0
ウイスキー	40.0	33.4	95.2
ブランデー	40.0	33.4	95.2
ウオッカ	40.4	33.8	95.0
ジ　ン	47.4	40.0	94.0
ラ　ム	40.5	33.8	95.1

資料）日本食品標準成分表 2020 年版（八訂）より作成.

3）栄養・食事以外の生活習慣

①　**禁　煙**　　喫煙はすべての動脈硬化疾患の危険因子です。全年齢に対して禁煙を勧めるべきです。受動喫煙によっても冠動脈疾患の危険度は増すという報告があり，動脈硬化性疾患予防のためには受動喫煙を回避することも大切です。

②　**運　動**　　身体活動の増加は，体力を維持ないし増加させ，血清脂質を改善し，血圧を低下させます。インスリン感受性や耐糖能を高め，動脈硬化の予防が期待できます。

表6-6　運動療法指針

運動強度	最大酸素摂取量（全身持久力）の50% （心拍数〔脈拍〕では138 －（年齢 /2），主観的には「楽～ややきつい」が目処）
量・頻度	30 分 / 日以上（できれば毎日），週180 分以上
種　　類	速歩，スロージョギング，社交ダンス，水泳，サイクリング，ベンチステップ運動など

ベンチステップ運動
踏み台昇降運動。

3．虚血性心疾患（狭心症・心筋梗塞）

3.1　疾患の概要

<table>
<tr><td rowspan="5">成因</td><td colspan="4">・心臓は約10万回／日の収縮と拡張を繰り返し，全身に血液を送り出すポンプの役割を果たしている。</td></tr>
<tr><td colspan="4">・収縮・拡張する心臓の筋肉（心筋）に，酸素や栄養を含む血液を送り込んでいるのが，心臓のまわりを通っている冠動脈。</td></tr>
<tr><td colspan="4">・虚血性心疾患は，冠動脈が動脈硬化などの原因で狭くなったり閉塞して，心筋に十分な血液がいかなくなった状態（狭心症・心筋虚血）。</td></tr>
<tr><td colspan="4">・冠動脈が完全に詰まって血流が途絶えると心筋が壊死する（心筋梗塞）。</td></tr>
<tr><td colspan="4">・1997年以降，日本人の死因の第2位を占める。</td></tr>
</table>

分類・症状	狭心症		心筋梗塞
	労作性狭心症	異型狭心症（冠攣縮性狭心症）	
	心臓の動きが活発になったときに，一過性の心筋虚血状態になる。	冠動脈がけいれんを起こし，安静時においても血流が低下して心筋が虚血状態になる。	・虚血が持続し心筋が壊死に至った病態。 ・血栓などで冠動脈が完全に閉塞し，心筋が壊死を起こして，心臓に大きな障害が残る。
	・狭心痛と呼ばれる胸部が強く締められるような圧迫感や胸痛。 ・左肩から左上肢にかけての痛み（放散痛）など。		・胸痛が主症状。痛みの場所は狭心症と似る。 ・痛みは激しく15分以上継続する。 ・冷汗，嘔吐，呼吸困難および意識障害を伴うこともある。

<table>
<tr><td rowspan="5">検査・診断</td><td colspan="3">①身体所見。②血液検査。③心電図（負荷心電図，ホルター心電図含む）。④冠動脈造影検査。⑤胸部X線検査。⑥超音波検査（心臓エコー）。⑦心筋シンチグラフィー。</td></tr>
<tr><td></td><td>狭心症</td><td>心筋梗塞</td></tr>
<tr><td>血液検査</td><td>WBC, CK, AST, LDHは上昇しない。</td><td>WBC, CK, AST, LDHは上昇する。</td></tr>
<tr><td>心電図</td><td>ST低下。</td><td>ST上昇，異常Q波，冠性T波が経時的に出現。</td></tr>
<tr><td>冠動脈造影</td><td colspan="2">冠動脈に造影剤を注入して器質的病変の状態を確認し，診断する。</td></tr>
</table>

<table>
<tr><td rowspan="3">治療</td><td colspan="2">命にかかわる危険な状態となり，緊急の治療が必要。</td></tr>
<tr><td>狭心症</td><td>心筋梗塞</td></tr>
<tr><td>・狭心症治療薬による薬物療法。
・経過をみながら経皮的冠動脈形成術や冠動脈バイパス術を考慮。</td><td>・初期治療（塩酸モルヒネ，酸素，硝酸薬，アスピリン投与）開始から，迅速な再灌流（血行再建）療法を行うことが重要。
・再灌流後は再発予防として，薬物療法を継続。</td></tr>
</table>

ホルター心電図
小型軽量の装置を身につけて，日常生活中の長時間の心電図を記録して，これを解析して観察する検査。

シンチグラフィー
微量の放射性同位元素を含む薬剤を体内に投与して，放出される放射線を画像化する検査法。

経皮的冠動脈形成術
狭くなった冠動脈を血管の内側から拡げるためにカテーテルを使用して行う低侵襲的な治療法。

ST，Q波，T波

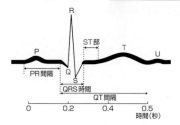

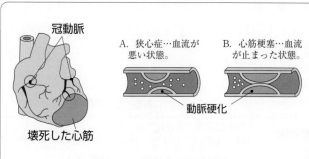

図6-1　狭心症と心筋梗塞

3.2　栄養・食事療法

　胸痛が消えるまでは絶食とし，経静脈栄養補給法を優先します。経口による食事開始後は，流動食から分粥食，全粥食へと進めます。回復後は，危険因子となる疾患の栄養・食事療法を行います。

1）標準体重の維持

　エネルギー摂取量と身体活動量を考慮して，標準体重（身長（m)^2 × 22）を維持するようにします。

2）栄養素摂取の留意点

　①　糖　質　　糖質のエネルギー比率は，少なくとも 50 〜 60% 程度が望まれます。VLDL の増加を伴う場合には，果糖，ショ糖の摂取量が過剰とならないようにします。

VLDL
very low – density lipoprotein
超低密度リポたんぱく質。

　②　食物繊維　　心筋梗塞や糖尿病の発症・死亡との負の相関，循環器疾患の危険因子である血圧や血清 LDL - コレステロールとの負の相関が報告されています。「日本人の食事摂取基準」での目標量をしっかり確保することが重要です。

　③　脂　質　　脂質のエネルギー比率は 20 〜 25% とし，n - 3 系多価不飽和脂肪酸の摂取を増やし，コレステロールおよびトランス脂肪酸の摂取量を抑えるようにします。

　④　食　塩　　6 g/ 日未満の摂取を目標とし，献立や調理について減塩の工夫が必要となります。また，その他のミネラルはバランスのとれた適正量を摂取することが必要です。

　⑤　ビタミン　　特に抗酸化物質の摂取が虚血性心疾患の予防に効果があるとの報告があり，抗酸化物質としてのビタミン C・E およびその他のビタミンについても適正量を摂取する必要があります。

　⑥　アルコール　　適量の摂取であれば虚血性心疾患発症率を低下させますが，摂取量が多いと冠危険因子の増悪などをもたらす可能性があるため，アルコールの摂取を 25 g/ 日以下に抑えます。

冠危険因子
冠動脈に動脈硬化を起こす要因。

3）薬物療法の留意点

　高血圧治療薬のカルシウム拮抗薬は，グレープフルーツに含まれている成分により薬効が増強されるので摂取しないなどの注意が必要です。また，抗血液凝固薬のワルファリン服用時は納豆，クロレラなどのビタミン K を多く含む食品を摂取するとワルファリンの作用が阻害されて薬効が減弱されるので控えるようにします。

4．うっ血性心疾患（心不全）

4.1　疾患の概要

<table>
<tr>
<td>成因</td>
<td colspan="3">・心臓の器質的または機能的障害により心臓のポンプ機能が低下し，全身の各組織に十分な血液を送れなくなる状態。
・原因疾患は様々で，虚血性心疾患，高血圧，弁膜症，心筋症などがある。</td>
</tr>
<tr>
<td>分類</td>
<td colspan="3">①進行速度による分類　②低下する機能による分類　③身体所見・症状による分類

急　性　　慢　性　　　収縮不全　　拡張不全　　　左心不全　　右心不全</td>
</tr>
<tr>
<td rowspan="2">症状</td>
<td colspan="3">うっ血と心拍出量の減少による呼吸困難，息切れ，頻呼吸，起座呼吸，頸静脈怒張，浮腫，意識障害，冷汗　など。</td>
</tr>
<tr>
<td colspan="3">
<table>
<tr><td>左心不全</td><td>右心不全</td></tr>
<tr><td>・肺静脈のうっ血による，呼吸困難症状，肺水腫　など。</td><td>・大静脈のうっ血による，浮腫，腹水，食欲不振，肝腫大　など。</td></tr>
</table>
</td>
</tr>
<tr>
<td>検査</td>
<td colspan="3">① 身体所見，血液検査（ナトリウム利尿ペプチド：BNP，ANP）。
② 心電図，胸部X線，心臓超音波検査。
③ 必要に応じて心臓カテーテル検査や心臓核医学検査　など。</td>
</tr>
<tr>
<td>治療</td>
<td colspan="3">・薬物療法が基本。
・重症例では大動脈内バルーンパンピングや経皮的心肺補助法などの循環補助法を考慮。
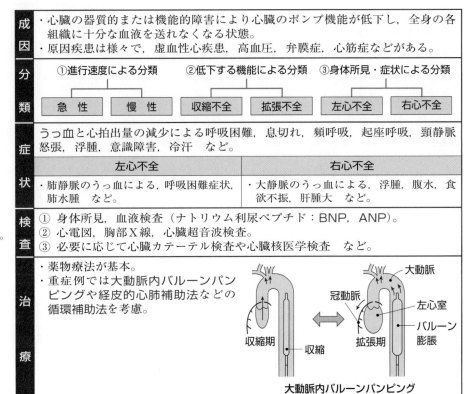</td>
</tr>
</table>

大動脈内バルーンパンピング

うっ血
身体の一部に静脈血が異常に停留し，赤黒くなる。
BNP
brein natriuretic peptide
脳性ナトリウム利尿ペプチド。心不全の指標となるホルモン。心臓でつくられる。血管を拡張させ，強い利尿作用ももつ。心臓を保護する働きも担っている。
ANP
atrial natriuretic peptide
心房性ナトリウム利尿ペプチド。
主として心室で合成され心臓から分泌されるホルモン。心臓や血管，体液量の恒常性維持に重要な役割を担う。
大動脈内バルーンパンピング
下行大動脈内にバルーンを挿入・留置し，心臓の拡張期にこれを膨張させ，収縮期にこれを収縮させ心機能を補助する方法。
経皮的心肺補助法
人工心肺装置を用いて，心臓と肺の両方の機能を補助する方法。
循環補助法
一時的に心臓のポンプ機能を補助・代行し心臓のポンプ失調の回復を待つ方法。

4.2　栄養・食事療法

　絶食とし，経静脈栄養補給法を行います。経口による食事開始後は，流動食から分粥食，全粥食へと進め，消化がよく心臓に負担がかからないよう，少量・頻回食とします。

1）栄養素摂取の留意点

　①　エネルギー　　重症の場合は1,000〜1,200 kcal/日程度とし，回復とともに徐々に増やします。

　②　たんぱく質　　「日本人の食事摂取基準」の推奨量をやや上回る量（1.0〜1.5/kg/日）を確保します。

　③　食　塩　　心臓への負担を減らし浮腫を防ぐために，食塩の制限が最も重要となります。

　④　水　分　　強く食塩の制限が必要な場合は，水分の摂取も制限します。

2）薬物療法の留意点

利尿薬等の使用で低カリウム血症となりやすいため，カリウムの補給に留意します。

5．脳血管障害

5.1　疾患の概要

成因	・脳血管の狭窄，閉塞および破綻などにより，突然神経症状が現れる状態。 ・背景として動脈硬化と血栓の生成があるため，危険因子としては高血圧，糖尿病，脂質異常症，心房細動，喫煙および大量飲酒などがあげられる。	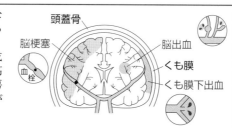		

分類	虚血性		出血性	
	脳梗塞		脳出血	くも膜下出血
	・アテローム血栓性脳梗塞…中・大径の動脈の狭窄・閉塞。 ・ラクナ梗塞…細動脈の狭窄・閉塞。 ・心原性脳塞栓症…心臓内の血栓による脳動脈の閉塞。 ・その他…動脈解離など。		脳実質の動脈の破綻。	脳表面の動脈の破綻。

症状	・片麻痺，共同偏視，感覚障害，同名半盲，運動障害および意識障害　など。 ・部位や程度によって様々な症状を呈する。

診断	①医療面接，②神経学的検査，③頭部 CT・MRI による画像にて診断。

治療	脳梗塞	脳出血	くも膜下出血	慢性期
	・急性期では，血栓溶解や血栓回収，抗血栓や脳保護の治療。 ・抗凝固薬や血栓溶解薬の内服により再発防止。	・症状により血腫除去術または保存的療法を選択。 ・血圧のコントロールにより血腫を増大させないようにする。	再出血を防ぐための外科的手術。	リハビリテーションによる生活機能の維持および再発予防対策。

共同偏視
両眼が同じ方向に向いたままの状態になること。
同名半盲
両眼の同じ側が見えなくなる症候のこと。

5.2　栄養・食事療法

1）急　性　期

　経静脈栄養補給法または経鼻胃管からの経腸栄養補給法により栄養管理をします。水分出納と電解質の管理が中心になります。

2）慢　性　期

　摂食・嚥下機能が保たれていれば経口摂取とします。意識障害や摂食・嚥下機能障害があって経口摂取が困難な場合は，経鼻・胃管などの経腸栄養補給法での栄養管理とします。ただし，栄養・食事療法の選択においては可能な限り経口摂取をとり入れることとします。摂食・嚥下障害があり経口摂取する場合は，個々の状態に合わせた形態の調製を行い，低栄養の防止に加え各栄養素の過不足にも注意が必要となります。経口摂取だけで必要なエネルギー・栄養素量が摂取できない場合は，経腸栄養補給法を併用します。

第 7 章

腎 疾 患

1. CKD（慢性腎臓病）

1.1 疾患の概要

<table>
<tr><td rowspan="2">成因</td><td>・腎臓の働きが徐々に低下していく様々な腎臓病の総称。尿たんぱく，血尿，GFR 区分の G3a 〜 G5 が 3 か月以上持続する状態。</td></tr>
<tr><td>・糖尿病性腎症，腎硬化症，慢性糸球体腎炎，多発性嚢胞腎など。</td></tr>
</table>

GFR
glomerular
filtration rate
糸球体濾過量。

GFR とたんぱく尿により下記のように重症度が分類される。4段階に分類され，色が濃くなるほど末期腎不全，心血管死亡率のリスクが高まる。

分類

原 疾 患	たんぱく尿区分		A1	A2	A3
糖 尿 病	尿アルブミン定量（mg/ 日）		正常	微量アルブミン尿	顕性アルブミン尿
高血圧，腎炎，多発性嚢胞腎，移植腎，不明・その他	尿アルブミン /Cr 比（mg/gCr）		30 未満	30 〜 299	300 以上
	尿たんぱく定量（g/ 日）		正常	軽度たんぱく尿	高度たんぱく尿
	尿たんぱく /Cr 比（g/gCr）		0.15 未満	0.15 〜 0.49	0.50 以上
GFR 区分（mL/ 分 /1.73 m²）	G1	正常または高値 ≧90			
	G2	正常または軽度低下 60〜89			
	G3a	軽度〜中等度低下 45〜59			
	G3b	中等度〜高度低下 30〜44			
	G4	高度低下 15〜29			
	G5	末期腎不全（ESKD）<15			

出典）日本腎臓学会：CKD 診療ガイド 2012.

<table>
<tr><td>症状</td><td>初期にはほとんど症状はないが，腎機能が低下すると浮腫，易疲労感，吐気，食欲低下，かゆみ，息切れ，呼吸困難など尿毒症の症状が出現する。</td></tr>
</table>

尿毒症
易疲労感，全身倦怠感，悪心・嘔吐・食欲不振などの消化器症状，心・肺症状，出血傾向，意識障害などの中枢神経症状，異常知覚などの末梢神経症状。
eGFR
推算糸球体濾過量。血清 Cr 値を用いた式と血清シスタチン C を用いた式があり，自覚症状の乏しいCKD は尿検査の実施と eGFR による評価が重要とされている。
尿たんぱく
尿試験紙で有無を判定し，尿中にたんぱくが検出された状態を指し，1 日 150 mg 以上持続的に排泄されている場合をいう。
血尿
尿中に赤血球が排出される状態。

<table>
<tr><td rowspan="3">検査</td><td>①腎機能検査（Cr，BUN，UA の上昇）。</td></tr>
<tr><td>②性別，年齢，Cr から eGFR を算出し，重症度を推算する。
　GFR 推算式
　　男性：eGFRcreat（mL/ 分 /1.73 m²）= 194 × Cr$^{-1.094}$ ×年齢$^{-0.287}$
　　女性：eGFRcreat（mL/ 分 /1.73 m²）= 194 × Cr$^{-1.094}$ ×年齢$^{-0.287}$ × 0.739</td></tr>
<tr><td>③尿検査（尿たんぱく，血尿の有無）・糖尿病，高血圧，脂質異常症など合併症の有無。</td></tr>
</table>

<table>
<tr><td rowspan="2">診断</td><td>・以下の①②いずれか，または両方が 3 か月以上持続する。
　①腎臓の障害が明らかであること（たんぱく尿など）。
　② GFR が 60 mL/ 分 /1.73 m² 未満に低下していること。</td></tr>
<tr><td>・重症度は，CGA 分類（C：原因，G：腎機能 GFR，A：アルブミン尿）で評価する。</td></tr>
</table>

<table>
<tr><td rowspan="5">治療</td><td>【目標】</td></tr>
<tr><td>・早期発見，適切な治療により腎機能の増悪を抑制し，透析導入を防ぐ。</td></tr>
<tr><td>・末期腎不全と心血管疾患の発症・進展を防ぐ。</td></tr>
<tr><td>・BMI：25 未満。</td></tr>
<tr><td>・血圧：130/80 mmHg 未満（75 歳以上 140/90 mmHg 未満）。</td></tr>
</table>

【治療】
・GFR 区分のステージに応じて適切な治療を行う。
　①原疾患の治療。②生活習慣の改善（禁煙・適正飲酒・減塩など）。
　③栄養・食事療法。④薬物療法（血圧管理　など）。
　⑤悪化因子の排除（腎機能悪化につながる薬剤を避け，感冒等の感染症の予
　　防，脱水予防など）。
・かかりつけ医と腎臓専門医，看護師，薬剤師，管理栄養士など多職種が連携
　して行う。

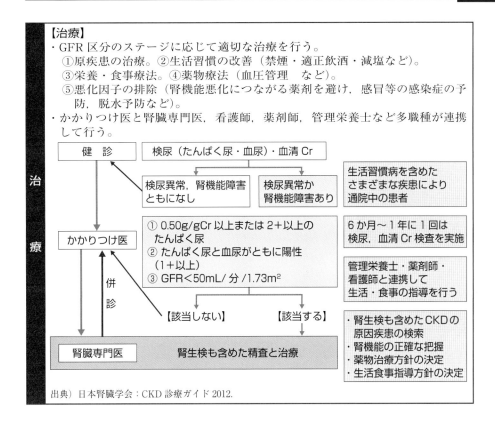

出典）日本腎臓学会：CKD 診療ガイド 2012.

1.2　栄養・食事療法

　疾病の進行状態によって患者個々に対応することが重要です。目的は，① 水・電
解質バランスの維持，② 終末代謝産物の体内蓄積の抑制，③ 腎機能低下の進行抑制，
④ 栄養状態の維持です。栄養・食事療法の基本は，食塩制限，たんぱく質制限，適
正なエネルギー摂取，病態に応じたカリウム・リンの制限を行います。

1）栄養・食事療法

　①　食塩　　ステージにかかわらず 3 g 以上 6 g 未満／日とし，3 g/ 日未満の過
度な制限は勧めません。「1 日の食塩量」とは，調味料などにより付加する食塩と食
品中に含まれる食塩相当量を合わせた量です。調味料や加工食品に含まれている食塩
量も確認します。極端な減塩食は，食欲低下を招きやすいため，段階的な減塩と調理
法の工夫が必要です。外食・中食の食塩管理は，栄養成分表示を参考にし，食べる量
で調節します。1 日の食塩摂取量は次の推定式で算出できます。

推定食塩摂取量（g/ 日）＝ 24 時間蓄尿中ナトリウム排泄量（mEq/ 日）÷17

　②　エネルギー　　年齢，性別，身体活動度により 25 ～ 35 kcal/kg 標準体重 / 日
が推奨され（健常人と同程度），肥満者では 20 ～ 25 kcal/kg 標準体重 / 日とします。
エネルギー量の決定後は，経時的に体重変化を確認し，エネルギー量の適正を評価し
調整を加えます。たんぱく質制限によりエネルギー量も少なくなる傾向があり，厳し
い制限下では治療用特殊食品の利用も検討します。

mEq
ミリイクイバレント。
電解質を含む溶液の
濃度を溶液中のイオ
ンの電荷数（ミリ当
量）で表す単位。

表7-1 慢性腎臓病（CKD）ステージによる食事療法基準（1日あたり）

ステージ（GFR）	エネルギー （kcal/kg 標準体重）	たんぱく質 （g/kg 標準体重）	食 塩 （g）	カリウム （mg）
G1：ステージ1（GFR ≧ 90）	25〜35	過剰な摂取をしない	3 ≦ ＜ 6	制限なし
G2：ステージ2（GFR60〜89）		過剰な摂取をしない		制限なし
G3a：ステージ3a（GFR45〜59）		0.8〜1.0		制限なし
G3b：ステージ3b（GFR30〜44）		0.6〜0.8		≦ 2,000
G4：ステージ4（GFR15〜29）		0.6〜0.8		≦ 1,500
G5：ステージ5（GFR＜15）		0.6〜0.8		≦ 1,500
5D（透析療法中）	別表（p. 90 表 7-9 参照）			

注）エネルギーや栄養素は，適正な量を設定するために，合併する疾患（糖尿病，肥満など）のガイドラインなどを参照して病態に応じて調整する。性別，年齢，身体活動度などにより異なる。
体重は基本的に標準体重（BMI=22）を用いる。
出典）日本腎臓学会：慢性腎臓病に対する食事療法基準 2014 年版.

③ **たんぱく質**　ステージ1・2は過剰にならないようにし，腎臓への負荷を軽減する目的でステージ3a では 0.8 〜 1.0 g/kg 標準体重 / 日，3b 以降では，0.6 〜 0.8 g/kg 標準体重 / 日とします。制限により腎代替療法（透析，腎移植）の導入が延長できるといわれますが，厳格なたんぱく質制限ではエネルギー摂取の確保が重要で，サルコペニア，PEW，フレイルなどの発症に十分な注意が必要です。さらに，アミノ酸スコアの高い食品，動物性たんぱく質比 60% 以上を目安にし，食塩やリンが多いハムやソーセージ，ちくわ，かまぼこなどの加工食品は控えます。たんぱく質摂取量は 24 時間蓄尿により次式（Maroni の式）より推定できます。

PEW
protein energy
wasting
たんぱく質エネルギー消費。

　推定たんぱく質摂取量（g/ 日）
　＝[24 時間尿中尿素窒素排泄量（g）＋ 0.031×体重（kg)]× 6.25

④ **カリウム**　ステージ3a までは制限せず，3b では 2,000 mg/ 日以下，4〜5 は 1,500 mg/ 日以下を目標とします。ただし，高カリウム血症がある場合は，不整脈による突然死の原因となる可能性があり，必要に応じて制限します。含有量の多い食品を控え，野菜・いも類などは大量の水で茹でる，水にさらす等により，食品中のカリウム量を約 2 割程度減らすことができます。

⑤ **リ ン**　リンは，たんぱく質摂取量と関連し，たんぱく質 1 g あたり約 15 mg とされ，生物学的利用率は植物性食品 20〜40%，動物性食品 40〜60%，食品加工に用いられる無機リン 90% 以上です。また，食品のリン / たんぱく質比率は食品群によって異なるため，必要に応じて調節します。

2)「腎臓病食品交換表」の活用（表7-2）
　食品交換表は，栄養学的にほぼ等しい栄養価の食品を交互に交換することによって，食事の変化と楽しみを与え，これによって治療効果を期待するものです。
　「腎臓病食品交換表」は，たんぱく質 3 g を 1 単位とし，たんぱく質を含む食品群（表1〜4）と，たんぱく質を含まずエネルギー源となる食品群（表5・6）に分類されています。それぞれの表の食品グループは，示してあるグラム数を 1 単位として交換

表7-2　腎臓病食品交換表

食品分類				単位	たんぱく質	1単位の平均エネルギー
Ⅰ たんぱく質を含む食品	表1	主食	米飯，パン，めん	米飯・粉，パン，めん　その他	1単位	3 g	150 kcal
	表2	副食・デザート	果実，種実，いも	果実，種実，いも	1単位	3 g	150 kcal
	表3	副食・付け合わせ	野菜	野菜	1単位	3 g	50 kcal
	表4	メインとなる副食（主菜）	魚介／肉／卵／豆とその製品／乳とその製品	魚，水産練り製品，貝，いか・たこ・えび・かに　ほか／獣鳥肉／卵／豆・豆製品／乳・乳製品	1単位	3 g	30 kcal
Ⅱ たんぱく質を含まない食品	表5	エネルギー源となる食品	砂糖／甘味品／ジャム／ジュース／でん粉	砂糖／甘味品／ジャム／ジュース，嗜好飲料／でん粉	—	—	不足エネルギーを補う
	表6		油脂	油・その他	—	—	

別表1〜5
・別表1　きのこ・海藻・こんにゃく
・別表2　嗜好飲料〈アルコール飲料〉〈茶・コーヒーほか〉
・別表3　菓子　　・別表4　調味料　　・別表5　調味加工食品

治療用特殊食品
・エネルギー調整用食品　・たんぱく質調整用食品
・食塩調整用食品　・リン調整用食品

することができます。さらに，たんぱく質制限時のエネルギー不足を補うことを目的とした治療用特殊食品が示されています。また，表1〜4は1単位の食品重量，表5・6はエネルギー100 kcalあたりの食品重量が示され，表1・2の1単位あたりの平均エネルギー量は150 kcal，表3は50 kcal，表4は30 kcalです。さらに，各食品1単位あたりの水分，カリウム，カルシウム，リン，ナトリウム，食塩相当量が示され，腎機能低下に伴い出現する病態をコントロールすることにも利用できます。

　治療用特殊食品は，腎臓病治療のために開発された食品で，エネルギー調整用食品の「低甘味ブドウ糖重合体製品」，「中鎖脂肪酸製品」，「でんぷん製品」，主食のたんぱく質含有量を減らすことを目的とした「たんぱく質調整用食品」，減塩調味料類の「食塩調整用食品」および「リン調整用食品」があり，これらの食品は，患者の生活背景を踏まえて活用します。

表7-3　CKD患者に対するたんぱく質制限食の要件

1．腎機能低下抑制のため，たんぱく質摂取量を有効量（0.6〜0.8 g/kg標準体重/日）まで減少させる。
2．炭水化物や脂質から十分にエネルギーを摂取する。
3．食事全体のアミノ酸スコアを100に近づける。
　①主食類（米飯，パン，めん類など）にでんぷん製品あるいはたんぱく質調整用食品を用いる。
　②たんぱく質摂取源の60%以上を動物性食品とする。

2．急性糸球体腎炎

2.1 疾患の概要

成因	・A群β溶血性連鎖球菌（溶連菌），ブドウ球菌，肺炎球菌，ムンプスウイルスなどが咽頭，皮膚などから先行感染した後，7～14日の潜伏期を経て発症する。 ・溶連菌の感染が大部分を占める。溶連菌の菌体成分が抗原となり，血液中または糸球体局所で免疫複合体が形成され，糸球体の障害を引き起こす。	 1分間に1Lの血液が糸球体に流れ込む 糸球体 糸球体で血液が濾過され，その濾液（原尿）が1分間に100mLつくられる 尿細管 必要なものは，尿細管で再吸収され，血液に戻る 尿細管で水分の99%は再吸収され，1分間に1mLの尿がつくられる。この過程でナトリウム，クロール，カリウム，リンなどが再吸収・排泄される。 糸球体と尿細管を合わせてネフロンという。1個の腎臓には，100万個のネフロンが詰まっている。 **糸球体と尿細管の模式図**
症状	・好発年齢は3～10歳。男子に多い。 ・血尿，たんぱく尿，乏尿，浮腫，高血圧などを認める。血尿，高血圧，浮腫が3徴候。 ・予後は良好。小児の場合は90%以上完治するが，一部慢性化する。	
検査	①BUN，Crの上昇，血清補体価の低下。 ②溶連菌感染では，ASO，ASKの上昇がみられる。 ③血尿・たんぱく尿が出現し，Ccrが減少する。 ④Na，Kなどの電解質の変化に注意が必要。 ⑤腎生検を実施し，蛍光抗体法，電子顕微鏡像による病理所見の確認を行う。	
診断	・扁桃腺炎や皮膚感染などの先行感染と潜伏期の存在，血清補体価の低下，血尿，たんぱく尿の出現，尿沈渣などの尿所見異常にて診断。	
治療	・浮腫の予防，高血圧の是正，尿たんぱくの減少，適正体重の維持が目標。	
治療 急性期	入院安静，栄養・食事療法，保存的な対症療法。	
治療 薬物療法	・溶連菌感染症病巣の除去や再発防止には抗菌薬。 ・乏尿・浮腫には利尿薬投与。 ・利尿薬で改善しない高血圧にはカルシウム拮抗薬，ACE阻害薬を投与。	

たんぱく尿
尿中たんぱくが150mg/日以上持続的に検出される病態。

乏尿
尿量の異常として，100 mL/日以下を無尿，400 mL/日以下を乏尿，2,500 mL/日以上を多尿という。

ASO
anti-streptolysin O antibody
抗ストレプトリジンO抗体。

ASK
anti-streptokinase antibody
抗ストレプトキナーゼ抗体。

蛍光抗体法
蛍光色素（フルオレセイン）などで，細胞の抗原・抗体の所在を調べ，ウイルス感染しているかどうかを調べる。

カルシウム拮抗薬
カルシウムの細胞内への流入を抑制し，血管の筋肉を弛緩させ，拡張させることにより血圧を下げる薬。

ACE阻害薬
angiotensin converting enzyme inhibitor
アンジオテンシン変換酵素阻害薬。アンジオテンシンⅠをアンジオテンシンⅡに変換する酵素（ACE）を阻害する。末梢血管を拡張し，血圧を下げる。

2.2 栄養・食事療法

1）栄養基準

表7-4 急性糸球体腎炎の栄養基準（1日あたり）

	エネルギー（kcal/kg標準体重）	たんぱく質（g/kg標準体重）	食塩（g）	カリウム	水分
急性期（乏尿・利尿期）	35*	0.5	0～3	5.5 mEq/L以上のときは制限	前日の尿量＋不感蒸泄量
回復期および治癒期	35*	1.0	3～5	制限せず	制限せず

* 高齢者や肥満者に対してはエネルギーの減量を考える。
出典）日本腎臓学会：腎疾患患者の生活指導・食事療法に関するガイドライン，日本腎臓学会誌，39(1)，1997.

①GFR の低下による乏尿，浮腫，高血圧には，水分制限（尿量 +700 mL/ 日が目安），食塩（ナトリウム）制限を行います。

②必要十分なエネルギーを確保し，体たんぱく質の異化亢進を抑えます。

③腎機能低下や高尿素窒素血症に対するたんぱく質制限を行い，回復とともに制限を緩和します。

④乏尿時は，血清カリウム値をモニタリングし，高カリウム血症ではカリウム制限を行います。

2）栄養素摂取の留意点

① **食 塩**　食塩の多い食品（漬物，干物，つくだ煮，加工食品，インスタント食品など）を控えます。減塩の工夫は高血圧に準じます。自然食品や加工食品に含まれるナトリウム量は，**ナトリウム換算係数**を用いた計算によって食塩相当量を把握します。

血清カリウム値が高く，尿量が少ない場合は，塩化ナトリウムを塩化カリウムに置き換えた減塩調味料の使用には注意が必要です。

② **エネルギー**　厳しいたんぱく質の制限下では，通常の食品だけで十分なエネルギーを確保することが難しい場合があります。必要に応じて治療用特殊食品を利用します。主食に治療用特殊食品（でんぷん製品やたんぱく質調整用食品）を使用し，主菜に肉類や魚類などの食品を用いて，たんぱく質の質をよくします。3回の食事でエネルギーが確保できない場合は，間食や補食にてエネルギーを確保します。

③ **カリウム**　たんぱく質制限により比較的コントロールされますが，生の野菜や果物のとりすぎには注意します。野菜は茹でこぼすような調理によりカリウムが減少します。

④ **リ ン**　リンはたんぱく質制限によりコントロールされますが，加工食品が極端に多い場合は，食品添加物に含まれる無機リンにより過剰となる可能性があります。加工食品やコーラなどは避けます。

3）薬物療法の留意点

降圧薬としてカルシウム拮抗薬を服用している際には，グレープフルーツの摂取は厳禁です。

ナトリウム換算係数
ナトリウム(mg) × 2.54 ÷ 1,000 ＝ 食塩相当量（g）

3. 慢性糸球体腎炎

3.1 疾患の概要

成因	・なんらかの抗原刺激と対応する抗体産生に基づく免疫学的機序の関与の可能性がある。 ・抗原にはウイルス，細菌，食物，薬物などがある。原因は多彩。不明な点も多い。 ・成人の腎炎の大半を占め，免疫グロブリン A（IgA）腎症が最も多い。
症状	・一般的に自覚症状が少なく，学校や職場での健診における尿異常や血尿でみつかることが多い。 ・たんぱく尿，血尿，高血圧を呈しながら，数年〜数十年の経過で徐々に腎機能障害が進行し，腎不全に至る。 ・腎機能障害の進行により高カリウム血症，高尿素窒素血症，代謝性アシドーシスなどが出現する。 ・末期腎不全などの予後不良例が多い。
検査	①BUN，Ccr の定期的な検査（腎機能障害の進行速度の把握に必要）。 ②身体計測。　　③血圧測定。 ④血液および尿検査…血清 Cr，BUN，電解質，Ccr，たんぱく尿，尿浸透圧，電解質排泄量など。 ⑤食生活状況調査…エネルギー，たんぱく質，食塩，水分等の摂取量の算出。
診断	①たんぱく尿と顕微鏡的血尿の持続。 ②確定診断は腎生検による。 ③組織像により，IgA 腎症，膜性腎症，巣状分節性糸球体硬化症，膜性増殖性糸球体腎炎などに分類される。 ④IgA 腎症では血尿がみられ，血液検査では IgA 高値を示し，蛍光抗体法でメサンギウムを中心に IgA の沈着がみられる。

治療	下記に栄養・食事療法を併用して，糸球体障害の進行を抑える。	
	薬物療法	副腎皮質ステロイド薬を含めた免疫抑制薬，抗血小板薬，ARB や ACE 阻害薬などの降圧薬を投与。
	生活療法	禁煙，飲酒量の適正化，体重の管理，必要に応じた運動量の調節など。

メサンギウム
腎臓の糸球体にある細胞。
ARB
angiotensin II
receptor blocker
アンジオテンシン II
受容体拮抗薬。アンジオテンシン II と拮抗し，受容体への結合を阻害することにより血圧を下げる。

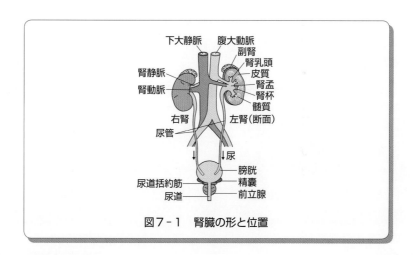

図7-1　腎臓の形と位置

3.2 栄養・食事療法

栄養基準は，CKD に準じます（表7-1参照）。

4．ネフローゼ症候群

4.1　疾患の概要

成因	・高度たんぱく尿，低たんぱく血症，脂質異常症，浮腫が生じる腎疾患の総称。 ・原発性（一次性）…微小変化型ネフローゼ症候群，膜性腎症，巣状分節性糸球体硬化症，膜性増殖性糸球体腎炎などがある。 ・続発性（二次性）…膠原病（SLE），糖尿病性腎症，アミロイド腎などによる。
症状	・大量のたんぱく尿，浮腫，脂質異常症，低アルブミン血症（低たんぱく血症）。 ・自覚症状…浮腫（顔面，下肢）が主徴。乏尿，高血圧，全身倦怠感，悪心・嘔吐，食欲不振など。
検査	①血液検査…BUN，Cr，UA，TP，Alb，Na，K，Cl，Ca，TC，TG，LDL-C。 ②尿検査…尿量，尿たんぱく，尿沈渣，Ccr。 ③成人の場合，腎生検を行い，病理組織から診断する。
診断	①尿たんぱく量，低アルブミン血症（低たんぱく血症）の両所見を認めることが診断の必須。 ・たんぱく尿：3.5 g/日以上が持続（随時尿において尿たんぱく/尿クレアチニン比が 3.5 g/gCr 以上の場合もこれに準ずる）。 ・Alb：3.0 g/dL 以下（TP：6.0 g/dL 以下も参考になる）。 ②脂質異常症（高 LDL コレステロール血症）…必須条件ではない。 ③浮腫…必須条件ではないが，重要な所見。 ※卵円形脂肪体は本症候群の診断の参考となる。
治療	【目標】 ・尿たんぱくの減少と浮腫の軽減，腎機能の低下抑制。 【治療】 ①安静，②栄養・食事療法，③薬物療法…利尿薬，抗凝固薬。 ・原発性…副腎皮質ステロイド薬の投与に免疫抑制薬も併用。 ・続発性…基礎疾患の治療を優先。

微小変化型ネフローゼ症候群
光学顕微鏡による所見では，糸球体はほぼ正常で，小児に多くみられるネフローゼ症候群。

SLE
systemic lupus erythematosus
全身性エリテマトーデス。

卵円形脂肪体
尿細管上皮由来の脂肪顆粒細胞のこと。重症ネフローゼ患者に高率で認められる。

4.2　栄養・食事療法

1）栄養基準

表7-5　ネフローゼ症候群の栄養基準（1日あたり）

	エネルギー （kcal/kg 標準体重）	たんぱく質 （g/kg 標準体重）	食塩 （g）
微小変化型ネフローゼ症候群以外	35	0.8	食塩制限 必要 3～6 未満
治療反応性良好な 微小変化型ネフローゼ症候群	35	1.0～1.1	

出典）丸山彰一監修：エビデンスに基づくネフローゼ症候群診療ガイドライン 2017，東京医学社．

2）栄養素摂取の留意点

　浮腫や高血圧では，食塩制限を行います。たんぱく尿に対しては軽度のたんぱく質制限を行い，尿中たんぱく排泄量を減少させ，腎機能低下を防ぎます。摂取たんぱく質の利用効率を上げて，体たんぱく異化亢進を防ぐために，適切なエネルギーを摂取します。高齢者ではエネルギー摂取不足にならないように注意します。

　食品選択・調理については，① 食塩の多い食品を制限し，② たんぱく質制限では，必要最小限のエネルギー量を確保するため，低甘味ブドウ糖重合体や MCT 製品などの治療用特殊食品の使用を検討します。脂質エネルギー比率は 30％以下とします。

MCT 製品（中鎖脂肪酸製品）
中鎖脂肪酸は，長鎖脂肪酸と異なり，吸収後はリンパに入らず門脈から直接肝臓に入り酸化される。消化時間が少なく，カイロミクロンを形成しない。

5. 腎 不 全

5.1　疾患の概要

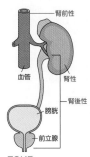

ESKD
end stage kidney disease
末期腎不全。血液透析，腹膜透析あるいは腎移植の腎代替療法を必要とする。
代謝性アシドーシス
血液の pH が 7.35 以下で HCO_3（重炭酸イオン）が低下した病態。

	急性腎不全	慢性腎不全
成因	数時間〜数日の短期間で急速に腎機能が低下する。腎前性，腎性，腎後性がある。	1 年以上腎障害が続き，GFR が 30 mL/分/1.73 m² 以下になった状態。成因は様々な腎疾患で，腎機能が徐々に低下していく。
分類	・腎前性…高度な脱水，出血などによる腎血流量の減少が原因。 ・腎　性…急性尿細管壊死，急性間質性腎炎などで腎実質の障害が原因。 ・腎後性…上部尿路閉塞により水腎症をきたし，尿が産生されない状態。	CKD の分類を参照 ステージ 3 以降 ステージ 5（G5）：末期腎不全 ESKD
症状	・腎臓機能が 10% 程度になると「尿毒症」と呼ばれる種々の症状が出現。 ・乏尿・無尿期…尿量の急激な減少，水・電解質・酸塩基平衡異常，代謝性アシドーシス，浮腫，腎性貧血など。 ・利尿期…尿細管細胞が再生して尿量が増加する。多尿になるため，水・電解質異常をきたしやすい。 ・回復期…症状は正常化するまで刻々と変化する。	
検査	①尿検査…たんぱく尿／糖，潜血，比重，pH，白血球，細菌，腫瘍の有無など。 ②血液検査…BUN，Cr，K 値。 ③画像診断…超音波検査や CT 検査で腎臓の肥大状況などを確認。 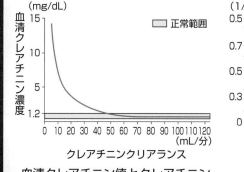 血清クレアチニン値とクレアチニンクリアランスの関係 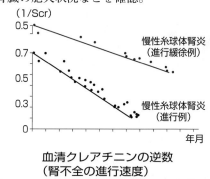 血清クレアチニンの逆数（腎不全の進行速度） (Mitch, W.E. *et al.* : *Lancet*, **2**, 1326, 1976)	
診断	①急激な高窒素血症（BUN・Cr の上昇）。 ②たんぱく尿：0.15 g/gCr 以上（30 mg/gCr 以上の Alb 尿）。 ③ GFR：60 mL/分/1.73 m² 未満。④ ESKD：GFR：15 mL/分/1.73 m² 未満。	
治療	【目標】 CKD と同じ。 【治療】 ①原疾患の治療…糖尿病のコントロール，腎炎の治療など。 ②生活指導…適切な運動・禁煙，定期的な外来受診，服薬。 ③食事指導…減塩食，低たんぱく質食。 ④薬物療法…高血圧の治療，たんぱく尿を減らす治療，尿毒素を除去する薬。 ⑤腎不全の症状に対する治療…貧血・骨病変・高カリウム血症・アシドーシスの治療。 ※薬物療法でコントロールできない高度の尿毒症症状，体液過剰（高度の浮腫，心不全），高カリウム血症・高度の酸血症などの症状・所見がみられる場合は，透析療法（血液・腹膜），腎臓移植を行う。	

5.2 栄養・食事療法

1）栄 養 基 準

　急性腎不全は異化亢進状態にあり，十分なエネルギーの投与が基本です。食塩，水，カリウム，リン，窒素代謝産物などの体内蓄積を防ぐ目的で，これらの摂取を制限する栄養・食事療法（低たんぱく質，減塩，カリウム制限）を行います。エネルギー量，たんぱく質制限は，患者の病態・経過を考慮します。輸液療法では，水分や血清電解質濃度の変動に留意して栄養管理を行います。たんぱく質制限は，「CKD ステージによる食事療法基準」（表7-1 参照）のステージ4・5が該当します。

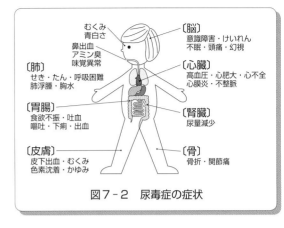

図7-2　尿毒症の症状

　慢性腎不全については，CKD に準じます（表7-1 参照）。

表7-6　急性期腎不全の栄養基準（1日あたり）

エネルギー （kcal/kg 標準体重）	たんぱく質 （g/kg 標準体重）	食 塩（g）	水 分	カリウム
35〜40	内科的…0.5〜0.8 外科的…0.7〜1.0 透析併用…0.9〜1.2	7 以下（浮腫，高血圧の程度に応じて適宜減量する）	尿量＋不感蒸泄量＋腎以外の喪失量	・血清カリウム値 　5.5 mEq/L 以上では制限 ・6.0 mEq/L 以上では 　カリウム交換樹脂使用

2）栄養素摂取の留意点

　①　**たんぱく質**　　慢性腎不全では，残ったネフロンが過剰に働いているため，たんぱく質制限によってネフロンへの負担が軽くなります。日本腎臓学会のガイドラインでは，0.6〜0.8 g/kg 標準体重 / 日（標準体重が 60 kg の人では，60 kg × 0.6〜0.8 g/kg 標準体重/日＝36〜48 g/ 日）が推奨されています。ただし，たんぱく質制限を行うと栄養不良となり，抵抗力が低下して肺炎などの感染症を起こしやすくなる場合もあります。たんぱく価の高い動物性たんぱく質をとることが必要です。しかし，米飯やパン類などの穀類もたんぱく質を含んでいて，たんぱく質制限をするとエネルギー不足に陥りやすくなるため，エネルギーを糖質と脂質で補います。

　脂質を多くとれない脂質異常症がある場合は，主に糖質で補います。普通の食品で 0.8 g/kg 標準体重 / 日以下のたんぱく質制限を行うとエネルギー不足になりがちなので，状態に合わせて治療用特殊食品をとり入れます。

　②　**食 塩**　　慢性腎不全では，食塩により高血圧を引き起こすため，制限が必要となります。レモンやすだちなどの酸味や，ねぎ，しょうが，香辛料で薄味でもおいしく食べられる工夫が必要です。

　③　**カリウム**　　一度に多量に摂取すると，速やかに尿から排泄されず，高カリウム血症をきたす可能性があります。血清カリウム値が正常値（約 4 mEq/L）の 2 倍に

表7-7 腎疾患の病態と栄養・食事療法の基本

病 態	栄養・食事療法	効 果
糸球体過剰濾過	食塩制限（3 g 以上 6 g 未満/日） たんぱく質制限（0.6～0.8 g/kg 標準体重/日）	・尿たんぱく量減少 ・腎代替療法導入の延期
細胞外液量増大	食塩制限（3 g 以上 6 g 未満/日）	・浮腫軽減
高血圧		・降圧，腎障害進展の遅延
高窒素血症	たんぱく質制限（0.6～0.8 g/kg 標準体重/日）	・血清尿素窒素低下 ・尿毒症症状の抑制
高カリウム血症	カリウム制限	・血清カリウム低下
高リン血症	たんぱく質制限〔0.6～0.8 g/kg 標準体重／日〕 リン制限〔たんぱく質（g）× 15 mg〕	・血清リン低下 ・血管石灰化抑制
代謝性 アシドーシス	たんぱく質制限〔0.6～0.8 g/kg 標準体重／日〕	・代謝性アシドーシスの改善

なると，不整脈が出現して生命にかかわるため，制限が必要になります。血清カリウム値が 7 mg/dL 以上になると心停止の危険があります。たんぱく質を多く含む食品にはカリウムが多く含まれており，たんぱく質制限＝カリウム制限です。果物や生野菜の過剰摂取は，高カリウム血症の原因になります。

④ **リ ン** 腎臓の働きが低下するとリンの排泄が低下して，高リン血症をきたします。たんぱく質を多く含む食品にはリンも多く含まれ，たんぱく質制限＝リン制限です。一般に，乳製品や小魚類にはカルシウムが多く含まれているため，多く摂取するように推奨されますが，これらは，リンも多く含んでおり，腎不全の場合は当てはまりません。

⑤ **カルシウム** カルシウム欠乏予防のためにカルシウム製剤や，吸収を促進する活性型ビタミンD製剤を用いることがあります。

⑥ **水 分** 尿量が非常に少ない場合や浮腫がみられる場合は，水分摂取を控える必要があります。尿量が保たれている場合や浮腫がみられない場合には，基本的に水分制限の必要はありません。

6．糖尿病性腎症

6.1　疾患の概要

成因	・糖尿病の長期間の経過により細小血管が障害され，糸球体機能が失われる。 ・腎症の進行に並行して，網膜症，神経障害，動脈硬化性疾患など糖尿病合併症も同時に重症化することが多い。		
分類	尿中 Alb，尿たんぱくと GFR から下記のように病期を分類する。		

病　期	尿 Alb，尿たんぱく	eGFR
第1期（腎症前期）	正常アルブミン尿：30 mg/gCr 未満	30 mL/ 分 /1.73 m² 以上
第2期（早期腎症期）	微量アルブミン尿：30〜299 mg/gCr	
第3期（顕性腎症期）	顕性アルブミン尿：300〜 mg/gCr 持続性たんぱく尿：0.5〜g/Cr	
第4期（腎不全期）	尿たんぱくの有無は問わない	30 mL/ 分 /1.73 m² 未満
第5期（透析療法期）	透析療法中	

症状	初期は無症状，病期が進むと慢性腎不全の症状が出現する。
検査	①腎生検，②尿中 Alb 排泄量，③尿所見，④腎機能，⑤血清脂質，⑥血圧，⑦糖尿病の検査項目に準ずる。
診断	・確定診断は，腎生検による組織診断が最も確実。 ・通常は糖尿病の罹患期間や血管合併症の有無，尿所見，腎機能検査の結果等を総合的に判断。

【目標】
CKD および糖尿病と同じ。

	血糖正常化を目ざす際	合併症予防	治療強化が困難な際
HbA1c（％）	6.0 未満	7.0 未満	8.0 未満

【治療】
①肥満の是正と禁煙，②厳格な血糖・血圧・脂質の管理，③早期介入により重症化予防。

第1・2期	第3期	第4期	第5期
血糖コントロールが重要	血圧・脂質管理		
	たんぱく制限食開始	エネルギー量確保	透析療法

6.2　栄養・食事療法

1）栄養基準

　糖尿病性腎症の栄養管理は，CKD（慢性腎臓病）の一環として考えます。病期別の食事基準を表7-8に示します。

2）栄養素摂取の留意点

　①　エネルギー　摂取エネルギー量の管理は，血糖コントロールのために必要不可欠です。また，肥満やメタボリックシンドロームはCKD の危険因子であることから，エネルギー量過剰にならないように注意する必要があります。腎機能が正常な第1・2期では，糖尿病食に準じたエネルギー制限の栄養・食事療法を基本に行います。第4期では，たんぱく質制限に合わせてエネルギー摂取を増加し，たんぱく質の異化

たんぱく質の異化
エネルギーが不足すると体たんぱく質を燃やしてエネルギーを出すことになり，異化が亢進して尿毒症が悪化する。

表7-8　糖尿病性腎症の病期別食事のポイントと栄養基準（1日あたり）

病　期	治療，食事，生活のポイント	総エネルギー（kcal/kg 標準体重）	たんぱく質（g/kg 標準体重）	食塩相当量（g）	カリウム（g）
第1期（腎症前期）	・糖尿病食を基本とし，血糖コントロールにつとめる ・降圧治療　・脂質管理　・禁煙	25～30	20％エネルギー以下*	高血圧があれば6未満	制限せず
第2期（早期腎症期）	・糖尿病食を基本とし，血糖コントロールにつとめる ・降圧治療　・脂質管理　・禁煙 ・たんぱく質過剰摂取は好ましくない	25～30	20％エネルギー以下	高血圧があれば6未満	制限せず
第3期（顕性腎症期）	・適切な血糖コントロール ・降圧治療　・脂質管理　・禁煙 ・たんぱく質制限食	25～30**	0.8～1.0**	6未満	制限せず（高カリウム血症があれば＜2.0）
第4期（腎不全期）	・適切な血糖コントロール ・降圧治療　・脂質管理　・禁煙 ・たんぱく質制限食　・貧血治療	25～35	0.6～0.8	6未満	＜1.5
第5期（透析療法期）	・透析療法 ・腎移植	維持透析の食事療法に準ずる			

* 一般的な糖尿病の食事療法に従う。　** GFR＜45では第4期の食事内容への変更も考慮する。
出典）糖尿病性腎症合同委員会：糖尿病性腎症病期分類2014策定（糖尿病性腎症病期分類改訂）についてより作表.

を防止します。

　② **たんぱく質**　第3期になると腎機能が不可逆的に低下することから，軽度のたんぱく質制限を開始します。第4期に進行したら，さらに厳しい制限を行います。その場合は，必須アミノ酸の欠乏に注意し，栄養障害を起こさないようにします。適切なたんぱく質摂取は栄養状態の維持や生命予後の改善に欠かせません。

　③ **食　塩**　過剰摂取は細胞外液量の増加を招き，浮腫，高血圧，心不全などの原因になります。特にCKDの治療では高血圧の管理が重要で，食塩制限により，循環血漿量が低下し，血圧の低下が期待できます。

7. 透析療法期

7.1 疾患の概要

成因	・透析療法導入の原因疾患は，糖尿病性腎症，慢性糸球体腎炎，腎硬化症の順に多い。	
分類	**血液透析**（HD：hemo dialysis）	**腹膜透析**（PD：peritoneal dialysis）
	シャントを形成し，血液を体外に導き，透析膜（ダイアライザー）を介して老廃物を除去する方法。	腹膜にチューブを挿入し，腹腔内に透析液を注入・貯留し，腹膜を透析膜として老廃物を除去する方法。
症状	透析中…頭痛，嘔気，血圧降下。 透析後…疲労感。 高血糖，透析液による腹部膨満感。	
検査	①体重の変化（透析間体重3〜5%増）。 ②心胸比（基準体重を決める補助検査）。 ③透析効率の確認（BUN，Cr，UA：血液透析では透析前，透析後に測定する）。 ④電解質（Na，Cl，K）。 ⑤骨代謝（Ca，Pなど）。 ⑥貧血・栄養状態（Hb，Ht，RBC，WBC，TIBC，Alb）。 ⑦肝機能，甲状腺，血糖値，血清脂質など。	
診断	**【透析導入基準】** ・腎不全症候，日常生活の活動性，栄養状態を総合的に判断し，それが透析療法以外に回避できないこと。 ・腎機能検査で，Cr 8〜12 mg/dL以上，Ccr：10 mL/分未満で導入を検討。 ・腹膜透析療法の特徴として，血液透析に比べ，十分な残腎機能のある時期に開始されることが望ましい。	
治療	**【目標】** Cr，BUNなどの終末代謝産物，水分，Na，K，Pなど老廃物を除去し，尿毒症を防ぐ。低栄養を防ぎ透析をしながら普通の生活を維持する。 **【治療】**	

	血液透析	腹膜透析
頻度	通常5時間/回　週3回	毎日3〜4回バッグ交換し，24時間連続
合併症	不均衡症候群，血圧低下，筋けいれん，不整脈	腹膜炎，腹部カテーテル出口部感染，腹部カテーテルの機能不全，腹膜の癒着
透析場所	病院	自宅，会社など
通院回数	2〜3回/週	1回/月
社会復帰	4〜5時間/回，週3回は拘束	生活リズムに合わせることが可能
水分・老廃物の体内移動	透析前後での差が大きい	常にほぼ一定，体調安定
自覚症状	透析中…頭痛，嘔気，血圧降下 透析後…疲労感	腹部膨満感
自尿の維持	透析導入後減少	ある程度の期間，尿量は保たれる
合併症	感染症，シャント閉塞など	感染症，注排液不良など
旅行	事前に旅行先の透析施設を予約	薬剤，機材があればどこでも可

①血液透析と腹膜透析を併用する場合もある。
②栄養・食事療法。
③薬物療法…血圧コントロール，腎性貧血，活性型ビタミンD不足への対応薬（高カリウム血症：陽イオン交換樹脂，高リン血症：リン吸着剤）。

シャント
血液透析を行う際，十分な血液量を確保するため動脈と静脈を体内または体外で直接つなぎ合わせた血管のこと。図7-3参照。

不整脈
心拍数やリズムが一定でない状態や心電図異常がある状態。

7.2　栄養・食事療法

1）栄 養 基 準

表7-9　透析患者（成人）の栄養基準（1日あたり）

	エネルギー（kcal/kg標準体重）	たんぱく質（g/kg標準体重）	食 塩（g）	水 分	カリウム（mg）	リ ン（mg）
血液透析（3回/週）	30〜35[*1]	0.9〜1.2	6 未満[*2]	できるだけ少なく	2,000 以下	たんぱく質（g）× 15 以下
腹膜透析	30〜35[*1,3]		PD 除水量（L）×7.5＋尿量（L）×5	PD 除水量＋尿量	制限なし[*4]	

[*1] 性別，年齢，合併症，身体活動度により異なる。
[*2] 尿量，身体活動度，体格，栄養状態，透析間体重増加を考慮して適宜調整する。
[*3] 腹膜吸収ブドウ糖からのエネルギー分を差し引く。
[*4] 高カリウム血症を認める場合には血液透析同様に制限する。
出典）日本腎臓学会：慢性腎臓病に対する食事療法基準 2014 年版.

　人工透析は，腎臓機能の代行をして患者の生命を維持しますが，腎臓のすべての機能を代替することはできません。透析の効果をより完全にし，腎臓を庇護するため適切な栄養・食事療法が必要です。考慮すべき点は，① 原疾患，② 病期，③ 合併症の有無，④ 透析方法，⑤ 社会活動の程度などです。

　① 　血液透析　　エネルギーは「日本人の食事摂取基準」に準拠し，BMI を考慮して設定します。たんぱく質は透析液へのアミノ酸流出を考慮し，やや多めの設定とします。また，必須アミノ酸，特に，BCAA が低下しやすいため，たんぱく質の質（アミノ酸スコアなど）に配慮します。栄養障害の予防と代謝異常の是正のため，エネルギーとたんぱく質の十分な摂取，水分および食塩の制限，電解質の管理が重要なポイントです。

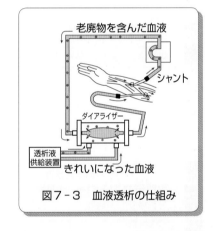

図7-3　血液透析の仕組み

　② 　腹膜透析　　基本的には，血液透析と同様です。高濃度のグルコースを含む透析液を使用し，腹膜からのグルコースの吸収があるため，「日本人の食事摂取基準」に示された量の 10〜20％減とします。たんぱく質は，透析液への喪失分を加味して設定します。カリウムの除去率はよいため，制限は不要です。

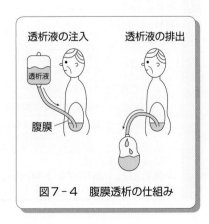

図7-4　腹膜透析の仕組み

2）栄養素摂取の留意点

①　**エネルギー**　十分（一般に 30 〜 35 kcal/kg 標準体重 / 日）に与え，栄養バランスのよい食事とします。前述のように，腹膜透析では食事からのエネルギーを 10 〜20％減とします。

②　**たんぱく質**　良質のものを 0.9〜1.2 g/kg 標準体重 / 日とします。透析療法により血漿たんぱく質，アミノ酸の一部を喪失することから，たんぱく質摂取制限が緩和されます。腹膜透析では，特に喪失が 5〜15 g/ 日に達することから多めにします。たんぱく質合成の低下と異化作用亢進による必須アミノ酸の減少が大きいことから，アミノ酸スコアの高い動物性たんぱく質を増やす必要があります。

③　**食　塩**　6 g/ 日未満とします。透析期間体重の増加の多い患者では，まず食塩制限を行います。

④　**カリウム**　3 回 / 週の血液透析では 2,000 mg/ 日以下とします。血清カリウム値が高い場合は，さらに少なくします。

⑤　**カルシウム・リン**　骨病変の進行を防ぐため，カルシウムの補給とリンの制限に配慮し，活性型ビタミン D の投与を考えます。管理目標は，血清カルシウムは 8.4〜10.0 mg/dL，リンは 3.5〜6.0 mg/dL です。

⑥　**ビタミン**　水溶性ビタミンは透析により流出するので，その補給を行います。特に，葉酸は減少しやすいビタミンです。

⑦　**水　分**　表7-9 参照。ただし自然尿がある場合は，その量を追加します。

3）薬物療法の留意点

　一般食品で十分な栄養補給が困難な場合は，治療用特殊食品，経腸栄養剤や経口アミノ酸製剤，経静脈栄養補給法などによる栄養補給法も考慮します。経腸栄養補給法，経静脈栄養補給法施行時には，投与水分量や電解質，アミノ酸量などに留意します。

4）電解質コントロール食

　CKD のステージが進むと体外へのカリウム排泄量の低下や代謝性アシドーシスの合併により血清カリウム値が上昇しやすくなります。3 回/週の透析では，カリウムを 2,000 mg/ 日以下とします。生野菜・果物や動物性食品にはカリウムが多く含まれます。水にさらす，茹でるなどの下処理でカリウムを減らすことができます。

第 8 章

血液疾患

1. 貧　血

1.1　疾患の概要

<table>
<tr><td rowspan="2">成因</td><td>・赤血球産生量の減少…再生不良性貧血，白血病，巨赤芽球性貧血，鉄欠乏性貧血など。</td></tr>
<tr><td>・赤血球消失量の増大…溶血性貧血など。</td></tr>
</table>

分類

・WHO 分類（血液中のヘモグロビン〔Hb〕とヘマトクリット〔Ht〕濃度による分類）

	幼児	小児	成人男子	成人女子	妊婦
ヘモグロビン Hb（血色素濃度；g/dL）	11.0	12.0	13.0	12.0	11.0
ヘマトクリット Ht（赤血球体積の割合；%）	33.0	36.0	39.0	36.0	33.0

・赤血球の大きさによる分類

分類	平均赤血球指数			主な疾患
	MCV	MCH	MCHC	
小球性低色素性（MCV≦80 fL）（MCHC≦30）	低下	低下	低下	鉄欠乏性貧血，鉄芽球性貧血，サラセミア　など
正球性正色素性（81≦MCV≦100 fL）（MCHC 31〜36）	正常	正常	正常	再生不良性貧血，溶血性貧血，腎性貧血，白血病　など
大球性正色素性（MCV＞100 fL）（MCHC 31〜36）	上昇	上昇	正常	巨赤芽球性貧血，ビタミン B_{12} による悪性貧血，葉酸欠乏症　など

<table>
<tr><td rowspan="2">症状</td><td>・自覚症状…全身の細胞が酸素不足になり，動悸，息切れ，めまい，頭痛，倦怠感，微熱，収縮期心雑音　など。</td></tr>
<tr><td>・他覚症状…顔面および粘膜の蒼白，さじ状爪（スプーンネイル）　など。</td></tr>
</table>

<table>
<tr><td rowspan="3">検査</td><td>・身長・体重，体脂肪率，TSF，AMC，AC などの計測。
（エネルギー・体たんぱくの貯蔵状態をみる）</td></tr>
<tr><td>・Hb 低下，RBC 減少，Ht 減少，血清フェリチン低下，不飽和鉄結合能上昇，血清フィチン値低下など。</td></tr>
<tr><td>・TIBC は鉄欠乏性貧血で高値。感染症，内分泌疾患，リウマチ，腎臓病などの二次性貧血では正常または低値。</td></tr>
</table>

診断

各種貧血と血清フェリチン・TIBC の関係

MCV
mean corpuscular volume
平均赤血球容積。赤血球の大きさを表す。

MCH
mean corpuscular hemoglobin
平均赤血球色素量。赤血球中の色素量を表す。

MCHC
mean corpuscular hemoglobin concentration
平均赤血球色素濃度。一定量の血液中の赤血球の割合。

サラセミア
ヘモグロビンの異常に起因する遺伝性疾患。量的異常を異常Hb 症という。

> ・原因疾患がある鉄欠乏性貧血では，原因疾患の治療。
> ・鉄補給は栄養・食事療法を基本とする。効果が十分でないときは，鉄剤を投与。
> ・薬物療法では経口鉄剤が原則。
> ・副作用が強い場合や急速に鉄の補給が必要な場合は，鉄剤の静脈注射を行うが，過剰投与は体内組織に鉄沈着（ヘモジデローシス）を起こし，要注意。
> ・貧血が改善しても体内の貯蔵鉄（フェリチン）が十分に補われるまで継続投与が必要。Hb濃度が正常化しても，貯蔵鉄が正常化するまで，数か月間治療を続けることが望ましい。

（欄外：治・療）

1.2　栄養・食事療法

1）基本方針

　鉄欠乏を招く基礎疾患を確認して治療するとともに，原因や背景を明らかにし，治療方針を踏まえたうえで，栄養・食事療法の方針を決めます。

　①　生活・食習慣の改善　　夜更かし，寝不足なども造血機能を弱め，また，偏った食生活を長く続けることが原因となり，貧血の症状が続くことに気づいてもらいます。また，治療・再発防止には，規則正しく朝・昼・夕に，バランスのよい食事をとることの重要性を理解してもらい，食生活の見直しを図ります。また，よく咀しゃくすることが，胃液の分泌を高め，鉄分の吸収をよくしますので，よくかむことを心がけるよう勧めます。

　②　鉄欠乏性貧血の場合　　食事の改善だけでは治療は不十分なので，栄養・食事療法とともに鉄剤を服用します。服用する場合は，食事の前後1時間くらいは，鉄を不溶化し吸収を阻害する，茶・紅茶・コーヒーの飲用は避けます。

　③　悪性貧血の場合　　胃全摘患者では，胃壁細胞から分泌されるビタミンB_{12}吸収作用のある内因子がなくなるため，胃切除後貧血（悪性貧血）を生じ，食事やビタミンB_{12}の筋肉内注射が必要になります。

　④　巨赤芽球性貧血の場合　　妊婦やアルコール常飲者，萎縮性胃炎の高齢者にみられ，ビタミンB_{12}と葉酸の欠乏で起こる貧血です。ビタミンB_{12}や葉酸を食事から摂取するほかに，薬剤投与や注射も必要になります。

　⑤　栄養基準　　「日本人の食事摂取基準」を参考に，年齢，性別，身体活動レベルによって，調節します。

　⑥　進め方

　①　誤った食習慣や生活習慣を見直し，バランスのとれた食生活とします。

　②　造血機能を高めることを目的として，高エネルギー，高たんぱく質，鉄を多く含む食品を摂取します。

2）栄養素摂取の留意点

　①　鉄を多く含む食品（表8-1）を食事にとり入れますが，食品中の鉄含有量は平均約10％しか吸収されません。レバー，豚・牛・鶏・魚などの赤身に含まれているヘム鉄（ポルフィリン骨格を有する）の吸収率は15〜25％，非ヘム鉄の吸収率は2〜5％程度です。良質な高たんぱく質とヘム鉄の多い食品を組み合わせて積極的にとる

（欄外）
ヘム鉄
ヘムというたんぱく質と結合した鉄。体内で溶けやすいため吸収率が高い。
非ヘム鉄
たんぱく質の少ない植物性食品に含まれている鉄。溶けにくいため吸収率が低い。

よう勧めます。なお，鉄の吸収率は，体内の貯蔵量が多いと低下し，少ないと高まります。

②　ビタミンCには還元作用があり，非ヘム鉄のような3価鉄を2価鉄に変え，体内で吸収しやすくします。非ヘム鉄を摂取する際には，新鮮な野菜・果物の十分な摂取，生で食べられる野菜は生で食べるよう勧め，合わせて動物性たんぱく質を摂取します。

③　香辛料（しょうが，わさび，カレー粉など）や酢・梅干し，柑橘類などの酸味の強い食品を利用し，食欲や胃液の分泌を高めるメニューにします。

④　造血作用を促進する栄養素（ビタミンB_2・B_6・B_{12}，銅，葉酸）を多く含む食品をとるように心がけます。

⑤　鉄製の調理器具（中華なべなど）を使用すると，鍋から鉄が溶出し料理に取り込まれますので，微量ですが鉄が補給されます。

表8-1　鉄を多く含む食品

食品名	食品100g中の鉄の含有量（mg）	1回使用量		目安量
		g	鉄（mg）	
あさり・佃煮	19.0	20	3.8	10g/個
煮干し	18.0	10	1.8	0.3g/匹
肝臓（豚）	13.0	40	5.2	400g/個
肝臓（鶏肉）	9.0	40	3.6	40g/個
しじみ	8.3	30	2.5	5g/個
凍りどうふ	7.5	20	1.5	20g/枚
大豆（乾）	6.8	20	1.4	130g/カップ
こまつ菜	2.8	80	2.2	300g/束
牛ヒレ肉	2.5	150	3.8	150g/食
きはだマグロ	2.0	80	1.6	80g/食
ほうれん草	2.0	80	1.6	300g/束

資料）日本食品標準成分表2020年版（八訂）より作成.

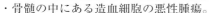

2. 白 血 病

2.1 疾患の概要

成因	・骨髄の中にある造血細胞の悪性腫瘍。 ・異常な腫瘍細胞が分化・増殖を繰り返す過程で、骨髄細胞の染色体や遺伝子に何らかの異常が起き、造血に障害を及ぼすことによる。 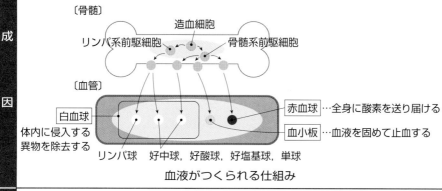 血液がつくられる仕組み
分類	・急性白血病…骨髄の中の未熟な白血球が腫瘍性に増殖する。 ・慢性白血病…成熟した白血球が腫瘍性に増殖する。
症状	感染（白血球の減少），出血（血小板の減少），貧血（赤血球の減少），発熱など。
診断	末梢血液検査，骨髄検査。
治療	主に抗がん剤による化学療法や骨髄移植など。

2.2 栄養・食事療法

① 栄養基準は、「日本人の食事摂取基準」に準じます。

② 抗がん薬の副作用による、嘔吐、下痢、便秘、口内炎および味覚異常へは対症療法とします。

③ 食欲低下には、嗜好を踏まえて少量で品数を多くし、盛りつけを工夫します。

④ 化学療法の副作用で経口摂取が困難な場合は、経静脈栄養補給法や経管栄養補給法を併用し、栄養量を満たすようにします。

⑤ 二次感染予防のため、食事は生ものを禁じ、加熱食、低菌食や無菌食とします。

⑥ 血液検査で**顆粒球**が$500/\mu$L 以上は普通食とします。

⑦ 抗生物質や抗真菌薬などで腸内殺菌を行っている場合は、ビフィズス菌含有食品や納豆菌を含む納豆などは禁止します。

⑧ 造血幹細胞移植療法を行っている場合は、滅菌処理された無菌食とします。

⑨ 免疫力が落ちているときは、家庭でも手洗いなど衛生面に注意します。

⑩ 長期間保存されている食べ物は避け、調理後なるべく早く食べます。

⑪ 安全な調理方法や食品の選択方法を学びましょう。

顆粒球
白血球のうち、細胞質中に多くの顆粒を含むもの。色素に対する染色性から、好中球・好酸球・好塩基球に分けられる。

表8-2に造血幹細胞移植後患者が摂取時注意する食品と安全な代用品を示します。

表8-2　造血幹細胞移植後患者が摂取時注意する食品と安全な処理・代用品

- ・生の肉類・魚介類……食材の中心部まで加熱する。
- ・生卵，半生卵およびそれを含む食物……75℃以上の加熱または低温殺菌の表示のある食品。
- ・生の野菜・果物……次亜塩素酸ナトリウム（100 ppm）に10分浸漬後飲料に適した水での流水洗浄後，皮をむいて食べるまたは加熱処理。
- ・手づくりの野菜・果物ジュース……低温殺菌したジュース。
- ・野菜の新芽（もやし，アルファルファ等）……75℃以上の加熱。
- ・殺菌されていない乳製品（クリーム，バター，ヨーグルト，チーズ，濃縮ホエイ，濃縮乳，乳酸菌飲料等）……殺菌表示のある食品。
- ・カビのはえているチーズ……避ける。
- ・み　そ……加熱調理。
- ・納　豆……慎重に摂取。
- ・豆　腐……殺菌表示のある豆腐または充填製法の豆腐。85℃以上で1分以上の加熱。生食時は，調理過程の菌の付着に厳重注意。
- ・生の木の実・ドライフルーツ……避ける。
- ・漬物・梅干……調理工程の衛生管理が確認できない場合は避ける。
- ・缶・ペットボトル・ブリックパック等に入った清涼飲料……開封後は冷蔵保存し，24時間を過ぎたら破棄する。
- ・飲料水……井戸水・湧水は避ける。衛生管理されている水道水は，必ずしも煮沸をする必要はないが，共同住宅等で貯水層を経由して供給されている場合には，1分煮沸をして飲用することを推奨する。賞味期限表示のある水は飲用可であるがコップ等容器に取り飲用する。
- ・氷……上記の水を使用し，他の食品が付着しないように製氷したもの。製造工場の衛生管理が確認できない場合は避ける。
- ・缶詰・レトルト食品……容器の破損・変形・膨張していない製品を摂取。開封後は24時間過ぎたら破棄する。
- ・アイスクリーム・シャーベット・ゼリー・プリン……個別密封されている製品。一度溶解した物は避ける。
- ・蜂蜜……殺菌表示のある製品。

出典）日本造血細胞移植学会：造血細胞移植ガイドライン－移植後早期の感染管理第4版を一部改変．

3．出血性疾患

3.1　疾患の概要

凝固系
出血を止めるために生体が血液を凝固させる作用系。

線溶系
固まった血栓を溶かして分解する作用系。

トロンボプラスチン時間
血液が凝固するまでにかかる時間。
APTT（activated partial thromboplastin time）ともいわれる。

成因	血液凝固の働きに障害があり，止血がうまく機能せず出血傾向となる。
分類	・先天（遺伝）性と後天性がある。 ・血管の異常，血小板の異常，凝固系の異常，線溶系の異常によるものがある。
症状	・歯肉からの出血（壊血病），鼻からの出血（オスラー病）。 ・いずれも止血しにくく，全身倦怠感や体重減少がある。
診断	・血小板異常…Plt，出血時間の測定。 ・凝固系異常…PT，トロンボプラスチン時間を測定し，出血傾向を判定。
治療	・基礎疾患の治療。 ・血小板が顕著に減少している場合…血小板輸血。 ・壊血病の場合…抗凝固薬（ビタミンC）投与。

3.2　栄養・食事療法

① 「日本人の食事摂取基準」に準じますが，原因によって，ビタミンC，たんぱく質を多く摂取します。

② 歯肉や口腔内の粘膜から出血がある場合は，刺激を与えないような軟菜食，流動食または経管栄養補給法を行います。

第 **9** 章

呼吸器疾患

1. COPD（慢性閉塞性肺疾患）

1.1 疾患の概要

成因	・外因性・内因性リスクファクターにより発症。 **【外因性】** ・喫煙，受動喫煙，大気汚染，粉塵，化学物質（蒸気，刺激性物質，煙）。 ・患者の 90％は喫煙で発症。タバコの煙を長期間吸入することにより，煙中の有毒物質により肺に炎症を生じる。一般的に喫煙者の 20 ～ 30％に発症。 ・1960 年以降，タバコの販売・消費量が増加し，1980 年代に患者が増加。 **【内因性】** ・α1-アンチトリプシンの欠損が考えられている。 ・様々な原因遺伝子の報告があるが，いずれも関与の程度は不明。

分類	・肺気腫病変優位型（肺気腫） …肺胞の破壊に起因。 ・末梢気道病変優位型（慢性気管支炎）…気道病変に起因。

```
        COPD
      /       \
気腫型 COPD        非気腫型 COPD
(肺気腫病変優位型)    (末梢気道病変優位型)
```

胸部単純 X 線および胸部 CT で気腫性陰影が優位に認められる　　胸部単純 X 線および胸部 CT で気腫性陰影がないか微細に留まる

病期による分類；気流閉塞の程度を表す 1 秒量（FEV$_1$）で分類

① I 期（軽度の気流閉塞）	％ FEV$_1$ ≧ 80％
② II 期（中等度の気流閉塞）	50％≦％ FEV$_1$ < 80％
③ III 期（高度の気流閉塞）	30％≦％ FEV$_1$ < 50％
④ IV 期（極めて高度の気流閉塞）	％ FEV$_1$ < 30％あるいは％ FEV$_1$ < 50％で慢性呼吸不全合併

出典）日本呼吸器学会：COPD（慢性閉塞性肺疾患）診断と治療のためのガイドライン第 4 版.

・重症度は上記に加え，呼吸困難の強さ，運動能力やへ依存症・合併症の有無などから総合的に判断。

症状	・慢性の咳・痰と労作性（身体を動かしたときに出現する）の息切れ。 ・重症では呼吸不全。喘鳴が出現。全身のむくみや夜間の頻尿などが出現。 ・肺機能の悪化が進むと，高二酸化炭素血症を伴い，朝方の頭痛などが出現。 ・進行すると，体重減少や食欲不振。体幹や手足の筋力，筋肉量減少。 ・肺が過度に膨張するため，胸部前後径の増大（ビア樽状胸郭）が認められ，空気を肺から効率よく吐き出すために口すぼめ呼吸をするようになる。

検査・診断	・40 歳以上で喫煙歴があり，咳・痰が長く続く場合や階段・坂道での息切れがある場合は医療機関を受診し，肺機能検査を受けることを勧める。 ・スパイロメトリー検査（呼吸機能検査）により気管支拡張薬を吸入した後，1 秒率が 70％未満であれば，気流閉塞が存在すると判断。 ・肺の透過性亢進，横隔膜の平坦化，低呼吸領域の増加，気道内腔の狭小化を調べる。 ・CT 検査…気腫優位型 COPD の早期検出。 ・画像診断や呼吸機能の精密検査により，気流閉塞を起こす他の疾患が除外されれば，COPD と診断。 ・X 線検査…他疾患を除外し，比較的進行した肺気腫病変や気道病変を診断。

リスクファクター
病気を発症する要因になると考えられる因子。

受動喫煙
喫煙者が吐き出す煙を吸うこと。

％ FEV$_1$
対標準 1 秒量。性，年齢，身長から求めた FEV$_1$（最初の 1 秒間で吐き出せる息の量）の標準値に対する割合。

喘　鳴（ぜんめい）
ぜいぜい，ひゅうひゅうという呼吸音。

高二酸化炭素血症
肺胞での換気が低下し，動脈血中の二酸化炭素（炭酸ガス）分圧が基準値より上昇している状態。

口すぼめ呼吸
気道を広げる作用があり，気道の閉塞が改善し，息を吐きやすくなる。

スパイロメトリー検査
スパイロメトリーという機器を使う代表的な呼吸機能検査。肺活量と，息を吐くときの空気の通りやすさを調べる。COPD 診断には必須。

1 秒率
FEV$_1$％。努力肺活量（FCV；思いっきり息を吸ってから強く吐き出したときの息の量）に対する 1 秒量（EFV$_1$）の比率。

> ・病期に応じて段階的な治療を行い，すべての病期で禁煙指導。
> ・増悪を避けるため，インフルエンザ・肺炎球菌ワクチンの接種を勧める。
> ・第Ⅱ期からは気管支拡張剤の定期的な服用（薬物療法）と呼吸リハビリテーション。
> ・第Ⅲ期以降，気流閉塞が重症で増悪を繰り返す場合は，吸入ステロイドの薬物療法。
> ・第Ⅲ〜Ⅳ期では，低酸素血症が進行してしまった場合には必要に応じて，酸素療法。呼吸不全が進行した場合は，人工呼吸とマスクを用いて換気補助療法。
> ・外科療法として，過膨張した肺の切除。
> ・重症度や日常生活の状態を考慮して各治療法を組み合わせる。

左欄：治　療

1.2　栄養・食事療法

日本呼吸器学会による「COPD（慢性閉塞性肺疾患）診断と治療のためのガイドライン〔第4版〕」（2013年）に拠ります。

1）栄　養　量

必要栄養量は「日本人の食事摂取基準」に準じます。

① 体重を増加させるには，安静時エネルギー量×1.5倍以上が必要です。

② 栄養障害のある患者では高エネルギー・高たんぱく質食とし，たんぱく質源は，分岐鎖アミノ酸を多く含む食品の摂取を勧めます。

③ リン，カリウム，カルシウム，マグネシウムは呼吸筋の機能維持に必要で，特にリンの摂取が重要です。

④ 食塩は，肺性心合併症がある場合，7〜8g/日とします。

⑤ 少量頻回食とします。

2）栄　養　教　育

① 6回食などの分食とし，1回の食事の量を減らします。

② 炭酸飲料やさつまいもなどガスが発生して腹部膨満感をまねく食品は控えます。

③ 食欲不振などから食べられない場合は，特別用途食品や保健機能食品を勧めます。

3）そ　の　他

呼吸困難を軽減し，体力面の強化をするために呼吸リハビリテーション（ストレッチ，筋肉トレーニング，ハフィング〔排痰の練習〕，呼吸法の習得）を行います。

表9-1　呼吸リハビリテーション

> ① 胸郭や呼吸に使う筋肉の柔軟性を保つ。
> ② 呼吸に関連する筋力を向上させる。
> ③ 下肢の筋力を強化する。
> ④ 有酸素運動を行う。
> ⑤ 排痰の方法を覚えて，痰を出しやすくする。
> ⑥ 適切な呼吸方法を覚える。

2．気管支喘息

2.1　疾患の概要

成因	アレルギー反応，運動，感染，自律神経失調，ストレスなどにより，慢性的な炎症が気道に起こり，気道の過敏性が亢進することで発症すると考えられるが，確証は得られていない。	
	アトピー型	**非アトピー型**
発症年齢	10歳以下の小児に多い	40歳以上の成人に多い
原因	アレルゲンあり	感染等が原因で気道が過敏になる
アレルゲン	ダニ，ほこり，カビ，花粉，動物の毛，昆虫，食品など	不明
IgE	高値	低値
遺伝的要因	あり	なし
発症・増悪因子	気候，煙，臭い，運動，ウイルス，ストレス	左記のほか　肥満，薬

（分類は上表のとおり）

症状
- 気管支が急に詰まって息苦しくなり，喘鳴や咳を繰り返し，起坐呼吸となる。
- 咳や，粘着性の強い吐き出しにくい痰が出る。
- 気道の炎症が慢性化し，気道壁が肥厚して内腔が狭くなり難治化。
- 激しい運動や飲酒後は症状が出やすく，発作は夜間から明け方に多い。
- 季節の変化，月経・妊娠，肥満状態，解熱鎮痛薬などは発作の誘因となる。

起坐呼吸（きざこきゅう）呼吸が苦しく，横になっていられず，座らなければ呼吸ができない状態。

検査・診断
- スパイロメーター検査。
- 痰の中の好酸球の存在の有無。
- 発作性の呼吸困難や喘鳴・痰が，夜間・明け方に出現するかしないかで診断。
- 笛様ラ音の聴取（気道閉塞の存在），気道炎症，気道過敏性検査。
- 血液検査，皮膚テストなどでアレルギー体質を検査。
- 喘息の重症度は，喘息症状と呼吸機能の両方から判定。

治療
【目標】副作用がない薬で喘息症状をなくし，運動を含めた日常生活に支障がないよう，呼吸機能を正常に保つ。
【治療】
- 吸入ステロイド薬（副腎皮質ホルモン薬）を中心とした長期の抗炎症治療。
- アレルゲンを特定し，除去療法，減感作療法（アレルゲン免疫療法）を行う。

2.2　栄養・食事療法

① 食物アレルギーがある場合，アレルギー源となる食品は避けます。

② 便秘や満腹になると横隔膜が押し上げられ，呼吸に支障が出て，発作が起こりやすいので，腹八分目にし，就寝直前の飲食は控えます。

③ 発作が起きた場合は，温かい飲み物を飲ませ，薬を服用させます。

④ わさび，からしなどの刺激物や香辛料は喘息の発作を引き起こす場合があるので，体調不良の場合は控えます。

⑤ 抗炎症作用のあるビタミンA・C・E，n-3系脂肪酸などを多く含む食品をとると症状が緩和されます。

⑥ 喘息に伴い，呼吸に使うエネルギー量が増え，体重減少になるので注意します。

⑦ 気管支喘息を誘発する物質（ヒスタミン，アセチルコリン，サリチル酸化合物，亜硝酸塩など）を含む食品を控えます。

3. 肺　　炎

3.1　疾患の概要

肺　胞
空気がたまるところ。

成因	細菌やウイルスなどが，主に上気道から肺胞へ入り，肺で炎症性細胞浸潤が起こって炎症を生じる。肺炎による死亡の 90％以上は 65 歳以上の高齢者。	
分類	病因微生物による分類	・細菌性肺炎　　　・ウイルス性肺炎　　　・マイコプラズマ肺炎 ・クラミジア肺炎　　・真菌性肺炎　　　　　・寄生虫肺炎
	病理形態学的分類	・大葉性肺炎（肺炎球菌，クレブシュラ） ・気管支肺炎（黄色ブドウ球菌，誤嚥性肺炎，連鎖球菌性肺炎）
	患者背景による分類	・市中肺炎…通常の社会生活を営んでいる人にみられる肺炎。 ・院内肺炎…基礎疾患や治療により易感染となり病院内で感染。
症状	・発熱，倦怠感，食欲不振などの全身症状。 ・咳，痰，胸痛，呼吸困難などの呼吸器症状。 ・肺炎球菌肺炎では，悪寒，発熱，頭痛，咳，痰を 5 大症候とし，そのほか，倦怠感，食欲不振などの全身症状。 ・痰は，粘性膿性から特異的なさび色になる。 ・重症度は，呼吸困難の程度，チアノーゼや意識障害の有無などにより判断。	
検査・診断	・WBC 増加，CRP 高値などの炎症反応。 ・胸部 X 線検査で，浸潤陰影がみられる。 ・ウイルス性肺炎では，異形リンパ球の出現。 ・マイコプラズマ肺炎では，寒冷凝集反応が上昇。 ・細菌培養検査，グラム染色，痰の染色所見，血清診断（抗体価）。	
治療	①化学療法 　・ペニシリン，マクロライド，セフェム系抗生物質（対肺炎球菌，連鎖球菌）。 　・バンコマイシン（対黄色ブドウ球菌，MRSA；メチシリン耐性黄色ブドウ球菌）。 　・テトラサイクロン系，マクロライド系抗生物質（対マイコプラズマ肺炎）。 ②補助療法 　・免疫グロブリン製剤，G-CSF 製剤，好中球エラスターゼ阻害薬。 　・体力の弱っている高齢者では，抗生物質の経静脈的投与。 ③一般療法 　栄養状態の改善，痰が出にくいときの療法，脱水に対する処置，低酸素血症に対する酸素療法，人工呼吸管理　など。	

チアノーゼ
皮膚や粘膜が青色になること。

G-CSF
granulocyte-colony stimulating factor
顆粒球コロニー刺激因子。

3.2　栄養・食事療法

　① 発熱によりエネルギー代謝が亢進します。また食欲低下も多く，経口摂取が不十分な場合は，経静脈・経管栄養補給法を考慮します。

　② 発熱も伴う水分喪失や経口摂取量不足による脱水に注意します。脱水症状がある場合は水分とともに電解質補給も行います。

　③ 感染症では消耗の激しい水溶性ビタミン（B_1・C）を十分補給します。

　④ 脳梗塞，認知症，逆流性胃炎などの患者ならびに高齢者は，食事前後に口腔内の残渣や唾液が気管に入りやすくなります。誤嚥性肺炎を避けるため，嚥下能力の評価を行い，また，口腔内と咽頭を清潔に保つよう配慮します。

第 10 章

内分泌疾患

1. 甲状腺機能亢進症

1.1 疾患の概要

成因

・甲状腺機能亢進症…遺伝やストレス・免疫機能の異常（原因不明）により甲状腺ホルモン（T_3, T_4）が増加することによる全身の代謝や各臓器の働きの亢進が成因。
・甲状腺中毒症…甲状腺機能亢進を含み，ホルモン濃度が上昇して漏出した状態。甲状腺剤の過剰服用や甲状腺ホルモン合成亢進作用が成因。

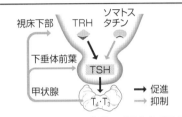

甲状腺ホルモン分泌の促進と抑制

分類・症状

バセドウ病（グレーブス病）	その他
・自己免疫疾患。 ・甲状腺機能亢進症の 70 ～ 80% 以上を占める。 ・20 ～ 30 歳代の女性に好発。15 歳未満は 5% 程度。 ・びまん性甲状腺腫，眼球突出，眼球開大。	・プランマー病。 ・腺腫様甲状腺腫瘍。 ・TSH 産生下垂体腺腫。 ・無痛性・急性・亜急性甲状腺炎。

基礎代謝亢進，糖の腸管吸収促進，たんぱく質異化作用亢進，手指振戦，筋力低下，不安焦燥感などの神経・精神症状，体重減少，食欲亢進，下痢や軟便，発汗増加，無月経，二次性の糖尿病発症，頻脈。

検査・診断

①放射性ヨウ素 ^{123}I 摂取率などのラジオアイソトープ（RI）検査
　　　　　…摂取率高値（検査 1 週間前はヨウ素制限食とする）。
② FT_3・FT_4 のいずれか一方，あるいは両方高値。
③ TSH 低値…0.1μIU/mL 以下。

主な甲状腺疾患における FT_3・FT_4 と TSH との関係

		TSH	
		高　値	低　値
FT_3 FT_4	高値	・TSH 産生下垂体腫瘍 ・甲状腺ホルモン不応症	・バセドウ病　　・無痛性甲状腺炎 ・亜急性甲状腺炎　・プランマー病
	低値	甲状腺機能低下症 （慢性甲状腺炎，橋本病， 先天性甲状腺機能低下症， 甲状腺手術後， アイソトープ治療後）	中枢性甲状腺機能低下症

④抗 TSH 受容体抗体（TRAb，TBII）陽性または刺激抗体（TSAb）陽性。
⑤シンチグラフィでびまん性がみられる。
・Cho 低値，ALP 高値を示すことが多い。
・高齢者の場合，臨床症状が乏しく，甲状腺腫が明確でないことが多い。
・小児では学力低下，落ち着きのなさ，身長促進など。

甲状腺
内分泌腺のひとつ。他に松果体，下垂体，副腎，膵臓，卵巣，精巣がある。内分泌とは導管（汗腺や唾液腺のように分泌物を分泌する管：外分泌）を介さずに直接血液中にホルモンを分泌すること。

T_3
triiodothyronine
トリヨードチロニン。

T_4
thyroxine
チロキシン。

TRH
thyrotropin-releasing hormone
甲状腺刺激放出ホルモン。

TSH
thyroid-stimulating hormone
甲状腺刺激ホルモン。

びまん性
病変がはっきりと限定されず，全身や臓器全体広範囲にある状態。

頻脈
100 回/分以上。

放射性ヨウ素
放射線をもつヨウ素（^{123}I, ^{131}I）。ヨウ素が甲状腺に集まることから，甲状腺の画像診断に，また β 線を放出する ^{131}I は治療に用いられる。

RI 検査
radioisotope inspection
放射線同位元素(RI)で標識された薬品を体内に投与後，身体より出る放射線を γ（ガンマ）カメラで撮影し，画像化する。薬品により RI は特定の臓器に集まる。

FT₃
free T₃
遊離型の T₃。
FT₄
free T₄
遊離型の T₄。
抗 TSH 受容体抗体
TSH 受容体が刺激
されてホルモンが分
泌されるのを防ぐ。
シンチグラフィ
RI 検査のひとつ。
シンチグラフィから
得た画像がシンチグ
ラム。

甲状腺機能検査の
参考基準範囲
TSH
　0.35～4.94 µIU/mL
FT₃
　1.71～3.71 pg/mL
FT₄
　0.7～1.48 ng/mL
T₃
　0.58～1.59 ng/dL
T₄
　4.87～11.72 µg/dL
出典）甲状腺専門医
ガイドブック，2017.

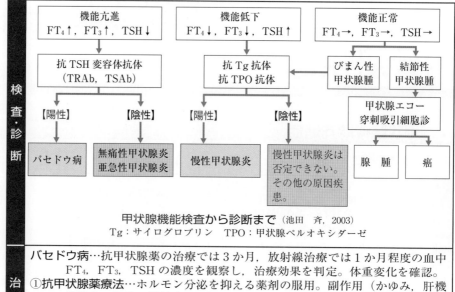

検査・診断

機能亢進　FT₄↑，FT₃↑，TSH↓ → 抗 TSH 変容体抗体（TRAb，TSAb）→【陽性】バセドウ病 ／【陰性】無痛性甲状腺炎 亜急性甲状腺炎

機能低下　FT₄↓，FT₃↓，TSH↑ → 抗 Tg 抗体 抗 TPO 抗体 →【陽性】慢性甲状腺炎 ／【陰性】慢性甲状腺炎は否定できない。その他の原因疾患。

機能正常　FT₄→，FT₃→，TSH→ → びまん性甲状腺腫 ／ 結節性甲状腺腫 → 甲状腺エコー 穿刺吸引細胞診 → 腺腫 ／ 癌

甲状腺機能検査から診断まで（池田　斉，2003）
Tg：サイログロブリン　TPO：甲状腺ペルオキシダーゼ

治療

バセドウ病…抗甲状腺薬の治療では 3 か月，放射線治療では 1 か月程度の血中 FT₄，FT₃，TSH の濃度を観察し，治療効果を判定。体重変化を確認。
①**抗甲状腺薬療法**…ホルモン分泌を抑える薬剤の服用。副作用（かゆみ，肝機能障害，発熱，関節炎など）がある。小児，若年者，妊婦に選択。
②**放射線療法**…内服（放射性ヨウ化ナトリウム）を服用。甲状腺組織を破壊することで，ホルモン分泌を抑える。妊婦，授乳婦，小児には不適。
③**外科的手術**…甲状腺を摘出し，甲状腺ホルモンの分泌ができないようにする。妊婦に有効。

1.2　栄養・食事療法

①　栄養状態（アルブミンなどを指標とします），血糖値，総コレステロール，中性脂肪，遊離脂肪酸などの検討を行い，体重変化，BMI，皮下脂肪厚，下痢や便秘の有無，排便回数，脈拍を観察します。

②　耐糖能異常がみられる場合は，原則的に甲状腺機能亢進症の治療を優先します。

③　消費エネルギーと摂取エネルギー，安静時エネルギー消費量を測定し，体重歴（経時的変化，半年・3 か月の増加と減少）から評価します。

④　高コレステロール血症の場合，コレステロールを 300 mg/ 日に制限します。

⑤　基礎代謝が亢進しているので，高エネルギー食とし，炭水化物・ビタミン・ミネラルを十分に摂取します（表 10-1）。

⑥　日本人のヨウ素（ヨード）摂取量は 500～3,000 µg/ 日程度で，摂取不足はまれです。むしろ過剰摂取に留意が必要です（表 10-2）。ヨウ素は海藻類や魚介類に多く

表 10-1　甲状腺機能亢進症の栄養基準（1 日あたり）

エネルギー（kcal/kg標準体重）	たんぱく質（g/kg標準体重）	ビタミン	ヨウ素（µg）	ミネラル水　　分	カルシウム（mg）
35 ～ 40	1.2 ～ 1.5	A，B₁，B₂，B₆，B₁₂，C を十分に	3,000（「日本人の食事摂取基準」成人の上限）	十分に	600 ～ 1,000

表 10-2　常用量あたりのヨウ素含有量

食品・料理名	常　用　量	ヨウ素含有量（μg）
昆布（乾燥）	5 g（角 5 cm）	10,000
昆布佃煮	15 g（大 1 杯）	1,700
昆布だし汁	150 g	8,000
昆布・かつお（荒節）だし汁	150 g	2,300
わかめ	10 g（水戻し）	190
ひじき(ステンレス釜)の油いため	50 g	650
ところてん	100 g	240
焼きのり	1 g（1 枚）	21
さんま / 皮付き / 焼き	100 g（中 1 匹）	25
まぐろ赤身 / 刺身	100 g（1 人前）	14
あさり	50 g（殻付き 5 個）	28
牛　乳	200 g	32

資料）日本食品標準成分表 2020 年版（八訂）より作成．

表 10-3　ヨウ素制限食：ヨウ素の少ない食材と使用量

穀　類	ごはん，パン，めん類，もちはほぼ制限なし．
肉　類	牛肉，豚肉，鶏肉は，多量にならなければほぼ制限なし．内臓は不可．
豆　類	ほとんどの大豆製品で制限なし．
乳　類	牛乳で 200 mL/ 日まで．
卵　類	鶏卵で 1 個 / 日程度まで．
いも類	ほとんどのいも類は制限なし．
果物類	ほとんどの果物類で制限なし．
野菜類	ほとんどの野菜類で制限なし．漬物は，人工着色料やかつお節の入ったものは不可．
きのこ類	ほとんどのきのこ類は制限なし．
だし汁	かつお節・昆布だしは不可．しいたけ・鶏ガラ・コンソメ・ブイヨンは可．
飲み物	緑茶，麦茶，コーヒー，紅茶など，ほとんどの飲料は可．酒類は控える．

含まれます．特に昆布には多く，また，水に溶けやすいため，昆布のだし汁を使用した料理，昆布締め，だしの素や昆布茶の使用，ひじきや寒天を使用した料理の過剰摂取には注意します．

2. 甲状腺機能低下症

2.1 疾患の概要

成因	・甲状腺や下垂体，視床下部の病変によって甲状腺ホルモンの産生機能が低下し，ホルモンが減少することで作用不足となり，代謝や各臓器の働きが低下する。 ・甲状腺機能低下は，甲状腺の炎症，腫瘍，甲状腺治療の薬剤服用，甲状腺切除，放射線照射などによる。
分類	・原発性（甲状腺）…粘液水腫（原発性甲状腺機能低下症），クレチン症（先天性甲状腺機能低下症），橋本病（慢性甲状腺炎）。 ・二次性（下垂体）…シーハン症候群（下垂体への血流量減少，脳の手術，放射線治療，脳腫瘍などで生じる），下垂体腫瘍（下垂体に腫瘍ができ，TSH分泌が低下）。 ・三次性（視床下部）…頭蓋咽頭腫（頭蓋内良性腫瘍が大きくなって視床下部を圧迫して生じる）。

症状	粘液水腫	・成人に生じる皮膚や組織の疾病。 ・眼瞼，鼻，頬，口唇，四肢の皮膚，手掌，足底などに浮腫が出現。 ・体毛などの脱毛。
	クレチン症	・小児に生じる黄疸，便秘，臍ヘルニア，体重増加不良，皮膚乾燥，落屑，不活性，巨舌，嗄声，浮腫，小泉門開大，甲状腺腫，（長期的には知能低下や発達障害）。
	橋本病	・女性に多い自己免疫疾患。 ・寒がり，むくみ，皮膚乾燥，食欲不振，体重増加，無気力，記憶力低下。
	シーハン症候群	・甲状腺機能低下症状，低血圧，全身性脱毛，無月経，性欲低下，乳汁分泌障害，小児の発育障害。

検査・診断	・TSH低値…原発性機能低下症。 ・TSH高値…二・三次性機能低下症。 ・橋本病に特有の自己抗体（TgAb，TPOAb）高値。 ・超音波検査…甲状腺の大きさ，しこりの存在の有無と性状，リンパ節の腫大の有無。 ・X線検査，CT検査，ヨウ素摂取率検査，シンチグラフィ。 ・新生児マススクリーニングによりクレチン症を診断。
治療	・永続的機能低下…甲状腺ホルモン剤（合成T_4剤）服用。 ・一過性機能障害…甲状腺ホルモン剤（合成T_3剤）服用。

血液量減少
出産時の大量出血などが要因となることがある。

落屑（らくせつ）
死んだ皮膚表層が剥離し，はがれ落ちること。

巨舌（きょぜつ）
舌全体または一部分が肥大した状態。

嗄声（させい）
かすれ声。しわがれ声。ハスキーボイス。

TgAb
サイログロブリン抗体。

TPOAb
甲状腺ペルオキシダーゼ抗体。

新生児マススクリーニング
障害予防を目的とした検査。早期発見・早期治療に有用。生後4〜6日に実施（p.127参照）。

2.2 栄養・食事療法

ヨウ素の過剰摂取では甲状腺機能が低下するため，摂取制限を行います。

表10-4　甲状腺機能低下症の栄養基準（1日あたり）

エネルギー（kcal/kg標準体重）	たんぱく質（g/kg標準体重）	ヨウ素（µg）	食塩	コレステロール
25〜30	1.0〜1.2	3,000以下（「日本人の食事摂取基準」成人の上限）	制限（浮腫が起きやすいため）	高い場合は，脂質異常症の栄養・食事療法に準ずる

＊エネルギーの摂取に気をつけ，主食・菓子類・果物類の過剰摂取に注意。

第11章

骨 疾 患

1. 骨粗鬆症

1.1 疾患の概要

成因	・骨は骨吸収（骨の破壊）と骨形成（骨の新生）により絶えずリモデリング（再造形）を繰り返して強度・構造を維持しているが，このバランスが崩れると，骨量低下により骨が脆弱になる。 ・骨代謝にはパラソルモン，カルシトニン，活性型ビタミンDなどのカルシウム代謝関連ホルモンのほか，性ホルモンや成長因子が関与。特に女性ホルモン（エストロゲン）は骨吸収抑制作用があるため，閉経後の女性に好発。 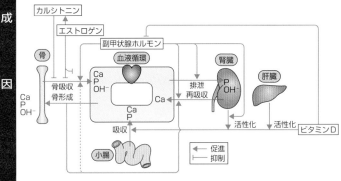 出典）田中 明・宮坂京子・藤岡由夫編：〔栄養科学イラストレイテッド〕臨床医学 疾病の成り立ち〔改訂第2版〕，p. 225，羊土社，2015.		

分類	**原発性** 加齢や妊娠による骨形成低下，エストロゲン量低下による骨吸収亢進により発症。	退行期 骨粗鬆症	・閉経後骨粗鬆症　・老人性骨粗鬆症
		特発性 骨粗鬆症	妊娠後骨粗鬆症　など
	続発性 内分泌性や栄養性，薬物性，生活習慣関連などにより発症。	内分泌性	・甲状腺機能亢進症　・性腺機能不全　・Cushing症候群
		栄養性	・壊血病・栄養不良（たんぱく質欠乏など）・胃切除　など
		薬物性	・ステロイド薬剤　・メトトレキサート製剤　など
		不動性	・臥床安静　・四肢麻痺　・ギプス固定　など
		先天性	・骨形成不全症　・Marfan症候群　など
		その他	・糖尿病　・関節リウマチ　・肝疾患　・腎疾患　など

症状	・初期…特有の症状はない。骨の脆弱化に伴い軽微な外力による骨折（脆弱性骨折）が起こりやすい。 ・続発して…椎体変形（身長低下，腰背部痛，円背など）。脊柱変形や姿勢の異常により，消化器疾患や心肺機能低下なども合併。 ・好発部位…脊椎椎体，大腿骨頸部，橈骨遠位端。

検査	骨密度（骨量）測定	・二重エネルギーX線吸収法（DEXA法）…主に腰椎，大腿骨。 ・超音波測定法…くるぶし，橈骨または第2中手骨。
	血液・尿検査	・骨形成マーカー…血中骨型アルカリホスファターゼ， 　血中オステオカルシン　など。 ・骨吸収マーカー…尿中デオキシピリジノリン　など。

診断	骨量低下をきたす他の基礎疾患がなく，以下に示す基準が認められた場合。	
	脆弱性骨折あり	①椎体骨折または大腿骨折近位部骨折があり， ②その他の脆弱骨折があり，骨密度がYAMの80%未満。
	脆弱骨折なし	骨密度がYAMの70%以下または−2.5 SD以下。

パラソルモン
副甲状腺ホルモンの一種。骨吸収を促進。

カルシトニン
甲状腺ホルモンの一種。骨形成を促進。

活性型ビタミンD
肝臓や腎臓で水酸化されたビタミンD。腸管カルシウムの吸収増加，血清カルシウム増加作用を示す。

円背
脊椎が丸まるように弯曲した状態。

血中骨型アルカリホスファターゼ
酵素のひとつで，骨芽細胞で産生され，骨形成亢進に働く。

血中オステオカルシン
骨芽細胞のみから分泌され，代謝調節，骨形成亢進に働く。

尿中デオキシピリジノリン
骨基質のコラーゲン線維間架橋の形成を担うアミノ酸。コラーゲンの分解に伴い尿中に排泄。

脆弱性骨折
軽微な外力によって発生した非外傷性骨折。軽微な外力とは，立った姿勢からの転倒かそれ以下をさす。

その他の脆弱骨折
軽微な外力によって発生した非外傷性骨折。骨折部位は肋骨，胎盤（恥骨，坐骨，仙骨を含む），上腕骨近位部，橈骨遠位端，下腿骨。

YAM
young adult mean 若年成人平均値。腰椎では20〜44歳，大腿骨近位部では20〜29歳。

105

SERM
selective estrogen
receptor modulator
選択的エストロゲン
受容体調節薬。骨の
エストロゲン受容体
に選択的に作用し,
閉経により減少した
エストロゲンのバラ
ンスを調整する。

PTH
parathyroid
hormone
副甲状腺ホルモン。

治療	・続発性骨粗鬆症は原疾患の治療を第一に行う。 ・リスクファクターの排除…カルシウム不足,ビタミンD・K不足,リンの過剰摂取,食塩の過剰摂取(カルシウムの尿中排泄を増加する),極端な食事制限,運動不足,日照不足,過度の飲酒,多量のコーヒー摂取(カルシウムの尿中排泄を増加する)。 ・薬物治療,栄養・食事療法,運動療法を行い,骨折を予防し,QOL,ADL を維持。 ・治療薬…骨代謝治療薬(活性型ビタミン D₃ 製剤)。 　　　　骨吸収抑制薬(ビスホスホネート,カルシトニン製薬,SERM)。 　　　　骨形成促進薬(活性型ビタミン D₃ 製剤,ビタミン K₂ 製剤,PTH 製剤)。 　　　　疼痛抑制薬(カルシトニン製薬)。

1.2 栄養・食事療法

1)栄養素摂取の留意点

① **カルシウム**　骨量増加と骨折予防のためには,800 mg/ 日以上の摂取が望ましいとされています。

② **ビタミンD・K**　カルシウム吸収に必要なビタミンDやカルシウム沈着作用をもつビタミンKは不足しないように注意します。抗血液凝固薬(ワルファリン)が処方されている患者は,ビタミンK摂取は禁忌です。ビタミンD 400〜800 IU/ 日(10〜20 μg/ 日),ビタミンK 250 〜 300 μg/ 日を目標とします。

③ **ビタミンC**　骨コラーゲン合成促進のため,十分に摂取します。

④ **ビタミンB₆・B₁₂,葉酸**　摂取が不足すると血中ホモシステイン上昇による骨コラーゲン劣化が起こり,骨折リスクが上昇します。これは独立した骨折の危険因子です。

⑤ **リ ン**　リンの過剰摂取は腸管からのカルシウム吸収を抑制するため,カルシウムとの摂取比は 1.0 〜 2.0 が望ましいとされています。

⑥ **たんぱく質**　骨の構成成分であるため,「日本人の食事摂取基準」の推奨量は確保します。高齢期では摂取量の低下に気をつける必要があります。

2)栄養・食事以外の生活習慣

過度の飲酒や喫煙,カフェインの摂取はカルシウム吸収を悪くし,ビタミンDの作用を抑制してしまうため,骨粗鬆症の危険要因と考えられています。

3)運動療法の留意点

適度な運動は骨芽細胞を刺激し,骨へのカルシウムの取り込みがよくなります。また,運動により腸管からの栄養素の吸収が促進され,カルシウムの利用効率も向上します。「健康づくりのための身体活動基準2013」に準じた活動量を目安に,日光浴を兼ねた歩行,ラジオ体操,ゲートボールなど取り組みやすい有酸素運動と,転倒予防のため,軽度なレジスタンス運動を行うことです。

レジスタンス運動
筋肉に抵抗(レジス
タンス)をかける動
作を繰り返し行う運
動。

4)献立作成・調理の留意点

牛乳やヨーグルトなどの乳製品や丸ごと食べられる小魚,しらす干し,大豆製品などを積極的にとり入れます。緑黄色野菜,果物,魚介類,きのこ類(特にしいたけ・

きくらげ）なども毎食とり入れた献立とします。牛乳が苦手，乳糖不耐症などの場合
は，適宜ヨーグルトやスキムミルク，乳糖が分解された牛乳などを利用します。

表11-1　骨粗鬆症における食品摂取について

推奨される食品
【カルシウムの補給】牛乳，ヨーグルト，チーズ，小魚，納豆，こまつな，チンゲンサイなど
【ビタミンDの補給】まいわし，にしん，さけ，しらす干し，きくらげ，しいたけ，まつたけ，えのきたけ　など
【ビタミンKの補給】納豆，モロヘイヤ，あしたば，こまつな，ほうれんそう，しゅんぎく，ブロッコリー，にら，抹茶，植物油　など
【ビタミン B$_6$ の補給】びんなが，うしヒレ赤肉，さつまいも，バナナ，ピスタチオ　など
【ビタミン B$_{12}$ の補給】うし肝臓，にわとり肝臓，あかがい　など
【葉酸の補給】うし肝臓，にわとり肝臓，ほたてがい，アスパラガス，ほうれんそう　など
【ビタミンCの補給】レモン，みかん，パセリ，ピーマン，せん茶　など
避けたほうがよい食品
【リンを多く含む】加工食品，一部の清涼飲料水
【食塩を多く含む】梅干し，いかの塩辛，たらこ，からしめんたいこ，生ハム　など
【カフェインを多く含む】コーヒー，紅茶　など
【アルコール類】日本酒，焼酎，ビール，ワイン　など
注意する食品
【骨粗鬆症治療薬として活性型ビタミンD製剤が処方されている場合】カルシウムを多く含む食品の過剰摂取に注意
【抗凝固薬ワルファリンが処方されている場合】ビタミンK摂取は禁忌
【骨粗鬆症治療薬としてビスホスホネート製剤が処方されている場合】水以外の飲食物は服用後30分以上経ってから摂取しなければならない　特にカルシウムはなるべく間隔を空けて摂取する必要がある

2. 骨軟化症

2.1 疾患の概要

石灰化
類骨にカルシウム塩など無機成分が沈着すること。骨は骨芽細胞から骨基質である類骨を形成し，これに石灰化が起こることで新しい骨が形成され，強度が保たれる。

類骨
骨芽細胞より形成される骨基質，コラーゲン繊維のこと。未石灰化部分（未成熟）の骨。

骨端線
（こつたんせん）
骨の端と中央部をつなぐ軟骨成分。大人になると骨端線は閉じる。女性はおおむね15〜16歳，男性はおおむね17〜18歳くらいに閉じる。

くる病
小児期に発症する。成長障害，O・X脚などの骨変形，脊柱の弯曲，頭蓋癆，大泉門の離開，肋骨念珠，関節腫脹が認められることがある。

偽（ぎ）骨折
X線写真の黒い部分で，骨盤，肋骨などの表面に対して垂直に走る骨折線のこと。

テタニー症状
運動神経線維の異常興奮により，両手指・両足のしびれ，顔のひきつれなど痙攣が起きる症状。

骨シンチグラフィー
骨造形を反映する放射性同位元素を使ったラジオアイソトープ検査。

成因		骨軟化症は，骨基質は十分にあるが，骨強度を増すのに必要な骨の石灰化が障害され，非石灰化骨基質（類骨）が増加した状態になり，骨の変形や脆弱化が進行する，いわば骨質の異常をきたした疾患。骨端線が閉鎖した後に発症したものをさす。このうち，成長軟骨帯閉鎖以前に発症するものをくる病と呼ぶ。
分類	ビタミンD欠乏症	ビタミンD摂取不足，ビタミンD吸収障害，日照不足。
	ビタミンD活性障害	・肝疾患，腎疾患。 ・低リン血症などもあるが，ビタミンD欠乏が大多数を占める。
症状		骨の変形（胸郭，脊柱），骨の圧痛，骨折・偽骨折，筋力低下，低カルシウム血症によるテタニー症状，二次性副甲状腺機能亢進症 など。

検査・診断		検査	所見
	画像所見	単純X線	類骨，骨質の非薄化，軟骨接合部の肥大，疲労骨折に似た偽骨折を認める。
		骨シンチグラフィー	肋軟骨などへの数珠状多発取り込みを認める。
	血液診断	リン，Ca，骨型ALP，Alb，活性型ビタミンD	骨型ALPの上昇が特徴的。低リン血症・低Ca血症を認める。
	尿検査	リン・Ca排泄量	尿中リン・Ca排出量の増加を認める。骨粗鬆症と異なり，骨量の減少はないが，骨基質の異常を認める。

骨粗鬆症と骨軟化症

病態	骨粗鬆症	骨軟化症
病態	骨量低下	骨石灰化障害
血液検査所見	リン・Ca 正常	リン・Ca 低下

〈正常〉 石灰化骨 ／ 骨量 ← 骨量低下 ／ 石灰化骨の割合の減少

治療	・ビタミンD欠乏症・活性障害…活性型ビタミンD₃製剤の投与，カルシウム製剤の投与（適宜）。 ・低リン血症が認められる場合…リン製剤の投与。

治療欄：活性型ビタミン D_3 製剤

2.2 栄養・食事療法

① 基本は骨粗鬆症の食事に準じ，骨形成に必要なたんぱく質（コラーゲン）やカルシウム，リン，ビタミンDなどは,「日本人の食事摂取基準」を満たすように心掛けます。

② ビタミンDは，紫外線の作用下で皮膚においても産生されるため，15分/日程度の日光浴も推奨されます（ガラスごしでは合成されない）。

③ リンの過剰摂取はカルシウム吸収を妨げるため，加工食品などの摂取量には注意します。

3．変形性関節炎

3.1　疾患の概要

成因	・体重負荷などにより，関節部で軟骨がすり減るなどの変性が生じ，関節の炎症・変形を認め，関節疼痛，関節可動域の制限による運動制限などの機能障害を起こす。 ・関節の変形に痛みなどが伴った場合をいい，男女比は1：4で，高齢になるほど罹患率は高い。

分類	・**一次関節症**…加齢，運動負荷，過体重（肥満）など関節への負荷が成因。多くは一次関節症であり，体重負荷がかかりやすい股関節や膝関節に多発。 ・**二次関節症**…外傷，慢性関節リウマチや関節炎後に生じる。骨髄細胞の染色体や遺伝子異常が成因。

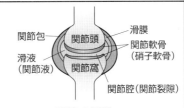

関節包　関節頭　滑膜　関節軟骨（硝子軟骨）　滑液（関節液）　関節窩　関節腔（関節裂隙）

関節の構造

症状	・初期…負荷時や運動時に関節の痛みが生じるのが特徴。 ・進行すると…持続痛や夜間痛につながる。関節の変形（O脚やX脚など），関節可動域の制限，炎症による関節液の貯留などが起こる。 ・進行期関節症や末期関節症…関節中や周囲に骨棘と呼ばれる異常な骨組織が形成，骨嚢胞と呼ばれる骨の空洞ができる。

検査・診断	・問診，触診…膝内側の圧痛の有無，関節可動域（制限），腫れ，O脚変形などの有無。 ・画像所見（単純X線）…関節裂隙の狭窄，軟骨下骨の硬化，関節辺縁の骨棘などの有無。

治療	・痛みや症状を和らげ，変形の進行を抑えるための**保存療法・対症療法**が基本。 ・体重が関節への負荷に大きく影響するため体重管理。 ・重症化する場合は人工関節置換術（手術療法）。

治療	リハビリテーション	・大腿四頭筋強化訓練　・関節可動域改善訓練　など。
	運動療法	・関節に負担をかけない座位や臥位，水中で行うトレーニング　など。 ・適度な運動は，関節可動域を広げ，周囲の筋肉を鍛える効果あり。 ・筋力強化は最も重要な保存療法。
	薬物療法	・痛みの軽減のための消炎鎮痛薬の服用や外用薬（湿布剤）の使用。 ・関節の摩擦や摩耗を抑えるヒアルロン酸の注射。
	物理療法	・温熱療法（膝を温めるなど）　・膝関節内にたまった滑液の抜き取り。

骨　棘
（こつきょく）
摩擦などの刺激のため，骨組織が増殖し，棘状（とげじょう）に突出したもの。

保存療法
手術をせず，生活習慣の改善や運動などで治すこと。

対症療法
原因に対する治療ができない場合に，とりあえず症状に対応した処置をすること。

3.2　栄養・食事療法

①　基本的に各栄養素については「日本人の食事摂取基準」に準じます。

②　適正体重の維持を行うため，摂取エネルギー量は身体活動量を考慮して算出します。

③　特に肥満がある場合には，栄養・食事療法と運動療法を併用して減量します。

④　適正体重を維持するためのエネルギーコントロールや，関節に負担をかけない適度な運動（プール歩行，エルゴメーターなど）は，症状改善に有効です。運動を行えず，活動量が減ると，体重増加や筋肉の萎縮を招き症状が悪化することがあります。

第 12 章

免疫・アレルギー疾患

1. 食物アレルギー

1.1 疾患の概要

<table>
<tr>
<td>定義</td>
<td>食物によって引き起こされる抗原特異的な免疫学的機序を介して生体にとって不利益な症状が惹起される現象。　（食物アレルギー診断ガイドライン 2016）</td>
</tr>
</table>

- 体内に入った異物に対して身体は防御反応を示し，その原因となる物質のことをアレルゲン（抗原）という。抗原によって血液や組織の中にある白血球の一種であるリンパ球が刺激されると，リンパ球は抗体をつくり，抗原を排除しようとする。この抗原と抗体における反応を抗原抗体反応という。
- アレルギー体質の人場合，アレルゲンの侵入に対して過敏に反応する。これをアレルギー反応という。
- ある特定の抗原に対して「IgE 抗体」がつくられた状態を「感作」されたといい，食物アレルギー反応は IgE 抗体によって起こる。

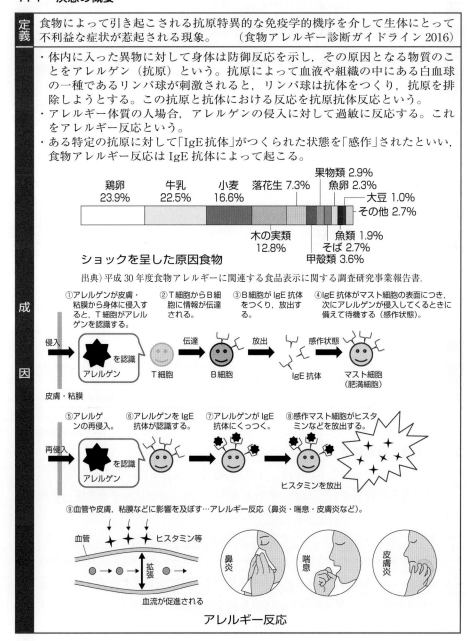

ショックを呈した原因食物

出典）平成 30 年度食物アレルギーに関連する食品表示に関する調査研究事業報告書.

成因

①アレルゲンが皮膚・粘膜から身体に侵入すると，T 細胞がアレルゲンを認識する。

②T 細胞から B 細胞に情報が伝達される。

③B 細胞が IgE 抗体をつくり，放出する。

④IgE 抗体がマスト細胞の表面につき，次にアレルゲンが侵入してくるときに備えて待機する（感作状態）。

侵入　皮膚・粘膜

アレルゲンを認識　T 細胞　伝達　B 細胞　放出　IgE 抗体　感作状態　マスト細胞（肥満細胞）

⑤アレルゲンの再侵入。

⑥アレルゲンを IgE 抗体が認識する。

⑦アレルゲンが IgE 抗体にくっつく。

⑧感作マスト細胞がヒスタミンなどを放出する。

再侵入　アレルゲンを認識　ヒスタミンを放出

⑨血管や皮膚，粘膜などに影響を及ぼす…アレルギー反応（鼻炎・喘息・皮膚炎など）。

血管　ヒスタミン等　拡張　血流が促進される

鼻炎　喘息　皮膚炎

アレルギー反応

分類

臨床型		発症年齢	頻度の高い食物	
新生児・乳児消化管アレルギー		新生児期乳児期	牛乳（乳児用調製粉乳）	
食物アレルギーの関与する乳児アトピー性皮膚炎		乳児期	鶏卵，牛乳，小麦，大豆など	
即時型症状（じんましん，アナフィラキシーなど）		乳児期～成人期	乳児～幼児	鶏卵，牛乳，小麦，そば，魚類，ピーナッツなど
			学童～成人	甲殻類，魚類，小麦，果物類，そば，ピーナッツなど
特殊型	食物依存性運動誘発アナフィラキシー（FDEIAn）	学童期～成人期	小麦，えび，かになど	
	口腔アレルギー症候群（OAS）	幼児期～成人期	果物，野菜など	

FDEIAn
food-dependent exercise-induced anaphylaxis
OAS
oral allergy syndrome

症状

臓器		症状
皮膚		紅斑，じんましん，血管性浮腫，瘙痒，灼熱感，湿疹
粘膜	眼瞼結膜	結膜充血，浮腫，瘙痒感，流涙，眼瞼浮腫
	鼻粘膜	鼻汁，鼻閉，くしゃみ
	口腔咽頭粘膜	口腔・咽頭・口唇・舌の違和感や腫脹
呼吸器		喉頭違和感，瘙痒感，絞扼感，嗄声，嚥下困難，咳嗽，喘鳴，陥没呼吸，胸部圧迫感，呼吸困難，チアノーゼ
消化器		悪心，嘔吐，腹痛，下痢，血便
神経		頭痛，活気の低下，不穏，意識障害，失禁
循環器		血圧低下，頻脈，徐脈，不整脈，四肢冷感，蒼白（末梢循環不全）

皮膚症状 　　　　　　　　　　　　　　　86.6%
呼吸器症状 　　　　38.0%
粘膜症状 　　28.1%
消化器症状 　27.1%
ショック症状 10.8%

誘発症状

出典）平成30年度食物アレルギーに関連する食品表示に関する調査研究事業報告書.

検査

・詳細な問診と皮膚プリックテストや血液検査による特異的IgE抗体検査。
・上記の結果から原因と疑われた食物について食物除去試験（疑われる原因物質を1～2週間完全に除去）。
・検査によって原因物質が特定された場合は，食物経口負荷試験。

皮膚プリックテスト
skin prick test；SPT
スクラッチテストともいう。消毒した皮膚の上に抗原液を滴下し，プリック針で出血しない程度に軽く押し付け，出現した膨疹と紅斑の最大直径を計測して評価。

診断

・誘発症状の病歴と疫学的検査結果。
・場合によっては食物経口負荷試験まで行い確定診断。

特異的IgE抗体検査
どの抗原に対して特異的なIgE抗体があるかをみる検査。0～6段階で陰性（0）であればその食物にアレルギーがないということになる。

治療

・基本は，原因食物の除去と症状に合わせた対症療法。
・臓器ごとに軽症・中等症・重症が判断され，第2世代抗ヒスタミン薬（H₁受容体拮抗薬）などによる重症度に応じた薬剤治療。
・重症の場合はアドレナリン（心臓の動きを強めて血圧を上げ，気管支を広げて呼吸困難を改善）筋肉注射を行う。
・アナフィラキシーにはアドレナリン筋肉注射を第一に行う。
・ショックを防ぐためのアドレナリン自己注射薬(エピペン®)が体重15kg以上の人を対象に認可されている（2005年3月より）。

食物経口負荷試験
oral food challenge；OFC
原因物質であると特定しているか，疑われる食品を1食で食べる量の1/16，1/8，1/4，1/2量などに分割して，症状の有無を確認する検査。

> アナフィラキシー：即時型食物アレルギー反応の中でもじんましんや腹痛のひとつだけではなく，皮膚，呼吸器，消化器など複数の重い症状が現れる。
> ショック（アナフィラキシーショック）：血圧低下や意識障害などのショック症状を伴う。生命をおびやかす危険な状態。

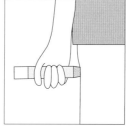

エピペン®の使用方法
太ももの前外側に直角に押しあてる

1.2　栄養・食事療法

1）アレルゲン除去食

　糖質や脂質はアレルゲンになりにくく，多くがたんぱく質です。そのため，小児の場合は発育を考慮した食事療法が大切です。原因と特定された食物を除去するアレルゲン除去食が基本となります。症状の程度によって食品量や加工食品の範囲が変わり，また，アレルゲン性は加熱によって低下します。

表 12-1　年齢別原因食物

(%)

0 歳（1,530）		1,2 歳（1,364）		3～6 歳（1,013）		7～17 歳（714）		≧18 歳（230）	
鶏 卵	55.3	鶏 卵	38.3	牛 乳	20.6	鶏 卵	16.4	小 麦	19.1
牛 乳	27.6	牛 乳	23.1	鶏 卵	18.9	牛 乳	15.7	甲殻類	15.7
小 麦	12.2	小 麦	8.3	木の実類	18.3	木の実類	12.9	魚 類	10.0
		木の実類	7.9	小 麦	10.8	果物類／		果物類	8.7
		魚 卵	7.4	落花生	10.7	落花生	10.5	大 豆	7.4

各年齢群で 5 ％以上を占める原因食物を示した。
出典）平成 30 年度 食物アレルギーに関する食品表示に関する調査研究事業報告書.

2）除 去 食 品

　アレルゲンとなりやすい特定原材料 7 品目が表示義務，準ずる 21 品目が表示推奨で計 28 品目が対象となっています（2019 年改正）。この表示義務・推奨は 2001（平成 13）年に制度化され，2015（平成 27）年 4 月からは食品表示法に基づいています。

表 12-2　アレルゲンとなる原材料の表示対象食品

	原材料の名称
表示の義務（7品目）	卵，乳，小麦，えび，かに，そば，落花生（ピーナッツ）
表示の推奨（21品目）	アーモンド，あわび，いか，いくら，オレンジ，カシューナッツ，キウイフルーツ，牛肉，くるみ，ごま，さけ，さば，大豆，鶏肉，バナナ，豚肉，まつたけ，もも，やまいも，りんご，ゼラチン

3）食物アレルギー代替食品

　食品を除去することによって，栄養素のバランスを崩す危険性があります。アレルゲンにならない食品でバランスをとることが大切です。これを代替食品といいます。

表 12-3　アレルゲン食品とその代替食品例

アレルゲン（除去）	除去食品（加工品）	代替食品
米	米粉パン，ビーフン	パン，うどん，そば
卵	生卵，うずら卵	肉類，魚類
えび，かに	えび，かに	魚
牛乳	チーズ，脱脂粉乳	豆乳，アレルギー用ミルク
牛肉，鶏肉，豚肉	ひき肉，ハム，ソーセージ	卵，魚
小麦	パン，うどん，小麦粉	米粉めん，雑穀めん，でんぷん，かたくり粉，上新粉，米粉
大豆	みそ，しょうゆ，豆乳	雑穀みそ，雑穀しょうゆ，ノン大豆
そば	そば粉	うどん，中華めん

2．自己免疫疾患（膠原病）

2.1　疾患の概要

定義	・全身の血管および結合組織にフィブリノイド変性を認める一連の疾患を膠原病という（1942 年に Klemperer が提唱）。全身に分布している結合組織が炎症を起こす病気の総称。 ・臨床的にはリウマチ性疾患，病因論的には自己免疫疾患，病理学的には結合組織疾患と位置づけられる。
成因	自己免疫反応が働く原因として，遺伝因子や環境因子との関与が疑われているが，原因はよくわかっていない。
分類	【古典的膠原病】 ①関節リウマチ（RA）…関節　②全身性エリテマトーデス（SLE）…内臓・皮膚・筋肉・血管　③強皮症（SSc）…皮膚・筋肉・血管　④多発性筋炎/皮膚筋炎（PM/DM）…皮膚・筋肉・血管　⑤結節性多発動脈炎(PN)…血管　⑥リウマチ熱(RF) 【その他】 ①混合性結合組織病（MCTD）…多臓器　②シェーグレン症候群（SS）…目・口　③顕微鏡的血管炎（MPA）…血管　④ベーチェット病…皮膚，筋肉，目・口　⑤リウマチ性多発筋痛症…皮膚，筋肉　⑥高安動脈炎…血管　⑦再発性多発性軟骨炎…軟骨　⑧好酸球性多発血管炎（EPGA）…血管　⑨肉芽腫性多発血管炎（GPA：ウェゲナー肉芽腫症）…血管

症状	関節リウマチ（RA）	30～50 歳代女性	関節の腫脹，疼痛，朝のこわばり　など。
	全身性エリテマトーデス（SLE）	10～30 歳代女性	全身に臓器病変，発熱，全身倦怠感，体重減，皮膚に蝶形紅斑，円板状紅斑，口腔内潰瘍，レイノー現象，関節痛，ループス腎炎　など。
	強皮症（SSc）	30～50 歳代女性	レイノー現象，むくみ，こわばり，仮面様顔貌，手指の腫脹（ソーセージ様手指）　など。
	多発性筋炎/皮膚筋炎（PM/DM）	5～15 歳，40～60 歳成人女性に多い	筋力低下（四肢近位筋，頸部，咽頭・喉頭筋），筋痛，発生障害，嚥下障害　など。
	結節性多発動脈炎（PN）	40～60 歳代の男性にまれ	・全身の中小動脈の壊死性血管炎が主病態。 ・全身の臓器症状（炎症，出血，梗塞の3病態）。
	混合性結合組織病（MCTD）	20～50 歳代女性	レイノー現象，顔面紅斑，筋力低下，手指・手背の腫脹（ソーセージ様手指）　など。
	シェーグレン症候群（SS）		ドライアイ，ドライマウス，皮膚乾燥　など。

検査	リウマトイド因子（RF），ANA，抗好中球細胞質抗体の検査を行い，疑いの強い疾患を絞り込んでいく。	
	RA	・画像検査…単純 X 線，関節 MRI，関節超音波　など。 ・血液検査…CRP 上昇，ESR 上昇。
	SLE	・血液検査…貧血，WBC，Plt 減少。 ・腎症があれば，たんぱく尿，血尿，円柱尿などを認める。
	SSc	・画像検査。・血液検査。・呼吸機能検査。
	PM/DM	・筋電図検査。・筋生検。・血液検査。 ・筋原性酵素（CK，アルドラーゼ，AST，ALT，LDH），ミオグロビン上昇。
	PN	画像検査…血管造影・MRI　など。
	MCTD	血液検査…WBC 減少，ESR 上昇，CRP（＋），CK 上昇。
	SS	血液検査，乾燥性結膜炎検査 など。

膠原病
（こうげんびょう）
collagen diseases
「膠原」とは結合組織の膠原繊維に由来。

自己免疫疾患
何らかの原因により自分自身の成分（抗原）に対する抗体をつくり臓器や組織の細胞に障害を起こすこと。

リウマチ熱（RF）
rheumatic fever
A群レンサ球菌感染が原因と判明しているため，現在では膠原病の範疇からは外されている。

レイノー現象
主に手指の細動脈が収縮することにより，皮膚の色が蒼白か紫色になる現象。

リウマトイド因子（RF）
rheumatoid factor
IgG の Fc 部分に対する抗体。関節リウマチ，シェーグレン症候群で陽性率が高い。リウマチ因子。

ANA
anti-nuclear antibody
抗核抗体。核の構成成分を抗原とする自己抗体の総称。数十種類が存在する。全身性エリテマトーデス，全身性強皮症，混合性結合組織病で陽性率が高い。

抗好中球細胞質抗体
好中菌の細胞質成分に対する抗体。顕微鏡的血管炎（MPA）で陽性率が高い。

ACR
American College
of Rheumatology
米国リウマチ学会。
EULAR
European League
Against Rheumatic
Diseases
欧州リウマチ学会。

診	RA	ACR/EULAR の分類基準による。
	SLE	ACR/EULAR の分類基準による。
	SSc	・厚生労働省の診断基準による。 ・手指あるいは足趾を超える皮膚硬化があるかを診断。
断	PM/DM	血液検査や筋生検による。
	PN	画像診断…血管造影，MRI。
	MCTD	レイノー現象，手指・手背の腫脹，肺高血圧症のうちひとつ以上，免疫学的所見，混合所見をすべて満たす。
	SS	旧厚生省改定基準による。
治	RA	抗リウマチ薬（メトトレキサートなど）による薬物治療。
	SLE	ステロイド薬や免疫抑制薬による薬物治療。
	SSc	・臓器病変の重症度に応じた対症療法。 ・カルシウム拮抗薬はレイノー現象の改善に効果。
療	PM/DM	・筋症状，皮膚症状の改善にはステロイドが第一選択。 ・ステロイドが効果不良の場合は免疫抑制薬を併用。
	PN	ステロイドが効果不良の場合は免疫抑制薬。
	MCTD	・レイノー現象，ソーセージ様手指，関節炎には末梢循環改善薬。 ・非ステロイド系抗炎症薬。 ・内臓病変や筋炎にはステロイド。
	SS	ドライアイやドライマウスに対しては QOL を目ざした対症療法。

2.2 栄養・食事療法

　ほとんどの膠原病では，「日本人の食事摂取基準」に準じて栄養素のバランスをとるようにしますが，やせすぎないように体重管理を行い，体力や抵抗力の増進・増加を図ります。

　身体の症状や食欲の有無などを考慮した対症療法を行います。身体的障害がある場合は調理器具や食器にも配慮します。臓器に障害のあるループス腎炎では障害の状態により，たんぱく質制限，食塩制限などを，腎臓病の栄養・食事療法に準じて行います。

　経口摂取で十分な栄養量が摂取できない場合は，経鼻栄養補給法や中心静脈栄養補給法で補給します。症状の進行を遅くするため，体力と免疫力の維持を図ります。喫煙や飲酒は免疫力を低下させるので控え，感染予防のため衛生管理に留意し QOL の向上に努めます。

表 12-4　食欲低下および食に関する苦痛改善のための薬物療法

薬　剤	期待される効果
副腎皮質ステロイド薬 （ベタメタゾン）	食欲を亢進させる。全身倦怠感などの不快症状を緩和する。
制吐薬 （メトクロプラミド）	胃腸の働きを活発にして腸管機能を亢進させる。悪心，嘔吐，食欲不振や膨満感，胸やけなどの症状を緩和する。
向精神薬・抗うつ薬・ 抗不安薬	精神症状が食欲に関係する場合，抗うつ薬が処方される。
口内炎治療薬	患部に塗布または付着することで炎症による腫れや発赤を軽くする。

3．後天性免疫不全症候群（AIDS　エイズ）

3.1　疾患の概要

＊HIV ウイルスを原因とするだけではなく，薬剤，重症真菌感染や悪性腫瘍，栄養障害などで発症しますが，ここでは HIV を中心に述べます。

定義	レトロウイルスの一種であるヒト免疫不全ウイルス（HIV）の感染によって免疫不全が生じ，日和見感染症や悪性腫瘍が合併した状態。　　　　　　　　（厚生労働省）
成因	HIV に感染した後，免疫細胞である CD4 群 T 細胞が減少し，無症候性の時期（無治療で約 10 年）を経て，免疫不全を反映した合併症の日和見感染症や悪性腫瘍などが生じる。

分類	HIV-1	流行しているのは HIV-1。性感染，母子感染，汚染注射針を用いた静脈注射，汚染血液製剤による。
	HIV-2	猿から分離された SIV と類似。研究開発に用いられる。

症状	・感染すると数週間後に発熱などのインフルエンザ様の症状があり，その後は無症状。その後，数年から 10 数年後に発熱・下痢・体重減少などが出現。 ・免疫不全により日和見感染や悪性腫瘍などの合併症が生じる。
検査	スクリーニング抗体検査（ELIS 法，PA 法など）が陽性の場合，二次検査として，以下の検査を行う。 　①確認抗体検査…ウエスタンブロット法，蛍光抗体法　など。 　②HIV 病原検査…抗原検査，ウイルス分離，PCR，核酸診断法　など。
診断	・血液検査で陽性であれば確定。 ・『サーベイランスのための HIV 感染症/AIDS 診断基準』による。
治療	薬物治療…抗 HIV-1 薬として逆転写酵素阻害薬とプロテアーゼ阻害薬（新規感染を抑制）。これらの薬剤を 3 種類以上併用する HAART を行い，血中ウイルス量を著明に減少させ，CD4T 細胞数の回復や症状の改善を図る。

レトロウイルス 遺伝物質として RNA をもち，逆転写により DNA をつくって増殖するウイルスの総称。「レトロ」は反対方向・逆向きの意。ヒトは DNA を転写して RNA をつくる。

SIV simian immuno-deficiency virus サル免疫不全ウイルス。

サーベイランスのための HIV 感染症/AIDS 診断基準 厚生労働省エイズ動向委員会が 2007 年に作成。サーベイランスとは，感染症の発生状況の調査・集計により，蔓延予防に役立てるシステムであり，治療の開始等の指標ではない。

HAART highly active anti-retroviral therapy 多剤併用療法。

3.2　栄養・食事療法

　基本的には食欲を大切にし，「日本人の食事摂取基準」に準じて栄養素をバランスよくとり，免疫機能を上げるためにたんぱく質，ビタミン A・B$_6$・E，亜鉛なども十分にとります。体力が落ちないように体重管理が大切です。

　食欲低下時の食の援助について表 12-5 に示します。

表 12-5　食欲低下時の食の援助

食環境を整える	・ベッド上での食事は，食欲低下の要因ともなる。 ・体力の消耗に配慮しながら，食卓やデイルームでの食事を考える。 ・病室内のポータブルトイレなどによる臭気を脱臭や換気によってクリーンにする。
食事の回数・時刻，食器などを調整する	・全量摂取は患者自身の満足感につながる。 ・小ぶりの食器に適量，彩りよく盛りつけ，"食べたい"という欲求のあるときに提供するよう配慮する。
嗜好・嚥下能力を踏まえ味つけを調整する	・嗜好，嚥下能力は，治療によって日々変化する。 ・味つけは食事ごとに調整する。
即対応を心掛ける	・患者に精神的・肉体的苦痛を与えないよう，要求に対しては即時対応を心掛ける。

第 13 章

術前・術後

1. 栄養・食事療法

血清アルブミン
半減期約 3 週間。
トランスフェリン
半減期約 1 週間。
トランスサイレチン
（プレアルブミン）
半減期約 2 日。
レチノール結合たんぱく
半減期約半日。
ヘモグロビン
血液中の色素。ヘムという色素とグロビンというたんぱく質が結合したもの。
免疫能
身体の抵抗力。
白血球
生体防御にかかわる細胞成分のひとつ。
血液 1 mL あたり 4,000 ～ 11,000 個。
リンパ球
生体防御にかかわる細胞で、3 種類（T 細胞、B 細胞、NK 細胞）がある。
窒素バランス
たんぱく質には約 16%の窒素が含まれる。摂取したたんぱく質に含まれる窒素と排泄された窒素の量を調べると、身体にたんぱく質が蓄積したのか、分解されたたんぱく質が多いのかがわかり、栄養状態が評価できる。
SGA
問診で入手可能な簡単な情報のみで栄養障害、創傷の治癒遅延や感染症などのリスクのある患者を予測できるという評価を得ているアセスメント法。

　一般に、手術治療が行われる病態では、体調不良、栄養不良、食欲低下を起こしやすく、栄養状態は術後の回復に影響を及ぼします。そのため、栄養評価を行い、適切な栄養管理法を検討します。通常、食事は消化管を経由する栄養法ですが、口腔や頭部の手術により食物が摂取できない場合や、消化器・消化管機能低下、意識障害など、病態に応じて経腸栄養補給法、経静脈栄養補給法を用います。栄養評価には以下の①～③があります。

　① **摂取栄養量による栄養評価**　　食事、経腸栄養剤、静脈栄養剤の摂取栄養量を総合的に把握します。

　② **血液生化学検査による栄養評価**　　栄養状態は、たんぱく質を指標として、**血清アルブミン**（Alb）、**トランスフェリン**（Tf）、**トランスサイレチン**（プレアルブミン）（TTR, preAlb）、**レチノール結合たんぱく**（RBP）があります。貧血は**ヘモグロビン**（Hb）、**免疫能**は**白血球数**（WBC）や**リンパ球数**が指標となります。その他、血清たんぱく質、**総コレステロール**（TC）、**窒素バランス**など、病態に応じて評価します（資料 2 参照、p. 151）。

　③ **SGA による評価**（SGA：subjective global assesment　主観的包括的評価）入院初期に患者および家族から体重や食欲、食形態、生活状況などを聞き取り、栄養状態を評価する方法です（資料 3 参照、p. 155）。

1.1　術前の栄養管理

　術前は、栄養不良のことが多く、栄養不良のままで手術を行うと縫合不全、感染症罹患など合併症のリスクが高まり、入院期間も長くなり患者の QOL が損なわれます。

　食事内容を詳しく聞き取り、栄養量を算出して評価分析後、補う食品やその分量、適応する調理法などの栄養計画を作成します。通常の食事だけでは調整が難しい場合は栄養補助食品、経腸栄養補給法、経静脈栄養補給法を医師、看護師など多職種のチームで検討します。

　一般的にエネルギー量はストレスがない状態で 25 ～ 30 kcal/kg 標準体重、ストレスがかかっている状態では 30 ～ 35 kcal/kg 標準体重とします。たんぱく質は手術のストレスを考慮し、0.8 ～ 1.6 g/kg 標準体重程度を目安としますが、エネルギー量や

栄養量は各疾患の栄養基準，病態を考慮します。

　食止めについては，一般的に手術前日の夕食後は食品摂取を中止します。理由は，麻酔により消化管の動きが抑制される，嘔吐した場合の誤嚥を避ける，消化管を空にして手術をしやすくするなどです。

　脱水予防のために，麻酔の2時間前までは水やお茶などの清澄飲料が許可されますが，手術によっては禁止される場合もあります。

1.2　術後の栄養管理

　手術創，出血，臓器の機能低下，開腹術により臓器が外界に接することなど種々のストレスは身体の負担となり，高血糖や体たんぱくの分解など栄養代謝の異常が起こりやすくなります。このため，術後1週間程度は栄養素を身体にとり込みにくい状態になります。体温や呼吸，血糖，尿量などに異常がなく状態が安定し，消化管機能や嚥下機能に問題がないこと，食事の意欲があることを医師が確認して，水分が多くやわらかい食物から開始します。術後のリハビリテーションを進めて身体機能を回復するためにも栄養摂取は重要です。

　免疫増強効果のある栄養成分には，アルギニン，グルタミン，核酸，n-3系多価不飽和脂肪酸などがあり，これらを多く含む栄養剤を摂取することで術後の感染症の罹患率が低下するといわれています。

2.　胃・大腸術後の栄養管理

　一般的な術後食として，「流動食→三分粥食→五分粥食→全粥食→普通食」と移行します。積極的な栄養摂取が有効とされる場合は，五分粥食や全粥食から開始する場合もあります。

2.1　胃切除後の栄養・食事療法 （図13-1）

　術後の絶食期間は亜全摘の場合は3〜4日，全摘の場合は5〜6日（開腹術），腹腔鏡下手術の場合は1〜2日程度とします。術後は胃から分泌される食欲刺激ホルモンの低下，胃容積の減少などにより食事量が減るため消化のよい食品を分食して栄養を補います。

　食後のつかえ感や膨満感を避けるために，粥状になるまで十分に咀しゃくし，食事量は控えめにします。水分の多い食事は腸への急速な流入の原因になりやすいため，食事中の水分摂取は控えます。

　①　早期ダンピング症候群　　食後30分以内に発汗，嘔吐，めまいなどを訴えることがあります。高濃度の栄養物が急速に小腸へ流入するために，消化管へ流入する血液が増加し，全身の血流に不均衡が生じるためで，予防には少量頻回食（6回／日）とします。

　②　後期ダンピング症候群　　食後2〜3時間に気分不快，発汗，めまいなどの不

縫合不全
手術で縫合された部分の傷口がふさがらずに開いてしまうこと。

食止め
治療，手術や検査のために食事を中止すること。

清澄飲料
清澄水ともいい，水，お茶，果物ジュース（果肉を含まない），コーヒー（ミルクを含まない）などのこと。

手術創
手術によりできる傷。

リハビリテーション
低下した身体機能を回復させること。手術後，ベッド上安静が長いと筋力低下，関節が滑らかに動きにくくなるなどの傾向がある。病状が安定したら歩行訓練を行い身体機能の維持・回復を図る。

亜全摘
「亜」とは「次」，「準ずる」などの意味。臓器をすべてでなく，一部残して摘出すること。

全　摘
病変が臓器全体に広がり，治療するために臓器をすべて摘出すること。

腹腔鏡下手術
数センチの手術創を複数設置し，器具やカメラを挿入しモニターで観察しながら施行する手術。

食欲刺激ホルモン
食欲に関係するホルモンにはレプチン（満腹を感じ食欲を抑える）やグレリン（食欲を促す）などがある。グレリンは胃から分泌されるために胃切除により食欲が低下する場合がある。

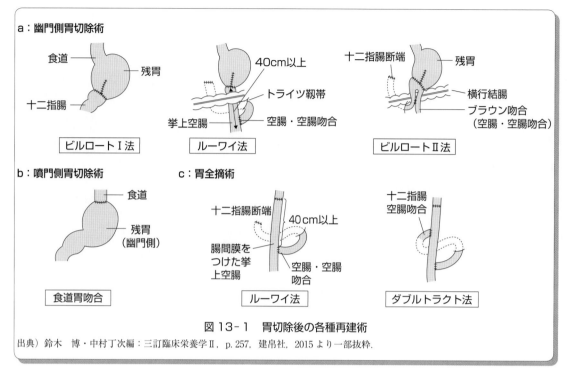

a：幽門側胃切除術

食道　残胃　十二指腸
ビルロートⅠ法

40cm以上　トライツ靭帯　挙上空腸　空腸・空腸吻合
ルーワイ法

十二指腸断端　残胃　横行結腸　ブラウン吻合（空腸・空腸吻合）
ビルロートⅡ法

b：噴門側胃切除術

食道　残胃（幽門側）
食道胃吻合

c：胃全摘術

十二指腸断端　40cm以上　腸間膜をつけた挙上空腸　空腸・空腸吻合
ルーワイ法

十二指腸空腸吻合
ダブルトラクト法

図13-1　胃切除後の各種再建術

出典）鈴木　博・中村丁次編：三訂臨床栄養学Ⅱ，p.257，建帛社，2015より一部抜粋．

調を訴えることがあります。小腸で糖質の吸収が促進され一時的にインスリン分泌が亢進したことによる低血糖状態と考えられています。ブドウ糖，ジュース，飴などの糖質を補給し低血糖を改善します。

③　**骨粗鬆症**　　胃切除後は胃酸の分泌低下，食物の消化管内通過時間の短縮からカルシウムやビタミンDの吸収が低下します。骨に蓄積されたカルシウムが溶出して骨密度（骨量）が減少し，骨粗鬆症になりやすくなります。

④　**悪性貧血**　　胃切除後は内因子が減少し，ビタミンB_{12}が吸収されにくくなり，術後数年を経て**悪性貧血**を発症します。栄養バランスのよい食事を継続し，欠乏症ではビタミンB_{12}を内服または注射にて補います。

⑤　**逆流性食道炎**　　酸性の胃内容物やアルカリ性の十二指腸内容物が食道に逆流し胸やけや嚥下困難などを発症することがあります。胃内容物の逆流を防ぐためには食事直後は横にならずに座位の姿勢をとります。

> **＜胃切除後の退院時に指導する献立例＞**
> 朝）トースト（サンドイッチ用パン），卵とキャベツのスープ煮，りんごの甘煮
> 昼）軟飯，味噌汁（かぶ・かぶ葉），いわしハンバーグ（野菜添え），かぼちゃと高野豆腐の炊き合わせ
> 夕）軟飯，鶏肉のトマト煮込み（野菜添え），ポテトサラダ

内因子
胃壁細胞によってつくられ，胃液中に含まれる糖たんぱく質。キャッスル内因子といわれる。ビタミンB_{12}の吸収に不可欠。

悪性貧血
内因子が欠乏し，ビタミンB_{12}の吸収が妨げられることから起こる貧血。巨赤芽球性貧血ともいう。

2.2　大腸切除後の栄養・食事療法（図13-2）

大腸がん，クローン病などでは腸管の一部を切除し，腸の開口部に人工肛門を造設

することがあります。人工肛門には括約筋がないために排便のコントロールができず，開口部にはパウチを装着して便をため，排泄します。合併症には，下痢，便臭やガスの発生があります。また，肛門機能を温存する手術も行われますが，排便回数が増える，軟便になりやすいなどがあるため生活の工夫が必要です。

人工肛門造設後の留意点は，よく咀しゃくすることが基本で，食事時間・量とも規則的に食べて便通のリズムをつけます。ポイントは，① 消化のよい食事，② 栄養バランスのよい食事，③ 十分に咀しゃくする（食物繊維を短くする），です。便通には個人差があるので調子を崩しやすい食品は避け，経験しながら食べ方に慣れるようにします。食事の注意は次の①～④です。

① 下 痢　　冷たい飲み物，高脂肪食を避けます。下痢では粥や汁物，お茶やアイソトニック飲料などで適度に水分やミネラルを補給します。

② ガ ス　　豆，いも，ごぼうなど残渣の多い食品は控えます。食品とともに飲み込んだ空気はガスのもとになるのでゆっくりかみながら食事をして，過剰に空気を飲み込まないようにします。

③ 便 臭　　ねぎ，にんにく，にらなど便臭が強くなる食品は控えます。

④ 通過障害　　きのこ，山菜，こんにゃくなどの難消化性食品は控えます。野菜は繊維に対して垂直切り，繊維を短くして腸内を通過しやすくします。そうめん，ラーメンなどの細いめんを食べるときは十分に咀しゃくします。

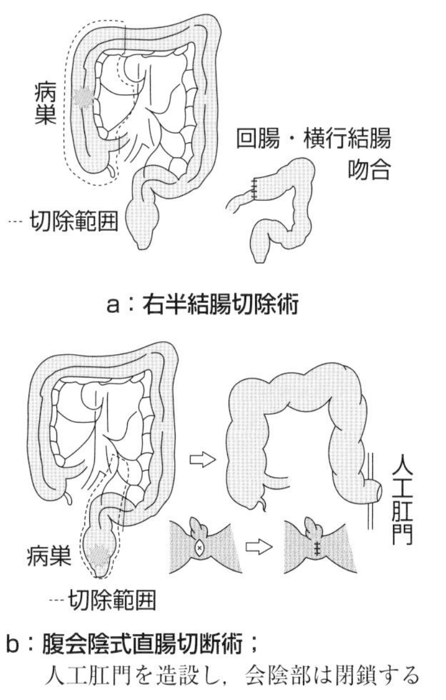

a：右半結腸切除術

b：腹会陰式直腸切断術；
　人工肛門を造設し，会陰部は閉鎖する

図13-2　大腸がんの切除術

出典）鈴木博・中村丁次編：三訂臨床栄養学Ⅱ，建帛社，p. 262（2015）

括約筋
胃の幽門部や肛門，内尿道口にある筋肉で，弁の働きをする。

パウチ
人工肛門や人工膀胱保有者（オストメイト）が一時的に便・尿をためるための袋。

アイソトニック飲料
身体の浸透圧と等しくなるように成分を調整した水分補給目的の飲料（isotonic＝等浸透圧）。

残 渣
消化・吸収されない食物繊維。

＜大腸切除後の退院時に指導する献立例＞
朝）軟飯，落とし卵の味噌汁，さけ缶のだいこんおろし添え，野菜（皮むきトマト・ブロッコリー・マヨネーズ）
昼）サンドイッチ（ツナ），野菜ジュース，バナナヨーグルト
夕）軟飯，さつま汁（鶏肉・さつまいも・だいこん・にんじん），豆腐ステーキ，はくさい甘酢漬け

3. その他の手術と栄養管理

① 食 道　　手術範囲には嚥下にかかわる反回神経があり，術後には摂食障害が起きやすく，きざみ食やとろみ食，ゼリー食など，形態を工夫します。

② 小 腸　　術直後は経静脈栄養補給法が適応となります。機能が回復してから経腸栄養剤，低残渣食が開始されます。食事内容はクローン病に準じます。

③ 胆 嚢　　脂質や脂溶性ビタミン（A・D・K）の吸収障害や下痢が起きやすくなります。脂肪の少ない食品のやわらか煮などを献立に組み入れます。

反回神経
胸腔内で迷走神経から分岐し，気管や食道や声帯を動かす筋肉の働きに関与している。

第 14 章

高齢者疾患

1. 摂食嚥下障害

1.1 障害の概要

　　摂食は「食べること」，嚥下は「飲み込むこと」で，咀しゃくは「食べ物をかみ切り・かみ砕き・すりつぶしを行いながら唾液と混ぜ合わせ，嚥下しやすい状態の食塊を形成すること」をいいます。この一連の動作は，五つの過程① **先行期**（認知期）② **準備期**　③ **口腔期**　④ **咽頭期**　⑤ **食道期** に分けられます。

　　摂食嚥下の途中で，飲食物等が誤って気管に入ってしまうことを誤嚥といいます。加齢による咀しゃく機能の低下，嚥下力の低下や神経系の機能低下（脳血管障害，認知症）などによって起こります。誤嚥によって起こる肺炎を誤嚥性肺炎といいます。

　　診断方法は，摂食嚥下機能が正常かどうかを簡単に判定する **EAT-10** などの質問紙によるスクリーニング法があります。合計点数が３点以上の場合，嚥下の効率や安全性について専門医に相談が必要と判断されます。また，**嚥下造影検査**（VF 検査）で，形態的異常，機能的異常，誤嚥，残留などを明らかにし，食べ物や体位，摂食方法などを調整することで，安全に嚥下し，誤嚥や咽頭残留を減少させる方法を確認します。

1.2 栄養・食事療法

1) 食事の工夫

　　食事では，健常者の一口量は約 15 g 程度ですが，3 〜 8 g（大さじ 1/2 杯未満）程度にします。ベッド上で食事をとる際の誤嚥防止に有効な姿勢を図 14-1 に示します。

先行期（認知期）
食べ物を見て認識する。
準備期
食べ物を口に入れ，咀しゃくする。
口腔期
食塊を舌の運動によって，咽頭へ送る。
咽頭期
食塊を咽頭から食道へ送る。
食道期
食塊を食道のぜん動運動によって，胃に送る。
EAT-10
10 項目の質問で構成され，それぞれ 5 段階（0 点：問題なし〜4 点：ひどく問題）で解答する。
嚥下造影検査
VF：videofluoroscopic examination of swallowing
バリウムを混ぜた食品を食べてもらい，X 線装置を用いて嚥下する様子を映像として観察・記録する検査方法。

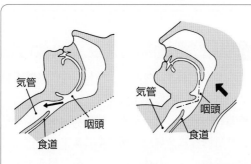

- ベッドの上では背の角度を 30 〜 60 度以上になるようにする；飲み込みやすい姿勢は，やや前かがみにすると咽頭から気管への角度ができ，食道へ食べ物が流れ込みやすくなる。

- 食後 30 分〜 2 時間程度は座った姿勢を保つようにする；胃から食道への逆流を防ぎ誤嚥性肺炎を予防する。

気管　咽頭　食道

図 14-1　仰臥姿勢での誤嚥防止

また，食事介助は，食べる人の速度に合わせることが大切です。

調理では，弱くなっているかむ力や飲み込む力を補うために，食品選択や調理を工夫する必要があります。表14-1に示す食品は，むせたりのどに詰まったりしやすいので注意が必要です。調理上の工夫には，①組織をやわらかくする（蒸す，煮込む，すりおろす，つぶす・裏ごしなど），②形態を細かくする（きざむ，ミキサー），③口の中で滑らかな食塊を形成しやすくする（とろみをつける：あんかけ，ゼラチンで固める，とろみ調整剤を加える），④マヨネーズなどの油脂類でまとめるなどがあげられます。

2）嚥下調整食

嚥下調整食およびとろみについて，日本摂食嚥下リハビリテーション学会により「嚥下調整食学会分類2013」が示されています（資料7参照，p.159）。

要介護者や高齢者世帯の食事づくりの負担を軽減するために，かむことや飲み込むことが楽にできるように，食べやすさに配慮した**ユニバーサルデザインフード**（UDF）が市販されています。レトルト食品や冷凍食品などの調理加工食品をはじめ，飲み物やとろみ調整食品などで，「かたさ」や「粘度」の規格により四つの区分に分類されています（図14-2）。

スマイルケア食は，低栄養の予防につながる，生活をより快適にするという，新たな視点でとらえなおした食品で，それぞれの状態に応じた介護食を選択する際に活用できる早見表（図14-3）が策定されています（農林水産省，2014年）。

ユニバーサルデザインフード（UDF）
日本介護食品協議会が制定した規格に適合する商品で，下記マークが記載されている。

スマイルケア食
健康を維持する上で栄養補給が必要な人向けの食品に青，かむことが難しい人向けの食品に黄，飲み込むことが難しい人向けの食品に赤マークを表示してある。

表14-1　注意を要する食感・性状と食品例

食感・性状	食品等
かたいもの	厚みのある肉，繊維のかたい・長い・多い野菜類
むせやすいもの	水，茶などの粘性のない水分，酸味の強いもの
ばらけやすいもの	ご飯，そぼろ（ひき肉），かまぼこ，せんべい
ぱさつきやすいもの（水分が少ない）	パン，ふかしいも，ゆで卵
弾力や粘り気が強いもの	餅，こんにゃく

とろみの強さ	✚✛✛	✚✚✛	✚✚✚	✚✚✚✚
とろみのイメージ	フレンチドレッシング状	とんかつソース状	ケチャップ状	マヨネーズ状
イメージ図				
使用量の目安	1g	2g		3g

図14-2　とろみの目安の表示例
出典）日本介護食品協議会ホームページ　http://www.udf.jp/outline/udf.html

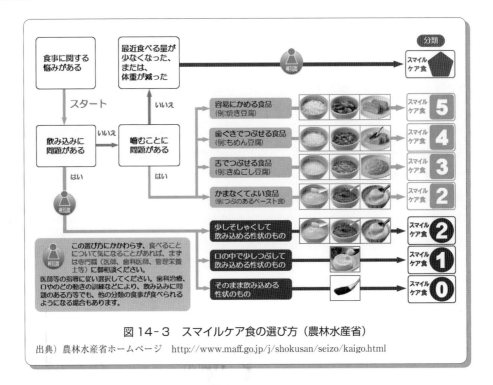

図14-3　スマイルケア食の選び方（農林水産省）

出典）農林水産省ホームページ　http://www.maff.go.jp/j/shokusan/seizo/kaigo.html

2.　褥　瘡

2.1　疾患の概要

　寝たきりなどによって，体重で長時間圧迫されている場所の血流が滞り，その部分の皮膚が発赤・ただれたり，深部組織まで傷ができてしまう状態をいいます。褥瘡の発症を予測する方法にはブレーデンスケール（資料5参照，p.157），DESIGN（デザイン）（重症度分類用，経過評価用），DESIGN-R®（資料5参照，p.158）などがあります。褥瘡の予防と治療には，低栄養の改善が重要で，肥満度，体重減少率，血清アルブミン値，食事摂取量を確認する必要があります。

ブレーデンスケール
褥瘡発生のリスクアセスメントで，知覚の認知，湿潤，活動性，可動性，栄養状態，摩擦とずれについて，あてはまるものを選んで点数化する。
DESIGN（デザイン）
治癒過程を評価するためのツールで，Depth（深さ），Exudate（滲出液），Size（大きさ），Inflammation/Infection（炎症/感染），Granulation tissue（肉芽組織），Necrotic tissue（壊死組織）の略語で，さらにPocket（ポケット）の有無についても評価する。
DESIGN-R®
褥瘡経過を評価するだけではなく，深さ以外の6項目からその重症度も予測できる。Rとは評点（rating）のこと。

表14-2　褥瘡の病期でみる欠乏症状

病　期	栄養素	欠乏症状
反応期（出血凝固期・炎症期）	糖質，たんぱく質	白血球機能低下 炎症期の遷延
肉芽形成期（増殖期）	たんぱく質，亜鉛，銅 ビタミンA，ビタミンC	線維芽細胞機能低下 コラーゲン合成能低下
組織再構築期	カルシウム，亜鉛， ビタミンA，ビタミンC	コラーゲン架橋形成不全 コラーゲン再構築不全 上皮形成不全

資料）幣憲一郎：褥瘡における栄養療法の適応．山東勤弥・保木昌徳・雨海照祥（編）：NSTのための臨床栄養ブックレット6 疾患・病態別栄養管理の実際－癌，化学療法，褥瘡，AIDS．pp.62-69，文光堂，2010より作成．

2.2　栄養・食事療法

効率的な治療を行うために，褥瘡の状態に合わせて栄養量を管理していく必要があります（表14-2）。

エネルギーは25〜35 kcal/kg標準体重を目安にしますが，創傷治癒の観点から，活動係数や傷害係数などを参考にして算出します（第2章1．2参照）。

たんぱく質は1.1〜1.5 g/kg標準体重/日を目安にします。そのほか，創傷治癒効果があがる栄養素（表14-3）を積極的に摂取するようにします。

表14-3　栄養素ごとの創傷治癒効果

栄養素	はたらき
アルギニン	体たんぱく質合成
ビタミンC	コラーゲン合成，鉄吸収の補助
ビタミンA	コラーゲン合成，上皮形成
亜鉛	肉芽組織合成，感染予防
銅	造血作用
カルシウム	コラーゲン合成

資料）平石宏行：WOCケアの専門誌『WOC Nursing』2013年12月号より作成．

3．認知障害

3.1　障害の概要

成熟した認知機能に持続的に障害が生じ，正常な日常生活や社会生活が営めない状態になることです。健忘症，せん妄，失禁などがみられます。発症には，加齢や遺伝に加え，糖尿病や高血圧などの生活習慣病も影響しています。認知症はアルツハイマー型認知症，脳血管性認知症，レビー小体型認知症などに分類されます。

症状は，①記憶障害（さっき聞いたことが思い出せない），②見当識障害（時間・季節・場所等がわからなくなる），③実行機能障害（前もって計画を立てることができない，家電製品や自動販売機が使いこなせない），④理解・判断力障害（道順などがわからない，いつもと違うことが起こると混乱する）などです。

診断には，長谷川式認知症簡易評価スケール（HDS-R），コンピュータ断層診断（CT検査），磁気共鳴画像診断（MRI検査）などが用いられます。

3.2　栄養・食事療法

認知障害では，食べることを拒んだり，嚥下障害で食べられなくなったり，また食べ物を理解できなくなるなどの問題が生じます。その人の状態に合わせた食事内容を，きめ細やかに対応していく必要があります。

4．サルコペニア

4.1　疾患の概要

加齢や疾患により，筋肉量が減少することで，握力・下肢筋・体幹筋など全身の「筋力低下が起こること」，また，歩行速度の低下など「身体機能の低下が起こる」ことをさします。加齢に伴って生じる原発性（一次性）サルコペニアと，活動・栄養・疾患に伴って生じる二次性サルコペニアとに分類しています。

活動に関連するサルコペニアは，寝たきり，不活発な生活スタイル，無重力状態が

健忘症
一般的にいう「もの忘れ」から「記憶喪失」までを含み，エピソード記憶や意味記憶が障害された状態。

せん妄
意識障害が起こって頭が混乱した状態。

失禁
成人が大・小便を自分の意思によらず排泄してしまうこと。尿失禁が多い。

アルツハイマー型認知症
脳の広範囲にアミロイドβというたんぱく質がたまり，神経細胞が壊れ，脳が萎縮する。嚥下障害などで低栄養や誤嚥性肺炎を起こしやすくなる。

脳血管性認知症
脳血管障害により脳細胞が壊死し，徐々にその部分の脳の機能が低下し，記憶障害や運動障害が起こる。脳の障害部位によって症状は異なる。

レビー小体型認知症
大脳皮質や脳幹にレビー小体というたんぱく質がたまり，神経細胞が壊れ，脳が萎縮する。体の動きが緩慢になり，歩行障害や転倒しやすくなる。

長谷川式認知症簡易評価スケール
認知症診断に広く利用されている質問票。年齢，日時・場所の見当識，言葉の即時記銘，計算，数字の逆唱，言葉の遅延再生，物品記銘，言語の流暢性について検査。

CT
p.39参照。

MRI
magnetic resonance imaging
強力な磁石でできた筒の中に入り，磁気の力を利用して体の臓器や血管を撮影する検査。

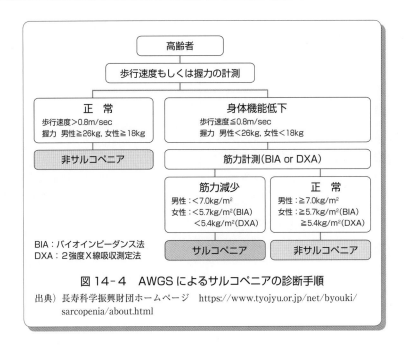

図14-4　AWGS によるサルコペニアの診断手順

出典）長寿科学振興財団ホームページ　https://www.tyojyu.or.jp/net/byouki/
sarcopenia/about.html

サルコペニア
1989年にIrwin
Rosenberg に よっ
て提唱された概念。
ギリシア語でサルコ
は肉・筋肉，ペニア
は減少・消失の意。
骨格筋肉量の減少を
定義としていたが，
筋力低下，機能低下
も含まれる。

原因となります。疾患に関連する**サルコペニア**は，重症臓器疾患（心臓，肺，肝臓，腎臓，脳），炎症性疾患，悪性腫瘍や内分泌疾患に付随して生じます。栄養に関連するサルコペニアは，吸収不良，消化管疾患，および食欲不振を起こす薬剤使用などに伴う摂取エネルギーまたは，たんぱく質の摂取不足に起因します。

　筋肉量が減少すると，活動量の減少から肥満（膝への負担増）になったり，転倒のリスクが高くなります。また，舌や咀しゃく・嚥下，呼吸に関する筋肉に影響が生じると嚥下障害を起こすリスクが増します。日常生活の中では，「歩く速度が遅い」，「階段の手すりをつかまらないと上がれない」，「ペットボトルのキャップが開けにくい」，「重いものを持ち上げられない」などが判断の目安となります。簡便法としては，**指輪っかテスト**や片足立ちテスト，**握力**測定なども用いられます。

　日本では，診断基準や治療のガイドラインはなく，欧州老年医学会は，筋肉量の低下と筋肉機能（筋力または身体能力）の低下の両方の発症を診断に用いることを推奨しています（2009年）。診断基準は，① 低筋肉量，② 低筋力，③ 低身体機能です。日本人の体格でも対応できるアジア人特有の診断基準「2014年 AWGS（ASIAN working Group FOR SARCOPENIA）」を図14-4に示します。

指輪っかテスト
両手の親指と人差し
指で輪をつくり，ふ
くらはぎの一番太い
ところを輪で囲む。
輪のほうがふくらは
ぎよりも大きければ
サルコペニアを疑う。
握力（平均値kg）

年齢（歳）	男	女
65 ～ 69	40	25
70 ～ 74	37	24
75 ～ 79	35	23

4.2　治療方法

　治療方法は，① 運動療法（レジスタンス運動；筋力の向上によって歩行機能や生活機能が保持される，生活習慣として運動を実施する），② 栄養・食事療法（低栄養の予防；高たんぱく質食やサプリメントによるアミノ酸の補充），③ 薬物療法（ホルモン療法；成長ホルモン，性ホルモンの投与など）などがあります。

5．ロコモティブシンドローム・転倒・フレイル

5.1　疾患の概要

（1）ロコモティブシンドローム

　ロコモティブシンドローム（運動器症候群）とは，「運動器の障害のために移動機能の低下をきたした状態」（日本整形外科学会，2007年）です。運動器とは筋肉・骨・関節・軟骨・椎間板をさし，このいずれか，あるいは複数に障害が起こり，「立つ」「歩く」といった移動機能が低下した状態になることです。進行すると日常生活に支障をきたし，その結果，さらに運動の機会が減ることで，転倒しやすくなり，要介護状態になるリスクが高くなります（図14-5）。

（2）転　倒

　転倒は，多くの要因によって様々な状態で生じます。フレイルによって心身の活力（筋力や認知機能等）が低下し，生活機能障害，要介護状態などから生じることが多くみられます。高齢者の転倒に関する諸問題は，ほぼこのフレイルに含まれています。

（3）フレイル

　フレイルとは，「加齢とともに心身の活力（運動機能や認知機能）が低下し，複数の慢性疾患の併存などの影響もあり生活機能が障害され，心身の脆弱性が出現した状態であるが，一方で適切な介入・支援により，生活機能の維持向上が可能な状態像」

ロコモティブシンドローム
locomotive syndrome
軟　骨
軟骨細胞とそれを取り囲む基質（コンドロイチン硫酸）からなる結合組織。
椎間板
ゼラチン状の髄核とコラーゲンを含む線維輪からなり，椎骨にかかる衝撃を吸収する。靭帯とともに脊椎（23の椎間板がある）を保持する役割をもつ。
フレイル
frailty（フレイルティー）の訳として「虚弱」に替えて日本老年医学会が提唱。高齢者が要介護とならないよう予防していくことを目的とする概念もさす。
脆弱性
もろくて弱い性質または性格。

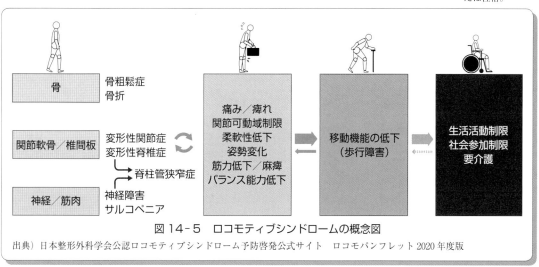

図14-5　ロコモティブシンドロームの概念図

出典）日本整形外科学会公認ロコモティブシンドローム予防啓発公式サイト　ロコモパンフレット2020年度版

表14-4　フレッド（L. P. Fried）によるフレイルの判断基準

次の5項目のうち，3項目以上該当すると「フレイル」，1〜2項目該当した場合は「プレフレイル」と判断される。
①体重減少：意図しない年間4.5kgまたは5％以上の体重減少
②疲れやすい：何をするのも面倒だと，週に3〜4日以上感じる
③歩行速度の低下　　④握力の低下　　⑤身体活動量の低下

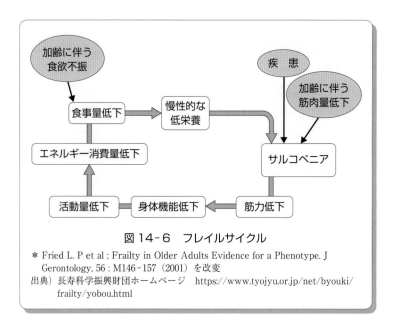

図14-6　フレイルサイクル

＊ Fried L. P et al ; Frailty in Older Adults Evidence for a Phenotype. J
Gerontology, 56 : M146-157（2001）を改変
出典）長寿科学振興財団ホームページ　https://www.tyojyu.or.jp/net/byouki/
frailty/yobou.html

フレッド
Linda P. Fried
1949年生，米国の
老人病医。

（厚生労働省研究班の報告書）とされ，健康な状態と日常生活で支援が必要な要介護状態の中間の状態をさします。判断基準が**フレッド**により示されています（表14-4）。

　また，身体的な変化だけでなく，気力や認知機能の低下などの精神的な変化や，閉じこもりなどの社会的な項目も含まれます。フレイルサイクル（図14-6）の悪循環を断ち切り，要介護状態にならないようにするためには，糖尿病や高血圧などの生活習慣病，呼吸器疾患，整形外科等の慢性疾患を改善することで進行を阻止します。また，運動療法や栄養・食事療法などで介入します。

5.2　栄養・食事療法

　食事管理は，1日3食とし，また1食ごとに主食＋たんぱく質源＋野菜を組み合わせてとるようにします。

　① たんぱく質源は食べ損じで摂取不足にならないように，1品に集中させずに副菜にも分散します。また，筋肉を養うためには，動物性食品の肉・魚・卵もとり入れます。

　② カルシウムを700〜800 mg/日とるようにします。乳製品が苦手な場合は小魚，緑黄色野菜，大豆製品，ゴマなどを日々とり入れるようにし，不足しないようにします。カルシウムの吸収率を上げるためには，青身魚などでビタミンDを確保することも大切です。

　③ 牛乳・乳製品，果物も毎日とるようにします。これらを間食に利用して，1日の摂取量を減らさないように注意します。

　④ 便秘予防のため，調理に油脂類（10 g/日程度）も用い，また，水分摂取に注意し，飲水で1〜1.5 L/日をこまめにとるようにします。

第 15 章

小児・思春期疾患

1. 先天性代謝異常症

1.1　先天性代謝異常症とは

　遺伝子の変異により特定の酵素がつくられない，または活性が弱いなどで，その酵素の基質の代謝経路が障害されたりすることにより，様々な症状が認められる生まれつきの病気を先天性代謝異常症といいます。

　日本では 1977（昭和 52）年からすべての新生児を対象に，新生児マススクリーニングが行われています。2014（平成 26）年よりタンデム質量分析法（タンデムマス）が用いられるようになり，アミノ酸代謝異常であるフェニルケトン尿症（PKU），メープルシロップ尿症（MSUD），ホモシスチン尿症（HCU），糖質代謝異常であるガラクトース血症（GAL）など先天性代謝異常症 20 疾患程度がスクリーニングされています。一般的には，生後 1 週間以内に新生児のかかとから血液を採取して検査をします。

　治療は栄養・食事療法と薬物療法が基本になりますが，疾患によっては肝移植が行われる場合もあります。栄養・食事療法の基本は，欠損しているか活性が弱い酵素で代謝される基質を制限し，本来は代謝産物としてつくられない有害な物質が体内に蓄積して生じる症状を予防することです（表 15-1）。

　新生児マススクリーニングで発見され，確定診断後すぐに栄養・食事療法を開始します。栄養素の制限があっても正常な成長・発達に必要なエネルギー量，たんぱく質が摂取できるように病気に合わせた治療用ミルクを使用します。栄養・食事療法は生涯行うべきものであり，それぞれの疾患の指標となる生化学検査結果および患者の成長状態に合わせて行います。治療が遅れると発育不良，知能の障害などを生じます。

1.2　フェニルケトン尿症（PKU：phenylketonuria）

1）概　　要

　フェニルアラニン水酸化酵素（PAH）の欠損により，フェニルアラニン（Phe）をチロシンに代謝することができず，血中に Phe が蓄積し，フェニルケトン類を産生する。そのため，知能障害を引き起こすが，出生後 1 か月以内に治療を開始すれば知能障害は避けられます。また通常，Phe はチロシンに代謝されて最終的にはメラニンが産生されますが，この場合メラニンができないために色白の肌や茶色い毛髪となります。

変　異
DNA 配列の変化などにより遺伝子が通常と異なっている状態。
酵　素
生体内の化学反応の反応速度を変化させるたんぱく質。
基　質
酵素の作用を受けて化学反応を起こす物質。
新生児マススクリーニング
放置すると神経障害や生命にかかわる障害を招く可能性のある先天性疾患の早期発見・予防・治療につなげるための検査。治療法のある疾患が対象となる。国の事業として公費で行われる。
タンデム質量分析法（タンデムマス）
1 回の検査でたくさんの病気をしらべることが可能。

フェニルケトン類
フェニルアラニンから生成されるアセトン体で，フェニルピルビン酸によりフェニル酢酸とフェニル乳酸に分解され，尿中に排泄される。
メラニン
チロシンから生合成される褐色ないし黒色の色素で，皮膚や髪などにあり，過剰の光を吸収する役割を果たしている。

表 15-1　先天性代謝異常症の種類と栄養・食事療法のポイントおよび指標

分　類	疾 患 名	疾患頻度	栄養療法のポイント	食事療法の指標
アミノ酸代謝異常症	フェニルケトン尿症	約 1/7 万人	フェニルアラニン制限	血中フェニルアラニン
	メープルシロップ尿症	約 1/52 万人	分岐鎖アミノ酸制限	血中ロイシン
	ホモシスチン尿症	約 1/23 万人	メチオニン制限	血中メチオニン
	シトルリン欠損症		ガラクトース制限	血中アミノ酸，ガラクトース値
	尿素サイクル異常症		たんぱく質コントロール	血中アンモニア
有機酸代謝異常症	メチルマロン酸血症	約 1/17 万人	軽度の自然たんぱく質制限	血中必須アミノ酸，イソロイシンの低下に注意する
	プロピオン酸血症	約 1/7 万人		
	イソ吉草酸血症	約 1/98 万人	自然たんぱく質制限	イソバリル CoA の蓄積を防ぐ
	HMG-CoA リアーゼ欠損症	発見なし	食事間隔に注意し，空腹を避ける	低血糖発作を防ぐ
			自然たんぱく質制限	ロイシンの負荷を軽減する
	メチルクロトニルグリシン尿症	約 1/27 万人	自然たんぱく質制限	血中ロイシン値
	複合カルボキシラーゼ欠損症	1 例	ビオチン投与で通常食が可能	血中カルニチン分析
	β-ケトチオラーゼ欠損症		食事間隔に注意，自然たんぱく質制限	尿ケトン体のチェック
	グルタル酸血症 I 型	約 1/49 万人	自然たんぱく質制限	血中リジン値
脂肪酸代謝異常症	グルタル酸血症 II 型		空腹と夜間の低血糖を避ける	血中アシルカルニチン分析（タンデムマス法）
	極長鎖アシル CoA 脱水素酸素欠損症	約 1/14 万人	食事間隔をあけない	
	三頭酵素欠損症	約 1/74 万人	非加熱コーンスターチの摂取	
	中鎖アシル CoA 脱水素酵素欠損症	約 1/20 万人	飢餓に伴う低血糖の防止　食事間隔に注意	
	全身性カルニチン欠損症			
	カルニチンサイクル異常症			血中遊離カルニチン値
糖質代謝異常症	ガラクトース血症	約 1/5 万人	ガラクトース制限	血中ガラクトース-1-リン酸

2）治　　療

治療は，血中 Phe 値の目標維持範囲（表 15-2）を保ちながら栄養・食事療法を行います。

Phe の摂取を健常児の約 1/2 以下に制限しますが，成長のために，Phe 以外のアミノ酸やたんぱく質，エネルギーなどは，「日本人の食事摂取基準」どおりに摂取する必要があります。通常の食品では，平均してたんぱく質量の約 5％が Phe 量です。**Phe 除去ミルク（治療用ミルク）や低たんぱく質食品，たんぱく質代替物**などを利用して献立を考えます。その場合は，献立が単調にならないような配慮が必要です。

・乳児期の栄養・食事療法

1 日に必要な栄養量の大部分は，治療用ミルクで対応します。離乳食はたんぱく質の少ないいも類，野菜類，**低たんぱく質米**を利用した粥にします。治療用ミルクをしっかり摂取する習慣をつけることが大切です。必要量の Phe は母乳または調製粉

表 15-2　PKU（高フェニル血症の一部を含む）の治療指針

A　血中 Phe 値の維持範囲

乳児期～ 幼児期前半	2 ～ 4 mg/dL （120 ～ 240 μmol/L）
幼児期後半～ 小学生前半	2 ～ 6 mg/dL （120 ～ 360 μmol/L）
小学生後半	2 ～ 8 mg/dL （120 ～ 480 μmol/L）
中学生以上	2 ～ 10mg/dL （120 ～ 600 μmol/L）
妊娠前～ 分娩まで	2 ～ 6 mg/dL （120 ～ 360 μmol/L）

B　年齢別 Phe 摂取量の目安

年　　齢	摂取 Phe 量（mg/kg／日）
0 ～ 3 か月	70 ～ 50
3 ～ 6 か月	60 ～ 40
6 ～ 12 か月	50 ～ 30
1 ～ 2 歳	40 ～ 20
2 ～ 3 歳	35 ～ 20
3 歳以後	35 ～ 15

注：PKU でない 3 か月乳児で，一日のたんぱく質摂取目安量を 15 g／日とするとそれに含まれる Phe は約 750 mg となり，体重を 6 kg とすると Phe 摂取量は 125 mg/kg／日となる。PKU 児ではこれを 70 ～ 50 mg/kg／日まで制限する必要がある。

出典）日本先天代謝異常学会診断基準策定委員会：診療ガイドライン，2014 年 7 月 15 日版.

乳でとることも可能です。血中 Phe 濃度を月に 1 ～ 2 回測定して，摂取する Phe 量を調整します。

・幼児期の栄養・食事療法

乳児期同様に血中 Phe 濃度の測定を行いつつ，食事からの摂取 Phe 量を調整し，不足するたんぱく質は治療用ミルクで補います。1 日に摂取するたんぱく質量も増えるため，普通に摂取してよい食品（たんぱく質の少ない食品：野菜，果物，いも，海藻，油脂，菓子など）と，摂取を制限する食品（たんぱく質の多い食品：牛乳・乳製品，卵，肉，魚，大豆製品など）について教育し，理解させることが必要です。

・小学生以降の栄養・食事療法

血中 Phe 値の目標維持範囲を保つようにして，不足するたんぱく質は治療用ミルクやたんぱく質代替物で補います。軽症型の高フェニルアラニン血症（HPA）の場合は，たんぱく質のとりすぎに注意する程度の食事ですむ場合がありますが，栄養・食事療法は生涯継続します。

・マターナル PKU

妊娠・出産を希望する PKU の女性が健常児を出産するためには，妊娠前から血中 Phe 値を 6 mg/dL 以下に保つことが必要です。Phe 以外のアミノ酸（たんぱく質量）は「日本人の食事摂取基準」を満たすようにするため，治療用ミルクを利用して，血中 Phe をきちんと調節することが必要です。

1.3　メープルシロップ尿症（MSUD：maple syrup urine disease　楓糖尿症）

分岐鎖アミノ酸であるロイシン，イソロイシン，バリンの摂取制限が基本です。食品に含まれる量が最も多いロイシンを基準に，食事からの摂取量を調整します。必要エネルギー量が確保できないとたんぱく質の異化が起こるため，常に十分なエネルギー量を摂取することが大切です。そのためにも治療用ミルクを十分に摂取することが必要です。表 15-3 にメープルシロップ尿症の暫定的治療指針を示します。

たんぱく質代替物
「フェニルアラニン無添加アミノ酸粉末（雪印メグミルク A-1）」，「低フェニルアラニンペプチド粉末（森永乳業 MP-11）」の 2 種類があり，小学生後半から用いられる。A-1 は Phe を除いたアミノ酸の混合物で Phe，脂質，炭水化物，ビタミン，ナトリウムと塩素を除くミネラルは含まれていない。MP-11 はミネラルは含まれているが，ビタミンは含まれておらず，糖質量も少ない。小学生以降では治療用ミルクに混ぜて飲む場合もある。

低たんぱく質米
でんぷんを原料とした製品と米を酵素処理してたんぱく質を少なくした製品がある。米タイプの製品とレトルトのごはんとしての製品がある。

高フェニルアラニン血症（HPA）
診断時の血中フェニルアラニン値で分類され，2014 年米国国立衛生研究所では 6 ～ 10 mg/dL を軽症型 HPA と分類している。

マターナル PKU
女性の PKU 患者の場合，妊娠中の高 Phe 血症は胎児に重篤な影響を与える。それを予防するために受胎前より Phe 制限食を開始し，全妊娠期間を通じて血中 Phe 値を厳格にコントロールする。

分岐鎖アミノ酸
BCAA と表されることが多い。筋肉内の含有量が多く，分解されて運動時のエネルギー源となる。

暫定的
一次的な取り決め。MSUD，HCU は数十万人に一人と日本では発症頻度が低いため，暫定的治療指針として定められている。

表 15-3　メープルシロップ尿症暫定的治療指針

	摂取分岐鎖アミノ酸量 (mg/kg/ 日)		
	ロイシン	イソロイシン	バリン
0 ～ 3 か月	160 ～ 80	70 ～ 40	90 ～ 40
3 ～ 6 か月	100 ～ 70	70 ～ 50	70 ～ 50
6 ～ 12 か月	70 ～ 50	50 ～ 30	50 ～ 30

表 15-4　ホモシスチン尿症暫定的治療指針

	メチオニン (mg/kg/ 日)	シスチン (mg/kg/ 日)
0 ～ 6 か月	40	150
6 か月～ 1 歳	20	150
1 歳以後	10 ～ 15	150

出典）特殊ミルク共同安全開発委員会：改訂 2008 食事療法ガイドブック アミノ酸代謝異常症・有機酸代謝異常症のために.

1.4　ホモシスチン尿症（HCU：homocystinuria）

シスタチオニン合成酵素
メチオニンの代謝経路でホモシスチンからシスタチオニンを合成する酵素。ビタミン B_6 を補酵素とする。

　ホモシスチン尿症では，**シスタチオニン合成酵素**の異常で発症する場合が多く，その補酵素であるビタミン B_6 を大量に投与することで治療できる病型（ビタミン B_6 反応型）では栄養・食事療法は必要ありません。栄養・食事療法が必要な場合は，メチオニンを制限し，シスチンを多く摂取することが必要なため，治療用ミルクはメチオニンを除去し，シスチンを増量しています。暫定的治療指針を表 15-4 に示します。

1.5　ガラクトース血症（GAL：galactosemia）

ガラクトース
p.15 参照。

　ガラクトース代謝経路の酵素の欠損または活性低下により発症する疾患で，欠損する酵素の種類により Ｉ型，Ⅱ型，Ⅲ型があります。栄養・食事療法は乳糖やガラクトースの制限で，新生児期，乳児期は大豆乳または乳糖除去ミルクを使用し，離乳期以降では，乳製品，乳糖の除去が必要です。Ｉ型，Ⅱ型は，乳糖やガラクトースの制限は生涯を通じて行い，Ⅲ型はガラクトース-1-リン酸の数値により普通食が可能な場合もあります。

2.　摂食障害

異食症
非栄養の物質（土や粘土，髪の毛，氷など）を 1 か月以上摂取する障害。文化的習慣で石を食べるような行動は含まない。

反芻症
感染症，消化器疾患を原因とせず，少なくとも 1 か月間にわたり，食物の吐き戻しを繰り返す障害。口の中に吐き戻された食べ物は，排出することもあれば，再度飲み込んで吐き戻すこともある。

回避・制限性食物摂取症（ARFID）
ボディイメージのゆがみがない摂食障害。精神障害の診断と統計マニュアル第 5 版（DSM-5，2013 年）の分類に基づく名称。

　摂食障害（ED：eating disorder）とは，食行動に重篤な障害を生ずる精神的疾患のひとつです。機能的な摂食障害（嚥下障害など）と区別するため，中枢性摂食異常とも呼ばれます。体重や体型に極端なこだわり，肥満への恐怖やゆがみをもつ場合が多く，女性に好発します。

　総合的な救急医療体制が必要とされ，2014（平成 26）年度から厚生労働省による「摂食障害治療支援センター設置運営事業」が開始され，2015（平成 27）年度に支援センターが設置されました。

　摂食障害は，神経性やせ症/神経性無食欲症（AN：anorexia nervosa），神経性過食症/神経性大食症（BN：bulimia nervosa），過食性障害（BED：binge eating disorder）に大別されます。摂食行動異常の**異食症**，**反芻症**，**回避・制限性食物摂取症（ARFID）**も摂食障害に含まれます。

　AN は，やせ願望があり，食事制限をする障害です。BN は，過食する一方で排出行動や絶食，激しい運動を伴います。BED は，体重増加に抵抗する**代償行動**がない過食症です。回避・制限性食物摂取症はやせ願望はありませんが，食べることへの関

心欠如と感覚的な理由で食事拒否が継続する障害です。

　小児・思春期の摂食障害では，50 ～ 70％以上が神経性やせ症/神経性無食欲症であるのが特徴です。好発は 10 ～ 19 歳ですが，発症の低年齢化が問題視されています。回避・制限型は 15 ～ 50％を占め，発症患者の 10％程度に**自閉症スペクトラム障害**がみられます。

●神経性やせ症/神経性無食欲症

1）概　　要

　高校 3 年女子の 1.5％に AN 発症がみられます（厚生労働省：「健やか親子 21」最終評価報告書，2013）。AN は，極端な食事制限により正常の下限を下回る体重と定義されます。過剰な運動を伴うこともあります。過食や運動後，自己誘発嘔吐や下剤・利尿剤などの薬の乱用による排出行動がない摂食制限型と，排出行動がある過食・排出型に分類されます。発症後，慢性的に経過，または寛解と再発を繰り返します。低身長，無月経，骨粗鬆症など一生涯の身体的問題，および学業への影響，不登校，対人関係が築けないなどの行動がみられます。

2）検査・診断

　食欲不振，浮腫，月経，便秘の有無，体重・体格の評価（低体重：肥満度 −20％以下），体脂肪率，貧血，血清 TC，血清 ChE，血清 AMY，電解質，BS，TG，骨密度，心電図などの検査，吐きだこ，齲歯（虫歯），下剤・利尿剤などの使用歴，**リストカット創**の確認をします。身体合併症（表 15-5）への注意をはらいます。診断基準は，表 15-6 に示します。体格の評価は肥満度，標準体重比，成長曲線状況などを用い，標準体重の 90％を目標体重とします。

3）治　　療

　身体管理（食事療法含む），心理療法，薬物療法（情緒障害改善）です。個々に合わせた治療法が必要とされます。健康な成長と発育を保持し，ゆがんだボディイメージの改善，精神的，身体の正常な活動や社会適応行動を取り戻すことにあります。

　栄養・食事療法の原則を基に，正常な成長を達成できる援助，正常な食行動を確立する手助け，食物に対する正常な構えの促進，空腹感と満腹感に対する適切な反応ができる援助を基本とした栄養・食事療法を実施します。

　太らなくても健康な食事がとれること，1 日 3 回食，20 ～ 30 kcal/kg 標準体重/日の経口摂取を基本としますが，食べたい・食べられるもの・食べられる量から開始し，**リフィーディング症候群**を予防します。排出行動があるときは，電解質異常に注意します。経口摂取が少ない場合は，経腸栄養剤や栄養補助食品を活用します。標準体重の 65％未満は入院治療が必要となります。食事指導は家族とともに実施します。家族の協力と信頼できる栄養士の存在は食事療法に必要であり，重要となります。

代償行動
欲求が満たされない場合に，別の形で満たそうとするやり方。

自閉症スペクトラム障害
「社会的なコミュニケーション」の困難と「限定的な行動・興味・反復的」な活動が表れる障害。DSM-5 より，アスペルガー障害，自閉症などの診断カテゴリーは自閉症スペクトラム症/自閉症スペクトラム障害の記述で統一。

リストカット
カッターナイフなどの刃物を用いて主に前腕を傷つける自傷行為。

リフィーディング症候群
p.14 参照

表 15-5　摂食障害により発症する身体合併症

1.　無月経，低エストロゲン血症	6.　歯牙障害，耳下腺腫張，消化管運動障害，逆流性食道炎・
2.　電解質異常（低カリウム血症，低	Mallory-Weiss 症候群・食道破裂，胃破裂，急性膵炎，
ナトリウム血症，低クロール血症，	上腸間膜動脈症候群，肝機能障害，高アミラーゼ血
低マグネシウム血症）	症
3.　乳酸アシドーシス，ビタミン B_1	7.　低血圧，徐脈，QT 延長症候群，心不全，心タンポナーデ
欠乏，ウェルニッケ脳症	8.　造血器障害：鉄欠乏性貧血，巨赤芽球性貧血（ビタ
4.　低血糖，低体温，Low T_3 症候群，	ミン B_{12}，葉酸欠乏），骨髄低形成など
高 GH 血症，高コルチゾール血症	9.　敗血症
5.　浮腫，皮膚の乾燥，皮膚の黄色調	10.　特発性縦隔気胸
（高カロチン血症），うぶ毛増生	11.　再栄養症候群（refeeding syndrome）

出典）石川俊男・鈴木健二ほか：摂食障害の診断と治療―ガイドライン，p. 96 ～ 101，マイライフ社，2005.

表 15-6　神経性やせ症の診断基準（DSM-5）　抜粋

> A.　体重：必要量と比べてエネルギー摂取を制限し，年齢，性別，成長曲線，身体的健康状態
> 　　に対する有意に低い体重に至る。有意に低い体重とは，正常の下限を下回る体重で，子ど
> 　　もまたは青年の場合は，期待される最低体重を下回る。
> B.　体重増加恐怖・肥満恐怖：有意に低い体重であるにもかかわらず，体重増加または肥満に
> 　　なることに対する深い恐怖，または体重増加を妨げる持続した行動。
> C.　体重・体型に関する認知・行動：自分の体重または体型の体験の仕方における障害，自己
> 　　評価に対する体重や体型の不相応な影響，または現在の低体重の深刻さに対する認識の持
> 　　続的欠如。
> ・分類：摂食制限型：過去 3 か月間，過食または排出行動の反復エピソードがないこと。
> 　　　　過食・排出型：過去 3 か月間，過食または排出行動の反復エピソードがあること。

出典）American Psychiatric Association 著，日本精神神経学会監訳：DSM-5 精神疾患の診断・統計マニュア
　　　ル，pp. 332 ～ 333，医学書院，2014.

3.　その他の疾患

3.1　ビタミン K 欠乏性出血

1）概　　要

　ビタミン K 欠乏による血液凝固因子**プロトロンビン**の合成障害により発症する疾
患です。出生時のビタミン K 蓄積量が少ない，母乳中ビタミン K 含量が少ない，哺
乳量不足，腸内細菌叢の形成未熟，感染などが要因となり発症します。出生直後から
7 日目に発症する新生児ビタミン K 欠乏性出血と出生後 7 日目以降に発症する乳児ビ
タミン K 欠乏性出血に分類されます。皮膚，消化管からの出血，**出血斑**，下血がみら
れます。新生児の消化管からの出血は**新生児メレナ**と呼ばれます。乳児ビタミン K
欠乏性出血には，母乳栄養を原因とする特発性乳児ビタミン K 欠乏症と，胆汁分泌
障害，遷延性下痢，抗生剤投与などよる二次性乳児ビタミン K 欠乏症があります。
特発性乳児ビタミン K 欠乏症の 90％に予後が不良な頭蓋内出血がみられます。

2）治　　療

　ビタミン K の予防投与と治療投与，および栄養・食事療法です。予防投与は，ビ
タミン K_2 シロップ（2 mg/mL）を出生時，退院時および 1 か月健診時の 3 回経口投
与します。治療的投与は，ビタミン K_2 製剤 0.5 ～ 1 mg を静脈注射します。育児用ミ
ルクにはビタミン K が添加されています。成長に伴い腸内細菌叢によるビタミン K

乳酸アシドーシス
アシドーシスとは血
中 pH が 7.5 未満（酸
性）の状態（酸性血
症）。代謝性と呼吸
性がある。乳酸アシ
ドーシスは嫌気的解
糖系の進行や糖新生
異常による。

ウェルニッケ脳症
ビタミン B_1 不足に
より脳での糖代謝が
正常に行われず生じ
る中枢神経障害。ア
ルコール依存症者に
多発。

GH
growth hormone
成長ホルモン。

QT 延長症候群
自覚症状はなく，脈
の乱れ，動悸，立ち
くらみや失神などの
発作が起きる。突然
死を起こす不整脈の
ひとつ。遺伝的異常，
または薬剤使用によ
る徐脈により発症。

心タンポナーデ
心膜腔（心臓とその
外側の心膜の間）に
血液などがたまり，
心臓の拡張を妨げて
いる状態。

プロトロンビン
血液凝固の第 II 因子。
血漿中にある。肝臓
で合成されるとき，
ビタミン K を必要
とする。

出血斑
血管の外に血液が出
た状態で，内出血・
皮下出血という。

下　血
上部消化管から出血
した血液が肛門から
排出されること。

新生児メレナ
生後 2 ～ 4 日の新生
児に突然，吐血，血
便，タール便などの
胃腸管出血を生じる
病気。

表 15-7　乳糖不耐症に対応した特殊ミルク

商品名	用例	特徴	会社名
明治ラクトレス	先天性乳糖不耐症，一過性乳糖不耐症	無乳糖，可溶性多糖類とブドウ糖のみを使用。乳糖不耐症やガラクトース血症に対応できる粉ミルク，大豆たんぱく質含む。特別用途食品。	明治
明治ミルフィーHP	ミルクアレルギー，先天性乳糖不耐症，一過性乳糖不耐症	風味のよい乳清たんぱく質分解ペプチドを使用。乳糖不使用。ミルク・卵・大豆アレルギーに対応（HP：hydrolyzed protein　加水分解たんぱく質）。	明治
明治エレメンタールフォーミュラ	ミルクアレルギー，先天性乳糖不耐症，一過性乳糖不耐症	精製アミノ酸のみで作られた粉ミルク。必須脂肪酸も大豆油と米油を使用，よって，たんぱく質アレルギー，ミルクアレルギー，大豆アレルギーに適応。無乳糖。	明治
森永ノンラクト	乳糖不耐症，一過性下痢症，難治性下痢症	無乳糖。	森永乳業
和光堂ボンラクトi	乳糖不耐症，一過性下痢症，難治性下痢症	牛乳成分を使わず，大豆たんぱく質由来，無乳糖。	和光堂
ビーンスターク	牛乳アレルギー疾患，乳糖不耐症，ガラクトース血症	牛乳アレルゲン除去食品，無乳糖，特別用途食品。	雪印ビーンスターク

合成，食品からのビタミンK摂取によりビタミンK欠乏症は減少します。

3.2　乳糖不耐症

　小腸で乳糖が分解できずに大腸まで達し，大腸の浸透圧を上げる結果，腸壁から水分がしみ出し下痢が生じます。乳糖分解酵素のラクターゼ欠損または活性低下による先天性乳糖不耐症と感染から腸粘膜障害を引き起こす二次性乳糖不耐症に分類されます。下痢，**水様便**，**酸性便**，腹痛，膨満感，吐乳，嘔吐，体重増加不良などの症状があります。

　母乳や育児用ミルクの摂取を中止し，乳糖除去ミルクなどの乳糖不耐症用ミルク（表 15-7）の使用に切り替えます。ミルクは医師，管理栄養士の指導のもと使用します。離乳期以降も牛乳，乳製品の摂取を禁止しますが，乳糖がある程度分解している発酵性乳製品（ヨーグルトやチーズ）は摂取できます。

3.3　周期性嘔吐症

　いつも元気な小児が突然嘔吐を繰り返す疾患です。2〜10歳に多発，神経質な小児によくみられます。激しい嘔吐，食欲不振，頭痛，腹痛，**アセトン臭**の呼気，尿中**ケトン体**検出，体重減少を認めます。小児の頭痛は将来，片頭痛に移行するとされます。嘔吐の繰り返しは，血中ケトン体を増加し，尿中アセトン陽性，**代謝性アシドーシス**を引き起こします。自家中毒症またはアセトン血症嘔吐とも呼ばれます。

　発病時はブドウ糖液を静脈注射します。嘔吐消失後は，脂質は控え，糖質，電解質と水分を補給し，流動食，軟食を経て普通食にします。数日で軽快し治癒します。

水様便
大腸で水が吸収されず便と混ざるために起こる下痢便。

酸性便
食べ物の消化が十分でなく腸で腐敗発酵し，酸性便を生じ便に混ざって排出される。

アセトン臭
甘酸っぱいにおいで脂肪から分解される際に肝臓で生成されるケトン体が原因となる。

ケトン体
アセト酢酸，β-ヒドロキシ酪酸，アセトンの総称。エネルギー産生時，脂質が多く糖質が少ない場合に産生。

代謝性アシドーシス
要因は，腎不全，下痢，ケトン体増加，嫌気的解糖系の進行や糖新生異常。

3.4　てんかん

　てんかんとは，てんかん発作を繰り返す脳疾患の総称です。成因は脳の奇形，先天性代謝異常，損傷ですが原因不明もあります。てんかんは，てんかん発作があることを前提とし，発作型（焦点起始発作，全般起始発作，起始不明発作），てんかん病型（焦点てんかん，全般てんかん，全般焦点合併てんかん，病型不明てんかん），てんかん症候群の三つのレベルで分類され，段階的に診断されます（2017 年 ILAE てんかん分類）。脳の画像や脳波検査，血液検査，神経学的所見などを確認します。13 歳未満の有病率は 5.3/1,000 人で，発達障害，運動障害，精神障害，社会的障害，心血管障害，骨粗鬆症が合併します。小児は発達障害の予防と学習改善を目標とします。

　薬物療法，栄養・食事療法（ケトン食），外科手術を適応します。ケトン食とは，高脂肪かつ低炭水化物食により血中ケトン体を増加し，**ケトン比**を高めケトン体をエネルギー源とする療法です。薬物療法が困難な小児の難治性てんかんに有効とされ，特別食加算（2016 年度診療報酬改正）の対象です。中鎖脂肪酸（マクトンオイル，MCTオイル）やケトン・フォーミュラ（特殊ミルク）の活用が促されます。

3.5　小児肥満・小児糖尿病・小児腎臓病

　小児肥満は，飽食と運動不足による原発性肥満が問題視されてきましたが，近年，低出生体重児の肥満も問題視されます。小児肥満は肥満度 20％以上かつ体脂肪率が有意に増加した状態です。症候性肥満を除き，成長期を考慮し，食事制限より食生活や生活習慣の是正が必要となります。

　小児糖尿病とは，15 歳以下で発症した糖尿病です。1 型糖尿病が問題視されますが，現在，2 型糖尿病が増加傾向を示し，大半が肥満です。1 型はインスリン投与が必須です。栄養・食事療法は 1 型，2 型ともに必須です。低血糖予防と成長期を考慮した治療目標の設定，生活習慣に基づいた栄養・食事療法を実施し，運動療法はエネルギー量の 5 〜 10％を消費目標量とします。不登校などにも注意します。

　小児腎臓病では，A 群 β 溶血性レンサ球菌による急性糸球体腎炎が多発（5 〜 12 歳に好発）します。ついで**ネフローゼ症候群**（2 〜 6 歳に好発）です。急性糸球体腎炎は，安静と栄養・食事療法で大半が治癒し，ネフローゼ症候群はステロイド治療を併用します。慢性腎疾患への重症化に留意し，予防法として高たんぱく食を控えます。

ILAE
International
League Against
Epilepsy
国際抗てんかん連盟。

ケトン比
脂質はケトン体産生に関与する向ケトン物質（K），糖質は反ケトン物質（AK）である。ケトン比は K と AK の比。中性脂肪（F）は K を 90 ％，AK を 10 ％ 含む。たんぱく質（P）は K 46 ％，AK 58 ％。糖質（C）は AK 100 ％。したがって K/AK 比 =（0.9 F + 0.46 P）/（C + 0.1 F + 0.56 C）〔Woodyatt の式〕。K/AK が 2 より大きければ体内にケトン体を産生。

ネフローゼ症候群
尿中たんぱくが増え血液中のたんぱくが減って浮腫（むくみ）が起こる病態。

第 16 章

症例の栄養ケアマネジメント演習

在宅療養中または外来で受診している各疾患の患者例をとりあげ、栄養ケアマネジメントについて実際に演習してみましょう。病院、診療所、介護施設、コミュニティにおける栄養士にとって必要なスキルです。

診療所
病床数19以下の医療機関で、医院またはクリニックという。病床の有無により、無床診療所と有床診療所の2種類がある。

1. 栄養ケアマネジメントとは

傷病者や要介護者の栄養状態を判定し、栄養改善上の問題を解決するための方法で、保健・医療・福祉など様々な職種の人たちと連携しながら、適正な栄養補給を行い、対象者の自己管理能力（セルフコントロール）を栄養教育で育成し、QOLの向上を目的とする栄養管理です。衣食住の中でも「食への支援」は、心身ともに「生きる力」となるため、栄養の専門職として、栄養ケアマネジメント能力を身につける必要があります。実際には、栄養・食事以外にも ADL、IADL、認知能力、コミュニケーション能力、排尿・排便、褥瘡・皮膚の問題、口腔衛生など多くの項目がアセスメントされ、その結果を踏まえて、医師またはケアマネジャーがチームリーダーとなりケアカンファレンスが開かれ、ケアプランが作成されます。栄養ケアマネジメント（図16-1）はケアプランの中の栄養・食事に関する部分です。

介護施設
介護老人福祉施設、介護老人保健施設、介護療養型医療施設、グループホームなど。

ADL
activities of daily living
日常生活動作。具体的には、食事や排泄、整容、移動、入浴等の基本的な行動。

IADL
instrumental activity of daily living
手段的日常生活動作。ADLより複雑で高次な動作（調理、掃除、買い物、金銭管理、服薬状況など）。

2. 栄養ケアプラン

作成プロセスは、体格を評価すること（図16-1 ②のA）から始め、臨床検査・診査（同B・C）の情報から栄養的なリスクの有無を見極め、食事調査（同D）から課題を抽出し、栄養補給、栄養教育、多職種からの栄養ケアの三つの観点から文章化した案をつくります。課題解決へ向け、短期（1～3か月）、中期（6か月程度）、長期（1～2年以上）で達成できる目標を設定します。

1) 栄養補給

身体計測結果、臨床検査成績などから必要栄養量を算出します。図16-2を参考に、食事の形態、嗜好、禁忌、アレルギーなどに配慮して栄養補給の量と方法を計画します。

認知能力
長谷川式認知症簡易評価スケールは、医療機関で認知症の診断に広く利用されている。

ケアマネジャー
介護支援専門員。介護サービスの給付計画を作成し、介護サービス事業者との連絡・調整等を取りまとめる有資格者。

ケアカンファレンス
医療や福祉の現場でサービス提供のためにスタッフ等関係者が、情報の共有や共通理解を図り、問題の解決を検討するための会議。

	栄養スクリーニング
①	対象者の中から栄養的リスクのある者を，BMI や血液中の Alb 値などを一定基準でふるい分け，介入が必要かどうかを判定

↓

栄養アセスメント

栄養スクリーニングで見い出された栄養的リスクのある対象者に対し，A〜Eの評価項目を用いて栄養状態を測定し，客観的・総合的に判定

A	B	C	D	E
身体計測 (Anthropomet-ric method)	臨床検査 (Biochemical method)	臨床診査 (Clinical method)	食事調査 (Dietary method)	環境 (Environment)
身長・体重・体脂肪率・筋肉量などを測定して得られる情報。BMI や体重変化で肥満ややせを評価。	血液・尿などの生化学検査や免疫能，生理機能の状態が記されるカルテからの情報。血中 Alb 値で栄養状態を評価。	体調，病歴，職業，服薬，食嗜好などの問診や観察から得られる情報。栄養士が直接質問することも可能。	食事回数，食事時間，摂取栄養素量やバランスなど，種々の手法で得られる食事からの情報。栄養士が行う。	生活環境（行動，態度，スキル，家族，経済，地域など）に関する情報。介護福祉士・看護師からも情報を得る。

②

↓

栄養ケアプラン

③　栄養アセスメントによって抽出された問題点の中から改善するべき項目をとりあげ，①栄養補給，②栄養教育，③多職種からのケアについて，到達目標を定め，実施に向けての詳細（期間，方法，資源の利用，経費，マンパワーなど）を立案。

↓

栄養ケアの実施

④　栄養ケアプランに従って，それぞれの関係者が分担して実施。

↓

モニタリング

⑤　栄養ケアプランが適切に実施され，目標に達しているかを監視。

↓

評　価

⑥　モニタリングよって得られた情報を踏まえ，実施するうえで問題がなかったかどうか，目標設定どおりに改善・達成されたか，成果（アウトカム）を検討。

↓

結果のフィードバック

⑦　PDCA サイクルの手法に従って，対象者の栄養状態が改善方向に向かった場合はそのまま継続するが，計画と結果に差が生じた場合は，栄養ケアプランの見直しをして改善を重ねる。

（左側縦書き：フィードバック）

図 16-1　栄養ケアマネジメントの過程

一定基準：高齢者では，BMI は 20.0 未満，Alb 値は 3.5 g/dL 未満で「低栄養のリスクあり」となる。
介入：栄養状態の悪い人の，その原因を知るために，摂食能力，嗜好，習慣などを調べて，改善策を考え実践してみてもらう。
リスク：医療の場合，その人の健康や生命に被害や悪影響，危険を与える可能性をいう。病気への危険度，危険性。
成果（アウトカム）：成果・効果の意味。実際に社会にどのような影響を与えたかを評価するための考え方から生まれた言葉。
フィードバック：心理学・教育学で，行動や反応を，その結果を参考にして修正し，より適切なものにしていく仕組み。
PDCA サイクル：P（Plan；計画），D（Do；実行），C（Check；検証），A（Action；改善），検証結果に基づき，改善あるいは継続する。

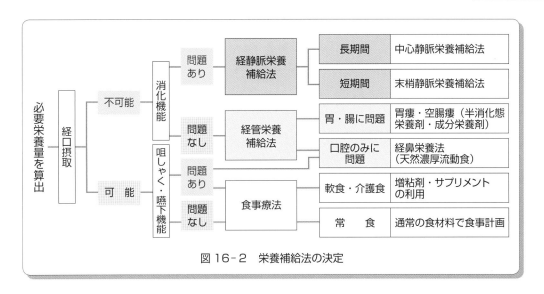

図16-2 栄養補給法の決定

2）栄養教育

望ましい食行動や食習慣の形成，生活習慣・健康行動をどのように変容させるかの**カウンセリング**や自己管理能力を養う具体的方策を，以下について計画します。

① 問題点（改善点）

② 指導方針（目標）

③ 指導計画（回数・1回の時間・間隔・期間）

④ 指導の流れ（動機づけ・理解・実践・フォロー）の具体的内容

⑤ 指導スタイル（場所）

⑥ 対象者（本人，家族，ヘルパー，他）

⑦ 指導教材

⑧ 効果判定項目

3）多職種連携による栄養ケア

栄養士以外の多職種からの情報を共有し，それぞれの専門職が連携を保ちながら実施できる事項を計画します。例えば摂食・嚥下問題は，①医師，②**歯科医師**，③**言語聴覚士**，④**作業療法士**，⑤**理学療法士**，⑥**歯科衛生士**，⑦**診療放射線技師**でチームを組んで行われます。

カウンセリング
心理的な問題や不安を抱え，その解決・解消を求めようとする個人に対して，専門的な視点・観点から心理的な援助・支援をする行為。

歯科医師
摂食嚥下機能の診断・評価。機能回復に必要な治療，摂食嚥下リハビリテーション，口腔ケアの指導管理などを行う。

言語聴覚士
speech-language-hearing therapist：ST
摂食訓練などを行う。

作業療法士
occupational therapist：OT
姿勢の維持，はしをもつ訓練，食事補助具の選択などを行う。

理学療法士
physical therapist：PT
姿勢の評価，身体機能訓練，体力・耐久力の向上，呼吸訓練などを行う。

歯科衛生士
口腔衛生状態の観察・評価。器具・薬剤を使用した口腔清掃などを行う。

診療放射線技師
機能診断・確認のためのX線検査を行う。

3. 食事計画

指示栄養量
医師が決定した栄養量。糖尿病ではエネルギー量，腎臓病ではエネルギー量・たんぱく質・食塩・カリウム・水分などが指示される。

　指示栄養量または計画栄養量と実摂取栄養量の差をできるだけ少なく食事計画をするには，生理面，心理面，病態面，嗜好などを考慮する必要があります。食事計画策定手順を図16-3，食事計画表の例を図16-4，献立表の例を図16-5に示します。

　また，表16-1に献立考察のポイントを示しました。おいしさの要因（表16-2）を把握しておくことは，食事計画の具現化としての献立作成にあたり，重要な要素です。

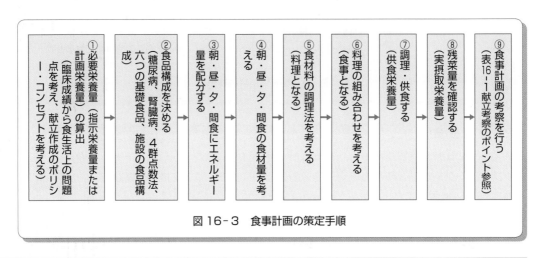

図16-3　食事計画の策定手順

食事計画表

学生番号　　氏名
症例：
病態：
家族：
臨床成績：

	食生活上の問題点	栄養・食事管理目標
1		
2		
3		
4		
5		
6		
7		
8		
9		
10		

群または表	食品構成	概量	朝　食	昼　食	夕　食	間　食

指示栄養量・計画栄養量：
　食事形態：
　エネルギー　　　　　　　kcl　　水分量　　　　　　　　　mL
　たんぱく質　　　　　　　g　　　S：M：P
　脂　　質　　　　　　　　g　　　n-6/n-3　　　　　　　　/
　炭水化物　　　　　　　　g　　　コレステロール量　　　　mg
　食物繊維　　　　　　　　g　　　動蛋比　　　　　　　　　%
　カルシウム　　　　　　　mg　　動脂比　　　　　　　　　%
　鉄　　　　　　　　　　　mg　　単位数：
　　　　　　　　　　　　　　　　　食品数：

献立名・盛り付図			

図16-4　食事計画表の例

献　立　表

提　出　日　　　　年　　月　　日
学　科
学籍番号
氏　名

	エネルギー kcal	たんぱく質 g	脂質 g	炭水化物 g	
朝食合計					
昼食合計					
夕食合計					
間食合計					
1日合計					
計画栄養量					

＊各料理の栄養価計算したものを添付すること。

●献立作成にあたって考えたこと

●献立考察

図16-5　献立表の例

表16-1　献立考察のポイント

生理面から（食べやすさ）	①摂取能力に合っているか（形態，食事回数，1食の量，食事時刻など），②嗜好は加味されているか，③味のバランスはよいか，④彩りはどうか，⑤水分量は適切か，⑥風味は適当か，⑦料理のポーションは適切か（切り方，大きさ，形，量），⑧料理の温度は適切か。
心理面から（気持ちよく食べさせる）	①料理と食器の組み合わせの視覚的効果があるか，②1食ごと1日ごとの変化があるか，③季節の食材や料理法が用いられているか，④料理ごとの温度のバランスは適切か，⑤イベント料理が適切に計画されているか，⑥メニューの記述の表現は的確か，⑦食事はコーディネートされているか，⑧テーブルの高さは適切か，⑨椅子の座り心地（クッション，肘掛，背もたれ）はどうか。
病態面・健康面・安全面から	①指示栄養量に合っているか，②必要栄養量は確保されているか，③目標栄養量に達しているか，④食品選択に安全性が考慮されているか。
栄養・食事指導面から	①モデル献立として適切か，②教育目的が目標に合っているか，③実践性のある献立か。
供食環境	①食費予算の採算性はあるか，②調理設備，調理人の技術・芸術性が考慮されているか，③配食・配膳システムと食堂環境はどうか。

表16-2　おいしさの要因

①適材（適する食材料を使用する），②適量（適する量を盛りつける），③適温（料理の適温で供食する），④適時（適する時刻に供食する），⑤適心（心を込めて調理供食する），⑥料理の調和（味・香り・形・色・食感・全体），⑦食環境（食卓，椅子，音，食具，壁，室温），⑧いっしょに食べる人，⑨空腹，⑩会話

4．ケアプラン作成演習

　ここでは例として，下に示した対象者に対するケアプランの作成について，手順を追って具体的に示します。

■対象者情報（データベース）

疾　　　患	PEM（protein energy malnutrition：たんぱく質・エネルギー欠乏症）
対象者	83歳，男性，無職。BMI 18（身長175 cm，体重55 kg）。妻（80歳，健康）との2人暮らし（娘夫婦が近隣に居住）。自宅居住。年金暮らし。喫煙習慣あり（20本/日）。運動習慣なし，PAL I と推定。趣味はTV鑑賞・読書。80歳のとき肺炎で1か月入院。現在は服薬なし。むせやすい。1年前は食欲もあり，体重は60 kgだった（20歳頃は68 kg・BMI 22.2）。
食　事摂取栄養量	朝・夕食は米飯・魚・汁・佃煮・漬物・大豆製品。昼食は欠食かおにぎり程度。肉や乳製品は好まない。飲酒（1合/日）。調理は妻。買い物は娘（2日/週）。近隣にコンビニやスーパーあり。エネルギー：1,400 kcal/日，たんぱく質：35 g/日，PFC=10：20：70，食塩相当量：13 g/日，食物繊維：12 g/日
主　　　訴	疲れやすい。下肢がむくむ。時々めまい。息切れ・動悸がする。便秘ぎみ。
臨床成績	Alb：2.5 g/dL，Hb：13 g/dL，血圧140/90 mmHg，Glu・TC：問題なし

（1）栄養補給計画の作成

　対象者の食生活上の問題点を把握し，問題点に対処する具体的な対策を考えて献立に反映します。例とした対象者の問題点と栄養・食事管理目標を表16-3に示します。

1）必要栄養量の算出

●標準体重の算出……対象者は身長175 cmです。以下のように算出します。

　　1.75 × 1.75 × 22 ＝ 67 kg

　現在の体重は55 kgなので，12 kg増加が必要です。これを踏まえて給与栄養目標量と食品構成を考えます。

表16-3　食生活上の問題点と栄養・食事管理目標

食生活上の問題点	栄養・食事管理目標（具体的な策を献立に反映する）
①エネルギー不足	・パン・めん類の利用，間食で100 kcal摂取する。 ・1,600 kcal/日から始め，4週間ごとに80 kcal増やす。
②たんぱく質不足	卵50 g/日，肉60 g/日，乳製品100 g/日を摂取する。
③脂質不足	油料理1日1品と多脂性食品を使用する。
④食塩過剰	佃煮，漬物1日1品とする。汁の塩分を0.9%とする。
⑤食物繊維不足	きのこ類，海藻類，いも類を使った料理。やわらかく煮る。
⑥むせやすい	増粘剤の利用を考える。
⑦貧血ぎみ	鉄分の多い食材を使用する。鉄6 mg/日以上，ビタミンC 85 mg/日以上。
⑧飲酒について	血糖値には問題がなく，1合/日は可とする。ただし摂取エネルギーにはカウントしない。

PAL
physical activity level
身体活動レベル。総エネルギー消費量を基礎代謝量で除した指標。
Ⅰ（低い）1.40～1.60，Ⅱ（ふつう）1.60～1.90，Ⅲ（高い）1.90～2.20。

●計画栄養量の算出……「日本人の食事摂取基準」の70歳以上・男性・身体活動レベル（**PAL**）Ⅰから，BMI 22を目標に，1日の摂取エネルギー量を現在の1,400 kcalから，以下のように段階的に増やしていきます。

1,600→1,680→1,760→1,840（PAL Ⅰは1,850 kcal，Ⅱは2,200 kcal）

PFC = 13～20：20～30：50～60とする。1日あたりたんぱく質（P）は50～80 g，脂質（F）は35～50 g，炭水化物（C）は200～240 gを目ざし，食塩相当量8 g未満，食物繊維19 g以上，他の栄養素は「日本人の食事摂取基準」に準じます。

2）食品構成

糖尿病の交換表（バランス食）を利用して考えます（表16-4）。

ポリシー
物事を行うときの方針や原則。

コンセプト
企画立案を進める際の基本構想。

（2）食事計画

調理法を考えて料理とし，料理を組み合わせて食事として整えます。表16-5に例として冬の献立を示します。食品構成・食事計画による給与栄養目標量，献立作成の**ポリシー（コンセプト）**，献立についての考察を表16-6に示しました。

表16-4　食品構成

1,600 kcal	単位数	表1 穀類 いも類 豆類		表2 果物		表3 魚介類，だいず チーズ，肉類， 卵		表4 牛乳 乳製品		表5 油脂 多脂性食品		表6 野菜類 海藻類 きのこ類		調味料 みそ みりん 砂糖類	
1日	20	9		1		5.5		1		1.5		1.2		0.8	
朝食	6.1	2	パン	0.5	季節の果物	1.5	卵，ハム，チーズ	1	乳製品	0.5	バター，マヨネーズ	0.4	野菜150 g	0.2	ジャム
昼食	6.2	3	めん			2	鶏肉，大豆製品			0.5	ごま油	0.4	海藻，きのこ，野菜100 g	0.3	砂糖，みりん
夕食	6.2	3	ごはん			2	魚介			0.5	植物油	0.4	海藻，きのこ，野菜100 g	0.3	みそ
間食	1.5	1	いも	0.5	季節の果物										

表 16-5　献立例（冬）

（重量は正味重量）

朝　食	昼　食	夕　食	間　食
ロールパン　50 g 　ピーナッツバター　5 g 　いちごジャム　6 g バナナ　50 g（1/2 本） スクランブルエッグ 　卵　50 g 　ロースハム　40 g 　チーズ　20 g 　植物油脂　2 g ドリンクヨーグルト　120 g 野菜サラダ 　ブロッコリー　30 g 　にんじん　10 g 　おくら　30 g 　きゅうり　50 g 　トマト　30 g 　マヨネーズ　3 g	煮込みうどん 　茹でうどん　240 g 　鶏肉もも　60 g 　油揚げ　10 g 　小ねぎ　10 g 　こまつな　20 g 　みりん　6 g 　しょうゆ　36 g 　だし汁　300 mL 煮　物 　ゆで大豆　20 g 　湿ひじき　15 g 　こんにゃく　20 g 　にんじん　10 g 　しめじ　20 g 　ごま油　5 g 茶	麦ごはん　150 g 　精白米　70 g 　押し麦　10 g 味噌汁　150 g 　生わかめ　10 g 　さやいんげん　20 g 　みそ　10 g 　だし汁　150 g ぶり照り焼き 　ぶり　80 g 　大根おろし　20 g 　めんつゆ お浸し 　ほうれんそう　20 g 　えのきたけ　10 g 　だし割りしょうゆ 浅漬け 　はくさい　20 g 日本酒　180 mL	乾燥いも　25 g みかん　100 g 茶

表 16-6　給与栄養目標量と献立作成のポリシー・考察

エネルギー 栄養素	1日の合計 給与目標量	献立作成のポリシー	考　察
エネルギー たんぱく質 脂　質 糖　質 PFC	1,600 kcal 72.6 g 47.8 g 220 g 18：27：55%	①パン食はやわらかいロールパンやクロワッサンを選ぶ。 ②肉は臭みのない鶏肉からとり入れる。 ③夕食は和食で，高齢者の好みそうな料理とする。 ④しょうゆはだし割りしょうゆを使用する。 ⑤季節の果物で季節感を出す。 ⑥麦飯にすることでやわらかいごはんとなる。	①パン食は受け入れられるか？ ②野菜を1日で350 g摂取できる。 ③バラエティーに富んだ献立である。 ④咀しゃく・嚥下能力に合っている。 ⑤つくりやすい献立である。 ⑥減塩にはだし割りしょうゆやめんつゆを，成分をよく見て上手に利用する。
食　塩 食物繊維 鉄（mg） ビタミンC（mg）	8 g 未満 19 g 以上 7 mg 100 mg		

＊むせやすい人への注意点を考えてみましょう

（3）栄養指導（教育）計画の作成

　栄養指導（教育）計画の作成にあたっては，まず，問題点（改善点）を明確にします。そのうえで，前述のように，課題を解決するための短・中・長期の達成目標を設定します。そのために全体的な計画（指導の回数・頻度，各回の指導のポイント，効果判定指標など）を具体的に決めておきます（表16-7）。

　次に各回のタイムテーブルをつくります。図16-6に初回（動機づけ）のものを示します。タイムテーブルに沿ってロールプレイ（対象者役・栄養士役・記録係，役割を順に入れ替える）を行いましょう。指導実施後は必ず記録（図16-7参照）を作成します。他のスタッフが閲覧し情報を共有するツールとなります。

表 16-7　栄養指導（教育）計画

問題点（改善点）		やせて栄養状態が悪い。貧血・嚥下障害がみられる。食事内容が悪い。
指導方針	（短期目標）	BMI 20 を目標に食事内容の改善。禁煙。便秘の改善。
	（中期目標）	BMI 21 を目標に食事内容の改善。低栄養状態の改善。散歩をする。
	（長期目標）	BMI 22 を目標に食事内容の改善。貧血の改善。
指導計画（回数・場所）		全 5 回（4 週間ごと）5 か月間は継続し，評価後再考する。30 分 / 回。自宅にて。
指導計画	1 回目（動機付け）	標準体重のメリットとやせのデメリット。高血圧・貧血・便秘の話。
	2 回目（理　解）	バランスのよい食事内容。減塩食のつくり方。体重の測定と記録。
	3 回目（理　解）	朝・昼・夕食の献立。鉄分・食物繊維の多い食品と料理。
	4 回目（実　践）	食事内容の聞き取りから改善点を提案。1 週間分の献立を提示。
	5 回目（フォロー）	体重変化を評価。貧血改善を評価。減塩食の工夫をチェック。
効果判定		BMI，Hb，Alb，食事内容のバランス，エネルギー摂取量，食塩摂取量。
指導スタイル（場所）		自宅：本人，妻，娘，ヘルパー。クリニック：栄養士。

○月○日　　　　　　　　　タイムテーブルと教材

1）対象者：PEM　　2）目的：動機づけ
3）場所：自宅
4）準備：①事前に対象者情報を把握しておく。
　　　　　②一方的に話さず，本人の気づきを引き出す。
　　　　　③PC の動画など，興味をもつ教材の準備。
5）タイムテーブル
　0 ～ 5 分：挨拶，自己紹介（名札），本日の流れ（紙媒体）
　～ 10 分：BMI について（計算用紙を用いて一緒に）
　～ 15 分：やせのデメリットについて，貧血，高血圧の話
　～ 20 分：やせや貧血を改善する食事の話（リーフレット）
　～ 25 分：高血圧・便秘を改善する食事の話（モデル献立）
　～ 30 分：体重増加のために本人から質問を引き出し，的確に答える
　～ 40 分：本日の内容について，理解度を確認（ポイントを記した冊子）
　～ 45 分：次回の約束（約束票），終了の挨拶

図 16-6　計画時（初回）のタイムテーブル（例）

○月○日　　　　　　　　　　　　1 回目の栄養指導記録

1）対象者：PEM　　2）目的：動機づけ
3）場所：自宅
4）記録：
　①指導の導入と終了：親しみを込めて話しができたか。
　②内容と流れ：タイムテーブルに沿ってできたか。
　③対象者の気づき：本人の気づきを引き出せたか。
　④対象者の理解：本人が栄養士の話を理解できたか。
　⑤全体的な評価：目的に合っていたか。
　　S：対象者の主観的情報を記す。
　　O：対象者の客観的情報を記す。
　　A：対象者の栄養評価を記す。
　　P：対象者の栄養改善のための計画を記す。
　⑥考察：対象者の十分な把握，レベルと内容の妥当性，指導方法の適切性，指導に対する熱意，
　　　　対象者の行動変容への期待などについて考えてみる。

図 16-7　ロールプレイ実施後の栄養指導記録（例）

■演習のための症例

次頁以降に，14の症例を6つのコントロール食の枠組みで掲載しました。患者情報，アセスメント，ケアマネジメント（課題，短・長期目標，栄養補給）を踏まえて，①栄養指導，②栄養・食事療法，③食事計画（献立作成）について考えてみましょう。

1．モデル献立を作成してみましょう

各症例の患者情報，アセスメント，ケアマネジメントに記載されている事柄を理解し，栄養補給にマッチした食事計画（献立）を，図16-4・5を参考にして作成します。事前に調理して試食し，献立考察（表16-1参照）を行いましょう。栄養指導のときに対象者にモデル献立として渡す教材（料理の絵，材料・分量・つくり方などを記したパンフレットやリーフレットなど）もつくりましょう。

2．栄養指導のロールプレイをしてみましょう

同様に，栄養指導（教育）計画（表16-7参照）を作成しましょう。演習は3人一組（①対象者役，②栄養士役，③記録係）になって，役割を順に入れ替えて行います。事前にタイムテーブルをつくり，教材を用意しておきます。演習後は，記録係から記録した用紙をもらい，各自が栄養指導記録をレポートとして作成します。

3．演習の症例一覧

演習1　エネルギーコントロール食…………1．1　エネルギーを増やす疾患
　　　　　　　　　　　　　　　　　　　　1．2　エネルギーを減らす疾患
演習2　たんぱく質コントロール食…………2．1　たんぱく質を増やす疾患
　　　　　　　　　　　　　　　　　　　　2．2　たんぱく質を減らす疾患
演習3　脂質コントロール食………………3．1　脂質の量を減らす疾患
　　　　　　　　　　　　　　　　　　　　3．2　脂肪酸の質を調整する疾患
演習4　電解質コントロール食……………4．1　食塩を減らす疾患
　　　　　　　　　　　　　　　　　　　　4．2　カルシウムを増やす疾患
　　　　　　　　　　　　　　　　　　　　4．3　鉄を増やす疾患
　　　　　　　　　　　　　　　　　　　　4．4　カリウムを減らす疾患
演習5　食材選択・調理法のコントロール食…5．1　食材料の選択に配慮する疾患
　　　　　　　　　　　　　　　　　　　　5．2　食材料を除去・代替する疾患
演習6　食形態・分量のコントロール食………6．1　食形態に配慮する疾患
　　　　　　　　　　　　　　　　　　　　6．2　食事の分量に配慮する疾患

演習1　エネルギーコントロール食

　摂取エネルギーを増減することが有効な治療手段となる疾患に用いられます。たんぱく質，脂質，糖質，ビタミン，ミネラルをバランスよく摂取できるように工夫します。増やす場合は，脂質の使用量や1回の食事量が多くならないよう配慮し，PFC バランスを整えます。減らす場合は，低エネルギー食品の利用や脂肪を除去する調理法（ボリューム感のある盛りつけ，皿数を増やす）などの工夫が必要です。

1.1　エネルギーを増やす疾患

【適応疾患】るい痩，甲状腺機能亢進症，熱傷，COPD（慢性閉塞性肺疾患），低栄養状態　など

症例1：COPD（慢性閉塞性肺疾患）

患者情報		74 歳，男性，無職。BMI 19（身長 166 cm，体重 53 kg）。妻は 2 年前に死亡，息子（37 歳）との 2 人暮らし（息子が簡単な食事をつくる）。昼食は欠食またはコンビニで購入したおにぎり程度。1 日中家にいるが犬の散歩を朝夕 30 分程度行う。喫煙歴：20 歳から（20 本／日）。65 歳のとき COPD（慢性閉塞性肺疾患）にて入院（1 か月）。
アセスメント	臨床検査	Alb：4.1 g/dL，PaCO$_2$：55 mmHg，握力：20 kg（左右）
	摂食栄養量	食事は 2 〜 3 回／日。エネルギー：約 1,200 kcal，たんぱく質：約 35 g，ビタミン・ミネラル：不足，食塩相当量：約 7 g，飲酒：1 合／日
ケアマネジメント	課題	喫煙。中食が多い。やせ気味。少食。調理を全くしない。
	短期目標	禁煙。3 食規則正しい食事（宅配サービス利用）。デイケアの利用。
	長期目標	自分に合った食事の工夫をし，栄養障害を防ぐ。
	栄養補給	常食，必要エネルギー量は REE（安静時エネルギー消費量）× 1.5，高たんぱく質食（肉 60 g，魚 60 g，大豆製品 60 g，乳製品 100 g，卵 50 g）。
	栄養指導	①栄養・食事療法の重要性，②体重管理，③中食の選び方，④食事の仕方，⑤摂食時の息切れ，咀しゃく・嚥下機能の評価，⑥調理方法，⑦外食のとり方
	栄養・食事療法	①1 日に食べるべき目安量，②食事の回数，③バランスのよい食事，④特別用途食品・保健機能食品の利用
	食事計画	①高エネルギー・高たんぱく質食，②ビタミン・ミネラル類の摂取，③ PFC ＝ 13 〜 20：20 〜 30：50 〜 65

1.2　エネルギーを減らす疾患

【適応疾患】肥満症，肥満タイプの 2 型糖尿病，高尿酸血症，高血圧，脂質異常症，脂肪肝　など

症例2：2 型糖尿病

患者情報		52 歳，男性，営業職。BMI 30（身長 170 cm，体重 87 kg）。妻・長女（短大生）・長男（高校生）との 4 人暮らし。毎朝 7 時半に出て 9 時過ぎの帰宅が多い（通勤時間：1 時間半）。人間ドックにて高血糖を指摘され専門医を受診，栄養・食事療法と運動療法を指示された。
アセスメント	臨床検査	BS：140 mg/dL，HbA1c：7.5%，血圧：130/85 mmHg，血清脂質：正常，TP：7.2 g/dL，肝・腎機能：正常，尿糖：±，尿 Prot：−
	摂食栄養量	朝食は和食が主，昼食は外食，夕食はつきあいが多く，飲酒後ラーメンなどですます。エネルギー：2,800 kcal，たんぱく質：85 g，脂質：55 g，食塩相当量：12 g，食物繊維：8 g
ケアマネジメント	課題	外食が多くつきあいで飲酒（4 日／週），運動時間がとれない。
	短期目標	体重 3% 減，自分の食べるべき量を知り実践できるようになる。
	長期目標	糖尿病の合併症を防ぎ充実した人生を送る。
	栄養補給	エネルギー：ふつうの労作（30 〜 35 kcal/kg 目標体重），PFC ＝ 15：25：60 程度とする。
	栄養指導	①自己管理の重要性，②体重管理，③血糖コントロール，④長期間継続のための配慮
	栄養・食事療法	①1 日に食べるべき目安量，②食事時間，③外食の選択，④家族の協力
	食事計画	①食品選択，②調理・盛りつけの工夫，③食べ方の工夫，④料理・献立例の提案

演習2　たんぱく質コントロール食

　たんぱく質の増減が治療に有効な疾患に用いられます。たんぱく質量の増減のほかにも脂質，糖質，ビタミン，ミネラルをバランスよく摂取できるよう工夫します。増やす場合は脂質量や塩分量が多くならないように配慮します。減らす場合は，脂質や糖質が多量になったり，食事内容が単調になりがちです。これらに配慮した豊かな食事にします。

2.1　たんぱく質を増やす疾患

【適応疾患】貧血，サルコペニア，褥瘡，術後，高度熱傷，外傷

症例3：サルコペニア

患者情報		78歳，男性，無職。BMI 17（身長175 cm，体重52 kg）。1人暮らし。運動習慣なし。外出する機会は少ない。
アセスメント	臨床検査	TP：5.5 g/dL，Alb：2.3 g/dL，AC：19.8 cm，TSF：6.2 mm
	摂食栄養量	和食中心。漬物等をおかずにごはんを食べることが多く，主菜は食べないこともある。エネルギー：1,300 kcal，たんぱく質：40 g，脂質：23 g，食塩相当量：11 g
ケアマネジメント	課題	たんぱく質食品の摂取と運動量が少ない。
	短期目標	主菜を上手にとれる食事にする。散歩などの運動をする。
	長期目標	地域とのつながりを積極的に図る。健康で充実した人生を送る。
	栄養補給	エネルギー：25～35 kcal/kg標準体重，たんぱく質：60 g，他は食事摂取基準どおり。
	栄養指導	①主菜の重要性，②体重管理，③減塩，④栄養・食事療法を継続するための配慮
	栄養・食事療法	①1日にとるべきたんぱく質食品の目安量，②たんぱく質食品のとり方，③宅配サービスでの食事や惣菜の選び方
	食事計画	①食品選択，②調理の工夫，③主食・主菜・副菜のバランス，④献立例の提案

2.2　たんぱく質を減らす疾患

【適応疾患】慢性腎臓病，保存期慢性腎不全，糖尿病性腎症，肝硬変非代償期，肝不全　など

症例4：保存期慢性腎不全

患者情報		48歳，男性，教員。BMI 22（身長174 cm，体重67 kg）。母（高血圧症）・妻・長男（小6）・次男（小5）との5人暮らし。40歳時に健診で高血圧を指摘され栄養・食事療法を指示されたが放置。今回，血清Cr高値を指摘され専門医受診。その他の既往は特になし。
アセスメント	臨床検査	血圧：170/100 mmHg，BUN：31 mg/dL，Cr：2.96 mg/dL，K：4.2 mEq/L，尿Prot：3＋，血清脂質：正常
	摂食栄養量	外食や飲酒は時々。夕食時間は遅く，自宅の食事は子どもに合わせおかずが多く，漬物や味噌汁は毎食欠かせない。スナック菓子もよく食べる。エネルギー：2,500 kcal，たんぱく質：80 g，食塩相当量：13 g
ケアマネジメント	課題	食塩含有量の多い食品を好み摂取過剰。主菜摂取過剰。
	短期目標	減塩。自分の摂取すべき食事量・内容を知り実践する。
	長期目標	腎機能に合わせた，たんぱく質摂取とエネルギーの確保。
	栄養補給	たんぱく質調整食：40 g，エネルギー：2,000 kcal，食塩相当量：6 g未満。　＊栄養量の設定…eGFR：19.5→CKDステージ4，たんぱく質：0.6 g/kg標準体重，エネルギー：30 kcal/kg標準体重・カリウム：1,500 mg
	栄養指導	①減塩，②たんぱく質の適正摂取（動たん比も検討），③エネルギー確保，④長期間継続するための配慮
	栄養・食事療法	①1日に食べるべき目安量，②食材・食品の選び方，③調理の工夫
	食事計画	①食品選択，②調理の工夫，③盛りつけ（ボリューム）の工夫，④料理・献立例の提案，⑤治療用特殊食品の選択

演習３　脂質コントロール食

　消化管への刺激の緩和と脂質代謝の改善を目的に，脂質の量または質を調整する食事です。脂質の消化・吸収に支障が出る胆のう疾患や膵臓疾患では，脂質の量を控えます。減らす場合は脂溶性ビタミンが不足しないよう注意します。質を調整する食事では不飽和と飽和脂肪酸の割合や，n-3系とn-6系脂肪酸の割合を考慮します。低脂肪食品（スキムミルク，白身魚，豆腐，鶏ささみなど）の利用や調理法などの工夫が必要です。

３.１　脂質の量を減らす疾患

【適応疾患】急性膵炎，慢性膵炎，胆石症，胆のう炎　など

症例５：慢性膵炎

情報患者		55歳，女性，主婦。BMI 21（身長165 cm，体重58 kg）。数年前からアルコールに依存することが多い（キッチンドリンカー）。上腹部痛や下痢が気になり受診。
アセスメント	臨床検査	TP：6.9 g/dL，Alb：4.1 g/dL，AST：44 U/L，ALT：50 U/L，LDH：180 U/L，γ-GTP：40 U/L，AMY：138 U/L，リパーゼ：60 U/L，TG：121 mg/dL，早期慢性膵炎の疑いで経過観察を要するため，栄養指導を受けることを勧められる。
	摂食栄養量	エネルギー：1,600 kcal，たんぱく質：60 g，脂質：45 g，ビール500 mL＋ワイン1/2本／日
ケアマネジメント	課題	慢性膵炎の栄養・食事療法を知らなかった。飲酒量が多い。
	短期目標	飲酒をやめ，自分の身体に合った食事を知り，実践する。
	長期目標	病気の悪化を防ぐ。ストレスの回避。趣味をもつ。運動習慣をとり入れる。
	栄養補給	エネルギー：30〜35 kcal/kg標準体重，脂質：30 g以下。たんぱく質（特にBCAA）の不足に注意。
	栄養指導	①膵臓の働きと食事との関連，②食品の脂質量，③多量飲酒が身体に及ぼす害，④中鎖脂肪酸についての知識
	栄養・食事療法	①1日に食べるべき目安量，②食材・食品の選び方，③調理の工夫
	食事計画	①食品選択，②調理の工夫，③消化のよい食事，④料理・献立例の提案

３.２　脂肪酸の質を調整する疾患

【適応疾患】脂質異常症，動脈硬化性疾患，虚血性心疾患，脳血管疾患　　など

症例６：高LDL血症

情報患者		60歳，女性，主婦。BMI 24（身長155 cm，体重57.5 kg）。本人の両親・夫・長男（社会人）・長女（社会人）との6人暮らし，友人との会食が楽しみ。健診で高コレステロール血症を指摘された。更年期後，体重が3 kg増加。
アセスメント	臨床検査	血圧：120/80 mmHg，T-Cho：282 mg/dL，HDL-C：44 mg/dL，TG：108 mg/dL
	摂食栄養量	朝食はパン食，昼食は両親と家にあるものを食べるか友人とランチ，夕食はきちんとつくるようにしている。料理は得意。エネルギー：1,800 kcal，たんぱく質：80 g，脂質：60 g，食塩相当量：13 g，食物繊維：7 g
ケアマネジメント	課題	コレステロールが高いと指摘され，気になっている。
	短期目標	体重を以前の54 kg程度に戻す。
	長期目標	LDL-Cを下げ，動脈硬化性疾患を防ぐ。
	栄養補給	飽和脂肪酸の多い食品を取りすぎない。n-3系多価飽和脂肪酸の摂取を増やす。食物繊維をできるだけ多く摂取。エネルギー＝ふつうの労作。体重を3 kg減。
	栄養指導	①体重管理，②飽和脂肪酸・コレステロールの多い食品を知る③n-3系多価飽和脂肪酸を多く含む食品・料理を知る，④食物繊維の摂取を増やす
	栄養・食事療法	①1日に食べるべき目安量，②朝・夕食の工夫，③昼食メニューの選び方
	食事計画	①食品・料理選択，②調理の工夫，③外食時のメニュー選択，④料理・献立例の提案

演習4　電解質コントロール食

　恒常性維持のために，水・電解質のバランスを確保する場合や，特定の電解質（ナトリウムや鉄など）の過不足による疾患に対応します。水・電解質のアンバランスは，発熱・下痢・全身倦怠感・食欲不振・基礎代謝亢進などで生じる栄養状態低下に伴う消耗を招くので治療に重要です。水分を増やす脱水時や，減らす浮腫や透析時などでは，電解質の増加（鉄，カルシウム，亜鉛）あるいは減少（ナトリウム，カリウム）を行います。

4.1　食塩を減らす疾患

【適応疾患】高血圧症，心疾患，腎疾患，肝不全　など

症例7：高 血 圧 症

患者情報		63歳，男性，会社役員。BMI 24.5（身長172 cm, 体重72.5 kg）。妻との2人暮らし。体重変化は10年間ほとんどなし。喫煙せず。月に2回ゴルフ。50歳頃から体重と血圧が高めとの指摘を受けるが放置。今回，体調を崩し受診。高血圧症と診断された。他に特記すべき病歴なし。
アセスメント	臨床検査	血圧：160/98 mmHg，糖・脂質代謝：正常，肝・腎機能，心電図，胸部X線：異常なし
	摂食栄養量	朝食は家で食べ，昼食はめん類が多い，夕食は不規則（4回/週程度の外食＋飲酒，家でも晩酌）。飲酒量：ビール中瓶1本＋日本酒2合。塩辛い味つけを好む。エネルギー：2,800 kcal，食塩相当量：14 g
ケアマネジメント	課題	生活習慣（食習慣）の修正。薄味に慣れる。
	短期目標	食習慣の修正の実践。飲酒量を減じる。
	長期目標	血圧管理を継続し，動脈硬化性疾患を防ぐ。
	栄養補給	エネルギー：25～30 kcal/kg標準体重，食塩相当量：6 g未満
	栄養指導	①適正塩分量と食品に含まれる塩分量，②適正エネルギー，③飲酒について（家族同伴）
	栄養・食事療法	①1日に食べるべき目安量，②加工食品・外食の選び方，③調理の工夫
	食事計画	①食品選択，②調理の工夫，料理・献立例の提案

4.2　カルシウムを増やす疾患

【適応疾患】骨粗鬆症，骨軟化症，低栄養状態　など

症例8：骨 粗 鬆 症

患者情報		80歳，女性，無職。BMI 22（身長140 cm, 体重43 kg）。息子夫婦との3人暮らし。買い物・調理は息子の妻。毎日，植木の手入れ・水やり。たまに散歩や家事の手伝い。日中は家でほぼ静かに過ごす。外出はほとんどしない。
アセスメント	臨床検査	血圧：130/90 mmHg，HbA1c：5.2%，Alb：3.8 g/dL，Hb：10.5 g/dL，TG：140 mg/dL，HDL-C：40 mg/dL，LDL-C：135 mg/dL，尿糖：−，尿Prot：−，骨密度：超音波法（stiffness）で踵骨40%，DXA法で腰椎70%（対若年成人平均）
	摂食栄養量	和食中心。魚は好まない。少食（2回/日の食事）。牛乳は下痢になるので摂取せず。エネルギー：1,300 kcal，たんぱく質：35 g，脂質：25 g，食塩相当量：8.5 g，カルシウム：300 mg
ケアマネジメント	課題	食生活や運動習慣などの見直しを行い，症状を軽減するために配慮すべき点を考える。
	短期目標	規則正しい食事。カルシウムの摂取量を増やす。
	長期目標	骨粗鬆症の進行を防ぎ，QOLを維持する。
	栄養補給	日本人の食事摂取基準に準ずる。カルシウム：800 mg以上，ビタミンD：10～20 μg，ビタミンK：250～300 μgを目標とする。良質なたんぱく質と水溶性ビタミンを多く摂取する。
	栄養指導	①カルシウム摂取を増やすための食品選択や調理の工夫②規則正しい食事の重要性，③継続できる適切な運動習慣
	栄養・食事療法	①1日に食べるべき目安量，②食事時間（間食含める），③家族の協力
	食事計画	①食品選択，②調理・食べ方の工夫，③リン・アルコール・カフェインの過剰摂取への注意

4.3　鉄を増やす疾患

【適応疾患】鉄欠乏性貧血, 悪性腫瘍, 慢性炎症, 慢性関節リウマチ, 慢性腎不全, 消化管出血, 月経, 妊娠, 痔の出血　など

症例 9：鉄欠乏性貧血

情報者		20 歳, 女性, 会社員（事務職）。BMI 20（身長 150 cm, 体重 46 kg）。1 人暮らし。鉄欠乏性貧血（仕事中にも息苦しさ・頭痛・全身倦怠感がみられる）。入院歴なし。
アセスメント	臨床検査	Hb：9.2 g/dL, Ht：32.5％, TP：6.2 g/dL, Alb：3.1 g/dL, 血圧 115/65 mmHg
	摂食栄養量	食事は 2 回 / 日（朝食は欠食, 昼食はめん類のみ, 夕食は米飯 1 膳弱と野菜炒め程度）。エネルギー：1,000 kcal 弱, たんぱく質：30 g 弱, ビタミン・ミネラル：不足, 食塩相当量：2.8 g
ケアマネジメント	課題	規則正しい食事。
	短期目標	朝食を食べる。主食・主菜・副菜をそろえて食べる。
	長期目標	目標エネルギーの摂取。貧血改善。
	栄養補給	日本人の食事摂取基準に準ずる。症状に合わせてエネルギー・良質たんぱく質・ビタミン C を増量する。鉄は推奨量以上にするが耐容上限量以下とし, 症状により増量する。
	栄養指導	①鉄の摂取基準：10.5 mg（18 〜 29 歳女性, 月経あり）, ②低栄養の場合…目標エネルギー：30 〜 35 kcal/kg 標準体重（高エネルギー）, 高たんぱく食：1.2 〜 1.5 g/kg 標準体重
	栄養・食事療法	① 1 日に食べるべき目安量, ②食事回数
	食事計画	①鉄（ヘム鉄・非ヘム鉄）を多く含む食品, ②鉄の吸収を助けるビタミン C, ③造血作用を促進するビタミン類・銅・葉酸, ④調理の工夫, ⑤栄養機能食品, ⑥注意が必要な食品・料理, ⑦料理・献立例の提案

4.4　カリウムを減らす疾患

【適応疾患】保存期腎不全, 末期腎不全, 高カリウム血症　など

症例 10：血液透析期

情報者		43 歳, 男性, 設計技師。BMI 23（身長 173 cm, 透析後体重 68 kg）。仕事はデスクワークが基本。1 人暮らしのため食事が不規則。18 歳時に急性糸球体腎炎を発症, 30 歳で慢性糸球体腎炎を指摘され, 昨年より 3 回 / 週, 4 時間夜間透析を施行。左上肢にシャントあり。
アセスメント	臨床検査	Cr：11.5 mg/dL, BUN：87 mg/dL, K：5.5 mEq/L, 血圧：135/89 mmHg, TP：5.5 g/dL, Alb：2.8 g/dL, Hb：12.6 g/dL, 透析前体重：69 〜 70 kg
	摂食栄養量	朝・昼食は市販弁当, 夕食は宅配食が 4 〜 5 回 / 週。飲み物は茶や炭酸飲料で 500 mL 〜 1L/ 日。間食に菓子類をとる。エネルギー：1,900 kcal, たんぱく質：50 g, 脂質：35 g, 食塩相当量：8.5 g, 食物繊維：12 g
ケアマネジメント	課題	3 食とも既製の弁当。厳格なカリウムとリンの管理と減塩。
	短期目標	自分で食事管理がしっかりできる。摂取すべき量を知り実践する。
	長期目標	栄養障害を防ぐ。QOL や良好な予後の継続。
	栄養補給	エネルギー：30 〜 35 kcal/kg 標準体重, たんぱく質：0.9 〜 1.2 g/kg 標準体重, 食塩相当量：6 g 未満, カリウム：2,000 mg 以下, リン：たんぱく質（g）× 15 mg 以下, ビタミン類は十分に摂取, 水分は食事以外で 500 mL 程度, PFC ＝ 10：25：65
	栄養指導	①自己管理の重要性, ②体重管理, ③カリウム制限, ④外食の選び方・食べ方, ⑤食塩・水分の管理, ⑥適正なエネルギー・たんぱく質の摂取, ⑦リンについて, ⑧食物繊維のとり方, ⑨100％果汁のジュースや野菜ジュースの摂取に注意
	栄養・食事療法	① 1 日の食品構成, ②食事時間, ③ QOL 向上のための援助
	食事計画	①料理の選び方, ②食べ方の工夫, ③水分のとり方, ④間食の提案, ⑤カリウムを減らす料理の工夫

演習5　食材選択・調理法のコントロール食

　消化管保護のために食材や調理法を疾患に適するよう整える食事です。物理的（温度，かたさなど）・化学的（炭酸，カフェインなど）に刺激が少なく，消化・吸収がよく胃内滞留時間が短い食材を選択します。食物繊維や脂肪の少ない食材をやわらかく調理します（易消化食）。食物アレルギーでは，アレルゲンを含む食材を除くなど調理法を工夫（加熱，酵素分解）します。代替食品を利用し，栄養量の低下を防ぎます。

5.1　食材料の選択に配慮する疾患

【適応疾患】クローン病，潰瘍性大腸炎　など

症例 11：クローン病

患者情報		21歳，男性，大学生。BMI 21（身長 165 cm，体重 57 kg）。3年前より癒着性イレウスと原因不明の小腸炎を繰り返し，複数回入院歴あり。
アセスメント	臨床検査	体温：37℃，Hb：12.5 g/dL，CRP：0.8 mg/dL，血圧：120/78 mmHg，TP：6.5 g/dL，Alb：3.0 g/dL，腹痛：＋＋，嘔吐：－，血便：±，水様下痢頻回（8回／日），腹部腫瘤：－，2週間前より体重1 kg減少，その他の合併症なし
	摂取栄養量	入院前は症状がひどくなりエレンタールのみ6本／日飲用（1本80 gの内容剤を合計300 mLになるように水に溶かした場合，エネルギー量300 kcal，たんぱく質13.2 g，脂質0.5 g，糖質63.4 g）。したがって1日の摂取量は，エネルギー量1,800 kcal，たんぱく質79.2 g，脂質3.1 g，糖質約380 g）。寛解期の食事は朝夕は低脂肪食＋エレンタール1本，昼はうどん。
ケアマネジメント	課題	腸管の安静を図る。
	短期目標	エレンタール・食事の併用を再開する。低脂肪・低残渣食について知る。
	長期目標	再燃を防ぎ，寛解期を維持する。低脂肪・低残渣食の調理法を身につける。
	栄養補給	①エネルギー：35～40 kcal/kg 標準体重，②たんぱく質：1.5 g/kg 標準体重，③脂質：寛解移行期 20～30 g 未満，④食物繊維：10～15 g，⑤退院時：成分栄養剤70%・食事30%，⑥寛解期：成分栄養剤50%・食事50%
	栄養指導	①食べ方の注意事項，②低残渣食，③脂肪制限，④微量栄養素を補う食事
	栄養・食事療法	①成分栄養剤と食事の1日の目安量，②食材の選択，③調理・食べ方の工夫
	食事計画（献立作成）	①食品選択，②調理上の工夫，③消化・吸収のよい料理例，④脂質・食物繊維を少なくし，エネルギー・たんぱく質を確保できる料理・献立例の提案

5.2　食材料を除去・代替する疾患

【適応疾患】食物アレルギー

症例 12：食物アレルギー

患者情報		女児，4歳，幼稚園児。カウプ指数14（身長 95 cm，体重 12.6 kg）。祖父母・父母・兄との6人暮らし，両親は共働き。生後2か月まで母乳，その後は混合栄養。生後6か月で離乳食を開始したところ全身に湿疹がでた。食物アレルギーと診断。卵・乳・バナナの除去食。
アセスメント	臨床検査	〔最近の値〕総IgE：2.344 IU/mL，特異的IgE検査：卵白 75.10 UA/mL，牛乳 60.0 UA/mL（いずれも RAST スコア5；高度陽性），バナナ 33.89 UA/mL（RAST スコア4；高度陽性）
	摂食栄養量	魚嫌い。米飯にふりかけ・菓子パンなどが多い。エネルギー：1,000 kcal，たんぱく質：20 g
ケアマネジメント	課題	卵・乳除去によるたんぱく質不足，保護者の代替食利用の知識不足。
	短期目標	祖父母がおやつを選択できる。アレルギー料理講習会の受講。
	長期目標	祖父母が食事・おやつをつくれる。アレルギー料理講習会での情報交換。
	栄養補給	①エネルギー：1,250 kcal，②たんぱく質：50 g，③脂質：35 g（n-3 系脂肪酸の摂取；抗炎症作用），④炭水化物：190 g，⑤ビタミン・ミネラルは十分に，⑥カルシウム・鉄の不足に注意，⑦白身魚や赤身肉などを摂取
	栄養指導	①体重管理，②発育（成長曲線）を考慮した食事のとり方，③代替食品の利用，④両親・祖父母のアレルギー対応食についての理解
	栄養・食事療法	①1日に食べるべき目安量，②アレルゲン食品の除去・代替食品，③食事時間
	食事計画	①食品選択，②調理・盛りつけの工夫，③献立例

演習6　食形態・分量のコントロール食

　術後や消化器疾患，摂食・嚥下障害がある疾患に用いられます。やわらかく消化・吸収がよく，消化器への負担が少ない食事です。粥食・流動食は水分が多く，量の割にエネルギーが少ないので，主菜（軟菜）は少量でも栄養価の高い食材や調理法を選び，主食と同じ程度のやわらかさとします。一度に食べられない場合には分食が必要になる場合もあります。摂食・嚥下障害は，患者により状態が異なるので，障害の程度に応じて食事を調整します。

6.1　食形態に配慮する疾患

【適応疾患】咀しゃく力低下時，口腔・咽頭・食道など嚥下筋の低下時，脳梗塞後遺症　など

症例13：摂食・嚥下障害

<table>
<tr><td rowspan="3">アセスメント</td><td rowspan="1">患者情報</td><td>85歳，男性，無職。BMI 18.4（身長168 cm，体重52 kg）。妻（80歳）・長女（55歳）との3人暮らし。要介護4。一部義歯を使用。脳梗塞後の右片麻痺あり。高血圧症。昨年，誤嚥性肺炎と診断され入院。食事中にむせることがあり食事の量が減っている。本人・家族はできるだけ経口摂取を継続したい。</td></tr>
<tr><td>臨床検査</td><td>Alb：3.3 mg/dL，Hb：10.5%，血圧：140/85 mmHg（服薬中）</td></tr>
<tr><td>摂食栄養量</td><td>主食は米飯，家族と同じ食事をとるが途中で疲れて残すことが多い。とろみ剤などは使用していない。エネルギー：1,500 kcal，たんぱく質：50 g，食塩相当量：8 g。</td></tr>
<tr><td rowspan="7">ケアマネジメント</td><td>課題</td><td>食具・食形態の配慮について認識し，必要栄養量が摂取できるようになる。</td></tr>
<tr><td>短期目標</td><td>自力での食事摂取の継続。誤嚥性肺炎の防止。自宅での生活の継続。</td></tr>
<tr><td>長期目標</td><td>口腔および右片麻痺のリハビリを行うことで，むせの回数を減じ食事を楽しむ。</td></tr>
<tr><td>栄養補給</td><td>①軟菜食，②エネルギー：1,700 kcal，②たんぱく質：65 g，③食塩相当量：増やさないようにする</td></tr>
<tr><td>栄養指導</td><td>①誤嚥を防ぐ食形態・食品の選び方，②食事時の姿勢，食具，③誤嚥を防ぐ習慣，④エネルギー・たんぱく質摂取量を確保するための補助食品</td></tr>
<tr><td>栄養・食事療法</td><td>①1日に食べるべき目安量，②食形態・食品の選び方の工夫，③エネルギー・たんぱく質摂取を増やす工夫</td></tr>
<tr><td>食事計画（献立作成）</td><td>①食品選択，②調理の工夫，③食べ方の工夫，④食器の提案，⑤増粘剤の利用，⑥料理・献立例の提案</td></tr>
</table>

6.2　食事の分量に配慮する疾患

【適応疾患】消化管術後

症例14：胃　切　除

<table>
<tr><td rowspan="3">アセスメント</td><td>患者情報</td><td>男性，60歳，公務員（事務職）。BMI 21.5（身長170 cm，体重62 kg…健常時体重70 kg（BMI 24.2）から術後3か月で8 kg減）。妻（主婦）・長男（会社員）・長女（大学生）との4人暮らし。</td></tr>
<tr><td>臨床検査</td><td>Hb：12.6 g/dL，TP：6.2 g/dL，Alb：3.2 g/dL，TC：130 mg/dL</td></tr>
<tr><td>摂食栄養量</td><td>朝食：パン・卵・乳製品・野菜，昼食：煮込みめん2/3杯・副菜・果物少々，夕食：全粥茶碗1杯・煮魚・野菜煮・サラダ，分食：乳酸菌飲料などを3回/日。エネルギー：1,600 kcal，たんぱく質：60 g，脂質：45 g程度</td></tr>
<tr><td rowspan="7">ケアマネジメント</td><td>課題</td><td>食後に腹痛・つかえ感あり。食事量を控えすぎて体重が増えない。疲れやすい。</td></tr>
<tr><td>短期目標</td><td>不安なく食事がとれるようになる。</td></tr>
<tr><td>長期目標</td><td>健康時の体重に戻し，体力をつける。</td></tr>
<tr><td>栄養補給</td><td>①易消化食5回食（朝・間食・昼・間食・夕），②PFC＝15：25：60，③エネルギー：1,800〜2,100 kcal，④たんぱく質：70〜80 g</td></tr>
<tr><td>栄養指導</td><td>①食事後の姿勢，②易消化にする食習慣</td></tr>
<tr><td>栄養・食事療法</td><td>①食品構成，②食事時間，③分食，④家族の協力</td></tr>
<tr><td>食事計画（献立作成）</td><td>①食品選択，②調理・盛りつけの工夫，③食べ方の工夫，④料理・献立例の提案，⑤間食（職場で食べる）の工夫</td></tr>
</table>

1. 一般的に利用される栄養パラメータと栄養アセスメント

	項　目・パラメータ	基　準　値	栄養アセスメント
エネルギーおよび栄養素摂取量	**食事調査** ①食事記録法. ②食事思い出し法. ③食物摂取頻度法. ④食事歴法. ⑤陰膳法. など **間接熱量測定** 呼吸商 (RQ) …… 基礎エネルギー消費量 (BEE) 　　[単位：kcal/日] 安静時エネルギー消費量 (REE) 　[単位：kcal/日]	0.7以下…飢餓. 1.2以上…脂肪合成	エネルギーおよび各栄養素の過不足の状況. 偏りをチェック
身体計測	**身長・体重** 標準 (理想) 体重比率 (%IBW) 【現在体重÷標準体重×100】 …… 　　　　　　　　　　　　*標準体重＝身長 (m) ×身長 (m) ×22 健常時体重比率 (%UBW) 【現在体重÷普段の体重×100】 …… BMI 【体重 (kg) ÷身長 (m) ÷身長 (m)】 …… **皮下脂肪厚** 上腕三頭筋部皮下脂肪厚 (TSF)* [単位：mm]	 70%以下…高度の栄養不良 －5%以上の減少…軽度の栄養不良 18.5～25 男性 11.36±5.42, 女性 16.07±7.21	 18.5未満…低体重, 25以上…肥満傾向, 30以上…肥満
	筋囲 上腕周囲長 (AC)* [単位：cm] 上腕筋囲 (AMC)* 【上腕筋囲長 (AC cm) −3.14×上腕三頭筋部皮下脂肪厚 (TSF mm) ÷10】 体脂肪率** [単位：%] 筋力測定　握　力	男性 27.23±2.98, 女性 25.28±3.05 男性 23.67±2.76, 女性 20.25±2.56 男性 15～20, 女性 20～25以下	基準値の80～90%…軽度栄養障害 60～80%…中等度　〃 60%以下 …高度　〃 男性25以上, 女性30以上で肥満 骨格筋量に比例する
問　診 血液生化学検査 尿生化学検査 免疫能検査	「2. 臨床検査項目の基準範囲と意味」参照.		

*：日本栄養アセスメント研究会身体計測基準値検討委員会：日本人の新身体計測基準値 (JARD2001) による. [18～24歳] から [85歳～] の14の年齢階級の平均値±標準偏差の値.　**厚生労働省

2. 臨床検査項目の基準範囲と意味

I. 血液検査

	検査項目	略称	基準範囲	検査する意味
血液疾患	血色素量 (ヘモグロビン)	Hb	男性 13.4 g/dL ～ 17.1 g/dL 女性 11.1 g/dL ～ 15.2 g/dL	低値では貧血 (再生不良性, 鉄欠乏性, 巨赤芽球性, 溶血性). 高値では多血症. 脱水, 赤血球増多症を疑う.
	赤血球容積 (ヘマトクリット)	Ht	男性 36.0% ～ 48.6% 女性 34.2% ～ 44.1%	
	赤血球数	RBC	男性 430万/μL ～ 567万/μL 女性 380万/μL ～ 504万/μL	
	血清鉄	Fe	男性 60μg/dL ～ 210μg/dL 女性 50μg/dL ～ 170μg/dL	体内で鉄を蓄えることができるたんぱく質. 低値では鉄欠乏性貧血を疑う.
	総鉄結合能	TIBC	男性 250μg/dL ～ 385μg/dL 女性 260μg/dL ～ 420μg/dL	体内の鉄が不足していると高値になる. 他の貧血の指標と異なり鉄欠乏性貧血では基準値より高くなる. TIBC＝血清鉄＋UIBC (不飽和鉄結合能)

	検査項目	略語	基準値	臨床的意義
	血小板数	Plt	153×10^9/L ～ 346×10^9/L	基準値より下がった場合、出血。肝臓の繊維化。
	プロトロンビン時間	PT	10秒 ～ 13秒	血液が凝固するのに要する時間。抗凝固薬（ワルファリンなど）の治療効果の判定に用いる。15秒以上では肝炎、肝硬変、心不全、ビタミンK欠乏症を疑う。
	赤血球沈降速度	赤沈	男性 0.1mm/1時間 ～ 10mm/1時間 女性 0.2mm/1時間 ～ 15mm/1時間	赤血球数の減少（貧血、アルブミンの減少（低栄養など）で基準値より早くなる場合、免疫グロブリンの増加（感染症など）では基準値より遅くなる場合。赤血球の増加（脱水、多血症）、体内での疾患の活動性などの指標。
炎	白血球数	WBC	男性 3,900/μL ～ 9,000/μL 女性 3,600/μL ～ 8,900/μL	低値では急性骨髄性白血病、膠原病、肝硬変、外傷、放射線障害、抗がん薬投与を疑う。高値では急性感染症、熱傷、急性心筋梗塞、悪性腫瘍を疑う。
症	C反応性たんぱく質	CRP	0.3mg/dL 以下	0.4～0.9（軽い炎症）、1.0～15.0（中等度の炎症）、15.0～20.0（重症の炎症）。高値ではウイルス性感染症、細菌性感染症、膠原病、心筋梗塞。
	クレアチン（ホスホ）キナーゼ	C (P) K	男性 57U/L ～ 240U/L 女性 47U/L ～ 200U/L	主に筋肉に含む酵素。四肢の筋肉に大量に含まれる。高値となる原因として筋ジストロフィーや多発性筋炎や急性心筋梗塞、甲状腺機能低下症。低値では甲状腺機能亢進症。
	抗DNA抗体		6.0IU/mL 以下	高値では全身性エリテマトーデス（SLE）、シェーグレン症候群を疑う。混合性結合組織病。オーバーラップ症候群を疑う。
	抗核抗体	ANA	陰性（－）	膠原病やその類縁疾患が疑われた場合、これら疾患の経過観察時に検査される。
	IgE抗体	IgE	170IU/mL 以下	抗原（アレルゲン）から身体を守るための免疫物質。基準値以上の場合は、なんらかのアレルギー反応が出ている可能性がある。
栄養状態	総たんぱく質	TP	6.5g/dL ～ 8.0g/dL	栄養状態をみる指標。半減期が長く長期的な観察に役立つ。
	アルブミン	Alb	3.5g/dL ～ 5.0g/dL	低値ではたんぱく質の摂取不良、消化吸収障害、たんぱく漏出性胃腸症を疑う。栄養失調（PEM）では主にアルブミン（健康な状態では総たんぱく質の約65%）が減少し、アルブミン値は3.5g/dL未満になる。
	トランスサイレチン（プレアルブミン）	TTR PreAlb	22.0mg/dL ～ 40.0mg/dL	半減期は約2日で直近の栄養状態を鋭敏に反映。術後感染症の発症予防、退院時期の判定に役立つ。疾患でも低下するので CRPが基準値となら栄養状態を反映していると考えられる。
	トランスフェリン	Tf	男性 190mg/dL ～ 300mg/dL 女性 200mg/dL ～ 340mg/dL	体内で鉄を輸送するたんぱく質で半減期が短い（7日）ため、栄養状態の経過観察に役立つ。増加することが栄養状態の改善につながる。
脂質代謝	総コレステロール	T-Cho	120mg/dL ～ 219mg/dL	低値…低βリポたんぱく血症（原発性）、栄養障害（原発性）。高値…家族性高コレステロール血症（原発性）、甲状腺機能低下症、ネフローゼ症候群、閉塞性黄疸（いずれも続発性）などを疑う。
	LDL-コレステロール	LDL-C	60mg/dL ～ 139mg/dL	高値では心筋梗塞や脳梗塞を起こす病気が起こりにくい傾向がある。
	HDL-コレステロール	HDL-C	35mg/dL ～ 80mg/dL	高値 コレステロールを低値にする薬など。動脈硬化がもたらす病の誘因は、脂肪肝、糖尿病、運動不足、肥満、喫煙などとあげられる。
	中性脂肪（トリグリセリド）	TG	50mg/dL ～ 149mg/dL	高値が続くと動脈硬化の発症・進行が早まり。高値では糖尿病、ネフローゼ症候群、メタボリックシンドローム、甲状腺機能低下症、脂肪肝、急性膵炎などを疑う。低値では甲状腺機能亢進症、肝臓病を疑う。
糖代謝	血糖（グルコース）	BS. Glu	65mg/dL ～ 109mg/dL（空腹時）	糖尿病の血糖コントロールの指標。GAは過去1か月、HbA1cは過去1～2か月の平均血糖変動を表す。血糖…低値…インスリノーマ（膵臓腫瘍）、糖原病、ガラクトース血症、肝障害を疑う。高値…糖尿病、クッシング症候群、甲状腺機能亢進症、妊娠、肝障害、膵臓疾患を疑う。
	ヘモグロビンA1c	HbA1c	4.7% ～ 6.2%（NGSP値）	HbA1c：男女とも過去1～2か月（特に直近2週間）の平均血糖、1.5AGは食事や運動に影響されない。重症肝障害、低栄養。
	1.5アンヒドログルシトール	1.5AG	男性 15μg/mL ～ 45μg/mL 女性 12μg/mL ～ 29μg/mL	クロビン血症がみられる。1.5AG：男女とも13μg/mL以下の場合、血糖のコントロール状態が不十分で、高値…腎性糖尿、異常尿などを疑い、腎不全などを疑う。

分類	名称	略号	基準範囲	意味
腎臓疾患	尿素窒素	BUN	8～22 mg/dL	これらの物質はたんぱく質の代謝産物で腎機能を表す指標。多くなると尿中に排泄され通常、血液中には一定量存在する。腎機能が低下すると尿中に排泄されにくくなるためいずれも高値を示す。
腎臓疾患	クレアチニン	Cr	男性 0.8 mg/dL～1.3 mg/dL 女性 0.5 mg/dL～1.0 mg/dL	
腎臓疾患	クレアチニンクリアランス	Ccr	90 mL/分/1.73 m²～140 mL/分/1.73 m²	血清中と尿中のクレアチニンの量を測定して比較し腎機能の低下を知る。腎機能が低下すると尿中に排泄される量が多くみられる。50～70 mL/分で軽度。30～50 mL/分で中等度。30 mL/分以下では尿毒症を疑う。
腎臓疾患	推算糸球体濾過量	eGFR	60 mL/分/1.73 m²以上	慢性腎臓病（CKD）の早期発見・早期治療のための指標として注目されている。腎臓の糸球体がどれくらい老廃物を尿へ排泄する能力があるかを示す。クレアチニン値をもとに年齢・性別から算出。
腎臓疾患	尿酸	BUA (UA)	男性 4.0 mg/dL～7.0 mg/dL 女性 3.0 mg/dL～5.5 mg/dL	プリン体（核酸の構成成分）の代謝産物。肝臓で分解され体内に貯められない余分は腎臓の働きで尿中に排泄される。高値では高尿酸血症となり、痛風やメタボの誘因となる。
肝臓疾患	アスパラギン酸アミノトランスフェラーゼ	AST	8 IU/L～40 IU/L	肝臓でのアミノ酸代謝にエネルギー代謝の過程で重要な働きをする酵素。代謝が円滑に行われなくなると高値になる。ウイルス性肝炎、アルコール性肝障害、非アルコール性脂肪肝炎（NASH）、肝硬変を疑う。
肝臓疾患	アラニンアミノトランスフェラーゼ	ALT	4 IU/L～40 IU/L	
肝臓疾患	アルカリホスファターゼ	ALP	80 IU/L～260 IU/L	リン酸化合物を分解する酵素。肝細胞や胆管細胞と接する酵素が起こると高値になる。胆汁うっ滞。薬物性肝障害、原発性胆汁性肝硬変、胆道閉塞薬などを疑う。
肝臓疾患	ガンマグルタミルトランスペプチダーゼ	γ-GTP (GGT)	男性 5 IU/L～60 IU/L 女性 5 IU/L～40 IU/L	飲酒過多や肥満の際などにより多くつくられる酵素。たんぱく質を分解・合成をする。高値ではアルコール性肝障害、脂肪肝、胆石うっ滞、原発性胆汁性肝硬変、胆道閉塞薬などを疑う。
肝臓疾患	コリンエステラーゼ	ChE	男性 203 IU/L～460 IU/L 女性 179 IU/L～354 IU/L	肝細胞でのみつくられる酵素。血液中へ放出され体中に存在し、神経伝達物質の一種を分解する働きをする酵素。低値の場合は肝硬変を疑う。高値の場合は脂肪肝を疑う。
肝臓疾患	乳酸デヒドロゲナーゼ	LDH	130 IU/L～235 IU/L	通常、肝細胞に多く存在し、糖質をエネルギーに変える酵素。高値ではウイルス肝炎、アルコール性肝障害、肝硬変を疑う。
膵臓疾患	アミラーゼ	AMY	40 IU/L～132 IU/L	急性・慢性膵炎では基準値より高くなる。膵臓がん、大腸がんでも高値となるので腫瘍マーカーでもある。尿中のアミラーゼ（基準値100 IU/L～1,100 IU/L）も同時に検査するとよい。
膵臓疾患	リパーゼ	LIPA	11 IU/L～53 IU/L	激しい腹痛とともに基準値より高値となった場合は急性膵炎を疑う。腹痛がなく高値では腎臓疾患を疑う。
黄疸	総ビリルビン	T-Bil	0.4 mg/dL～1.2 mg/dL	ビリルビンは赤血球が破壊されるときに生成される黄色い色素。肝臓で処理された後のビリルビンを直接ビリルビンといい、あわせて総ビリルビンと呼ぶ。通常、総ビリルビンは血液中に微量しか存在しない。肝障害により胆汁から溢れ
黄疸	直接ビリルビン	D-Bil	0.1 mg/dL～0.3 mg/dL	胆汁中の直接ビリルビンが血液中に漏れ出し、黄疸の症状となる。

分類	名称	略号	基準範囲	基準値より高い値の場合	基準値より低い値の場合
電解質	ナトリウム	Na	136 mEq/L～147 mEq/L	嘔吐、下痢、発汗などの激しい脱水状態。尿崩症。クッシング症候群。大量の食塩摂取。	腎不全、ネフローゼ症候群、甲状腺機能低下症、心不全、火傷。
電解質	クロール	Cl	98 mEq/L～109 mEq/L	脱水症、クッシング症候群、慢性腎炎。	水分過剰摂取、嘔吐、アジソン病。
電解質	カリウム	K	3.6 mEq/L～5.0 mEq/L	腎不全、大量の輸血。	アルドステロン症、クッシング症候群、利尿剤服用、神経性やせ症。
電解質	カルシウム	Ca	8.7 mg/dL～10.1 mg/dL	悪性腫瘍（特に骨転移）、多発性骨髄腫、原発性副甲状腺機能亢進症。	腎不全、副甲状腺機能低下症、ビタミンD欠乏症。
電解質	無機リン	IP	2.4 mg/dL～4.3 mg/dL	副甲状腺機能低下症、腎不全。	ビタミンD欠乏症（くる病）、副甲状腺機能亢進症。
電解質	マグネシウム	Mg	1.8 mg/dL～2.6 mg/dL	尿毒症（乏尿症）、甲状腺機能低下症、クッシング症候群。	腎不全（多尿症）、尿毒症、ネフローゼ症候群。

	略称	基準範囲	検査する意味
鉄 鉄	Fe	男性 54 μg/dL ～ 200 μg/dL 女性 48 μg/dL ～ 154 μg/dL	溶血性貧血、再生不良性貧血、サラセミア、ヘモジデローシス、肝炎、肝硬変。 鉄欠乏性貧血、多血症、慢性感染症、膠原病、悪性腫瘍。
ホルモン インスリン		8 μU/mL ～ 11 μU/mL	11～50 μU/mL では肥満、クッシング症候群、末端肥大症。50 μU/mL 以上ではインスリン受容体異常症。 1型糖尿病、飢餓、膵臓癌、膵炎、副腎不全。
グルカゴン		41 pg/mL ～ 200 pg/mL	201～500 pg/mL では急性膵炎、ショック、ストレス。500 pg/mL 以上ではグルカゴノーマ、糖尿病性ケトアシドーシス。 慢性膵炎、インスリン過剰時。下垂体機能低下症。
レニン		0.5 ngAI/mL・h ～ 3.0 ngAI/mL・h	腎臓で分泌される酵素。血圧を上昇させる。アルドステロンの分泌を促進させる。高値では腎血管性高血圧、悪性高血圧、褐色細胞腫、ネフローゼ症候群、クッシング症候群、肝硬変を疑う。低値では原発性アルドステロン症。
アルドステロン		30 pg/mL ～ 200 pg/mL	副腎で作られるホルモン。血圧に作用。また血中のナトリウムとカリウム量を調節。体液と電解質の異常を診断するために行われ、異常があれば副腎疾患を調節する。高値…クッシング症候群、肝硬変、腎不全、尿崩症。副腎疾患を疑う。
遊離トリヨードチロニン	FT₃	2.4 pg/mL ～ 4.5 pg/mL	甲状腺から分泌されるホルモン。エネルギー代謝を調節する。TSHの作用により分泌が促進される。FT₃、FT₄ 高値…甲状腺機能亢進症（バセドウ病、プランマー病）、亜急性甲状腺炎、TSH 産生腫瘍などを疑う。FT₃、FT₄ 低値…甲状腺機能低下症（粘液水腫、クレチン病、橋本病）、ヨード欠乏症などを疑う。
遊離チロキシン	FT₄	1.0 ng/dL ～ 1.7 ng/dL	
甲状腺刺激ホルモン	TSH	0.56 μIU/mL ～ 4.3 μIU/mL	脳から分泌され FT₃・FT₄ の調節機能をもつ。FT₃・FT₄ が低値で TSH が高値…甲状腺機能低下症（バセドウ病）、甲状腺機能低下症を疑う。FT₃・FT₄ が高値で TSH が低値…甲状腺機能低下症などを疑う。
副腎皮質刺激ホルモン	ACTH	9 pg/mL ～ 52 pg/mL	脳の下垂体から分泌され、副腎皮質ホルモンの分泌を刺激する。高値…クッシング症候群、副腎性クッシング症。低値…下垂体機能低下症…クッシング症候群。アジソン病、ストレス、うつ病などを疑う。

II. 尿・便検査

	検査項目	略称	基準範囲	検査する意味
尿	尿糖定性*¹	尿糖	陰性（－）	尿中にグルコースが出ているかを調べる。糖尿病、膵炎、甲状腺機能亢進症では陽性（＋）となる。
	尿たんぱく質定性*²	尿Prot	陰性（－）～擬陽性（±）	尿中にたんぱく質が出ているかを調べる。腎疾患、糖尿病性腎症、尿路感染症、尿路感染腫瘍では陽性（＋）となる。
	pH	pH	5 ～ 7.5	pH8.0以上（アルカリ尿）…尿路感染症、腎疾患を疑う。pH4.5以下（酸性尿）…糖尿病、呼吸性アシドーシス、発熱、アルコール中毒を疑う。
	比重	SG	1.007 ～ 1.025	1.030以上…糖尿病、脱水状態（発熱・下痢・嘔吐・発汗）を疑う。1.008以下…尿崩症、腎炎、腎不全。
	ケトン体	KET	陰性（－）	陽性（＋）…飢餓、運動、糖尿病、嘔吐。下痢、高脂肪食、甲状腺機能亢進症を疑う。
	尿ビリルビン	尿Bil	陰性（－）	陽性（＋）…閉塞性黄疸（肝内胆汁うっ滞）、アルコール性肝炎を疑う。
	ウロビリノーゲン*³	URO	擬陽性（±）～弱陽性（＋）	ビルビンが腸内細菌により分解された物質。一部は腸から血中に吸収され尿に排出される。陰性（－）…閉塞性黄疸（肝内胆汁うっ滞）、閉塞性黄疸。基準値よりも多い尿…溶血性貧血、肝疾患。肝機能異常（＋）が異常値。
便	便潜血 免疫学的潜血反応		陰性（－）～（99 ng/mL 以下）	便に血液が混じっているかを調べ、大腸での出血の有無をみる。

検査値の表記方法 *1　－：異常なし　　　　＋～＋＋＋＋：要精密検査
　　　　　　　　　*2　－～±：異常なし　＋：要経過観察　２＋～４＋：要精密検査
　　　　　　　　　*3　正～＋：異常なし　　　　２＋～４＋：要精密検査

3. 栄養スクリーニングツール

●高齢者のための栄養チェックリスト（DETERMINE）

【質問項目】		【評点】はい
Disease	・病気または体調不良によって，食べ物の種類や量が変わった。	2
Eating Poorly	・1日に多くても2食しか食事していない。	3
	・果物や野菜，乳製品をほとんど食べていない。	2
	・ビールやウイスキー類，ワインをほぼ毎日3杯以上飲んでいる。	2
Tooth Loss	・歯や口に，食事が困難になるような問題を抱えている。	2
Economic hardship	・節約するために，食事を減らしている。	4
Reduced Social Contact	・ほとんど一人で食事している。	1
Multiple Medications	・1日に3種類以上の薬を飲んでいる。	1
Involuntary Weight Loss/Gain	・この6か月に5kgくらいの体重変動があった。	2
Need Assistance in Self Care	・体が不自由なために自分で買い物，調理，食事ができないことがある。	1
Elder Years > Age 80	・あなたは80歳以上ですか？	1

合計点	0～2	良好！	3～5	すこし危険	5以上	危険！！

●主観的包括的評価（SGA；subjective global assessment）
―日本静脈経腸栄養学会 NST プロジェクト―

1. Rough Screening　明らかに栄養不良なしと判断した場合，2. Detailed Screening 以下は不要
　　・明らかに栄養不良なし　　　・栄養不良の可能性あり
2. Detailed Screening
a）病　歴
　1. 体重の変化
　　通常の体重（　　　）kg，現在の体重（　　　）kg，増加・減少（　　　）kg　いつから（　　　）
　2. 食物摂取量の変化（通常との比較）
　　変化（無　有）いつから（　　　）
　　現在食べられるもの（食べられない，水分のみ，流動食，おかゆ，並食）
　3. 消化器症状
　　症状（無　有）嘔気　いつから（　　　），嘔吐　いつから（　　　），下痢　いつから（　　　）
　4. 機　能　性
　　機能障害（無　有）いつから（　　　）
　　労　働（せいぜい身の回りのこと，家事程度，肉体労働）
　　歩　行（1人，援助：杖，歩行器，いざり歩き）
　　寝たきり　いつから（　　　）
　　排　尿（トイレ，オムツ），排　便（トイレ，オムツ）
　5. 疾患および疾患と栄養必要量との関係
　　基礎疾患（　　　　　　　），既往歴（　　　　　　　　），内服・治療薬（　　　　　　），
　　熱（　　　）℃，呼吸（整　頻），脈（整　頻），
　　代謝動態：ストレス（無，軽度，中等度，高度）
b）身体状態
　体　型　肥満，普通，るい瘦（軽度　重度）
　浮　腫（無　有）部位（　　　　　），褥　瘡（無　有）部位（　　　　　）
　脱　水（無　有）
3. Judgment
　A：栄養状態良好………栄養学的に問題ありません。
　B：軽度の栄養不良……現在のところ NST 対象症例ではありません。但し，今後摂取カロリーの減少や感染，手術などの侵襲が加わったり，臓器障害等合併する場合には，C～Dへの移行が考えられますので，注意が必要です。
　C：中程度の栄養不良…NST 対象症例です。経過・病態に応じて栄養療法導入が必要です。Dに移行するリスクあり要注意です。
　D：高度の栄養不良……NST 対象症例です。直ちに栄養療法が必要で，NST によるアセスメントが必要です。

●簡易栄養状態評価表（MNA；mini nutritional assessment）

数値を加算し，11ポイント以下の場合，アセスメントに進み総合評価値を算出して低栄養状態指標スコアを得る。

【スクリーニング】	【評　点】
A　過去3か月間で食欲不振，消化器系の問題，咀嚼・嚥下困難等で食事量が減少しましたか？	0＝著しい食事量の減少 1＝中程度の食事量の減少 2＝食事量の減少なし
B　過去3か月で体重の減少がありましたか？	0＝3kg以上の減少 1＝わからない 2＝1～3kgの減少 3＝体重減少なし
C　自力で歩けますか？	0＝寝たきりまたは車椅子を常時使用 1＝ベッドや車椅子を離れられるが，外出はできない 2＝自由に歩いて外出できる
D　過去3か月間で精神的ストレスや急性疾患を経験しましたか？	0＝はい 2＝いいえ
E　神経・精神的問題の有無	0＝強度認知症またはうつ状態 1＝中程度認知症 2＝精神的問題なし
F　BMI：体重（kg）÷身長（m）²	0＝BMIが19未満 1＝BMIが19以上21未満 2＝BMIが21以上23未満 3＝BMIが23以上
スクリーニング値小計（最大14ポイント）	
12～14ポイント：栄養状態良好，8～11ポイント：低栄養のおそれあり，0～7ポイント：低栄養	

4. 成長曲線（0～17.5歳）

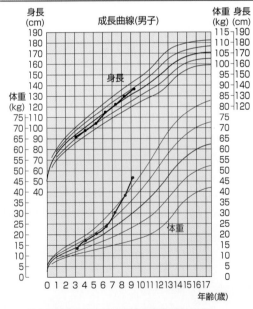

注）太い曲線は9歳の単純性肥満の例である。

（厚生労働省：「平成12年乳幼児身体発育調査報告書」
文部科学省：「平成12年度学校保健統計調査報告書」）

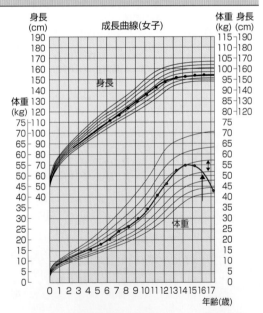

注）太い曲線は思春期やせ症の例で，14歳を過ぎたころから体重の成長曲線が下向きになり始めている。矢印で示した時点で小児科などに相談し適切な対応が必要である。

（日本小児科学会学校保健・心の問題委員会：『成長曲線からみた摂食障害，ネグレクト，肥満の早期発見法について』，
http://www.jpeds.or.jp/pdf/seicyou_kyokusen.pdf
（2010））

5. 褥瘡のリスクアセスメント，経過評価

●ブレーデンスケール（リスクアセスメント）

	1	2	3	4	
知覚の認知	**1．全く知覚なし** 痛みに対する反応（うめく，避ける，つかむなど）なし。この反応は意識レベルの低下や鎮静による。あるいは，身体のおおよそ全体にわたり痛覚の障害がある。	**2．重度の障害あり** 痛みにのみ反応する。不快感を伝えるときは，うめくことや身の置き場なく動くことしかできない。あるいは，知覚障害があり，身体の1/2以上にわたり痛みや不快感の感じ方が完全ではない。	**3．軽度の障害あり** 呼びかけに反応する。しかし，不快感や体位変換のニードを伝えることがいつもできるとはかぎらない。あるいは，いくぶん知覚障害があり，四肢の1，2本において痛みや不快感の感じ方が完全ではない部分がある。	**4．障害なし** 呼びかけに反応する。知覚欠損はなく，痛みや不快感を訴えることができる。	
湿潤	**1．常に湿っている** 皮膚は汗や尿などのために，ほとんどいつも湿っている。患者を移動したり，体位変換するごとに湿気が認められる。	**2．たいてい湿っている** 皮膚はいつもではないが，しばしば湿っている。各勤務時間内に少なくとも1回は寝衣寝具を交換しなければならない。	**3．ときどき湿っている** 皮膚はときどき湿っている。定期的な交換以外に，1日1回程度，寝衣寝具を追加して交換する必要がある。	**4．めったに湿っていない** 皮膚は通常乾燥している。定期的に寝衣寝具を交換すればよい。	
活動性	**1．臥床** 寝たきりの状態である。	**2．座位可能** ほとんど，またはまったく歩けない。自力で体重を支えられなかったり，椅子や車椅子に座るときは，介助が必要であったりする。	**3．ときどき歩行可能** 介助の有無にかかわらず，日中ときどき歩くが，非常に短い距離に限られる。各勤務時間内に，ほとんどの時間を床上で過ごす。	**4．歩行可能** 起きているあいだは少なくとも1日2回は部屋の外を歩く。そして少なくとも2時間に1度は室内を歩く。	
可動性	**1．全く体動なし** 介助なしでは，体幹または四肢を少しも動かさない。	**2．非常に限られる** ときどき体幹または四肢を少し動かす。しかし，しばしば自力で動かしたり，また有効な（圧迫を除去するような）体動はしない。	**3．やや限られる** 少しの動きではあるが，しばしば自力で体幹または四肢を動かす。	**4．自由に体動する** 介助なしで頻回にかつ適切な（体位を変えるような）体動をする。	
栄養状態	**1．不良** 決して全量摂取しない。めったに出された食事の1/3以上を食べない。たんぱく質・乳製品は1日2皿（カップ）分以下の摂取である。水分摂取が不足している。消化態栄養剤（半消化態，経腸栄養剤）の補充はない。あるいは，絶食であったり，透明な流動食（お茶，ジュースなど）なら摂取する。または末梢点滴を5日間以上続けている。	**2．やや不良** めったに全量摂取しない。ふだんは出された食事の約1/2しか食べない。たんぱく質・乳製品は1日3皿（カップ）分以下の摂取である。ときどき消化態栄養剤（半消化態，経腸栄養剤）を摂取することがある。あるいは，流動食や経管栄養を受けているが，その量は1日必要摂取量以下である。	**3．軽度の障害あり** たいていは1日3回以上食事をし，1食につき半分以上は食べる。たんぱく質・乳製品は1日4皿（カップ）分摂取する。ときどき食事を拒否することもあるが，勧めれば通常捕食する。あるいは，栄養的におおよそ整った経管栄養や高カロリー輸液を受けている。	**4．障害なし** 毎食おおよそ食べる。通常はたんぱく質・乳製品は1日4皿（カップ）分以上摂取する。ときどき間食（おやつ）を食べる。捕食する必要はない。	
摩擦とずれ	**1．問題あり** 移動のためには，中程度から最大限の介助を要する。シーツでこすれずに身体を移動することは不可能である。しばしば床上や椅子の上でずり落ち，全面介助で何度も元の位置に戻すことが必要となる。けいれん，拘縮，振戦は持続的に摩擦を引き起こす。	**2．潜在的に問題あり** 弱々しく動く，または最小限の介助が必要である。移動時皮膚は，ある程度シーツや椅子，抑制帯，補助具などにこすれている可能性がある。たいがいの時間は，椅子や床上で比較的よい体位を保つことができる。	**3．問題なし** 自力で椅子や床上を歩き，移動中十分に身体を支える筋力を備えている。いつでも椅子や床上でよい体位を保つことができる。		
					Total

● DESIGN-R® 褥瘡経過評価用

DESIGN-R® 褥瘡経過評価用		カルテ番号（　　　　　　　　）			
		患者氏名（　　　　　　　　　）		月日 / / / / / /	

Depth*1 深さ 創内の一番深い部分で評価し，改善に伴い創底が浅くなった場合，これと相応の深さとして評価する

d	0	皮膚損傷・発赤なし	D	3	皮下組織までの損傷	
	1	持続する発赤		4	皮下組織を超える損傷	
				5	関節腔，体腔に至る損傷	
	2	真皮までの損傷		DTI	深部損傷褥瘡（DTI）疑い*2	
				U	壊死組織で覆われ深さの判定が不能	

Exudate 滲出液

e	0	なし	E	6	多量:1日2回以上のドレッシング交換を要する	
	1	少量:毎日のドレッシング交換を要しない				
	3	中等量:1日1回のドレッシング交換を要する				

Size 大きさ 皮膚損傷範囲を測定：[長径(cm) × 短径*3(cm)]*4

s	0	皮膚損傷なし	S	15	100以上	
	3	4未満				
	6	4以上　16未満				
	8	16以上　36未満				
	9	36以上　64未満				
	12	64以上　100未満				

Inflammation/Infection 炎症/感染

i	0	局所の炎症徴候なし	I	3C*5	臨界的定着疑い(創面にぬめりがあり，滲出液が多い。肉芽があれば，浮腫性で脆弱など)	
	1	局所の炎症徴候あり(創周囲の発赤・腫脹・熱感・疼痛)		3*5	局所の明らかな感染徴候あり(炎症徴候，膿，悪臭など)	
				9	全身的影響あり(発熱など)	

Granulation 肉芽組織

g	0	創が治癒した場合，創の浅い場合，深部損傷褥瘡（DTI）疑いの場合	G	4	良性肉芽が創面の10%以上50%未満を占める	
	1	良性肉芽が創面の90%以上を占める		5	良性肉芽が創面の10%未満を占める	
	3	良性肉芽が創面の50%以上90%未満を占める		6	良性肉芽が全く形成されていない	

Necrotic tissue 壊死組織 混在している場合は全体的に多い病態をもって評価する

| n | 0 | 壊死組織なし | N | 3 | 柔らかい壊死組織あり | |
| | | | | 6 | 硬く厚い密着した壊死組織あり | |

Pocket ポケット 毎回同じ体位で，ポケット全周(潰瘍面も含め)[長径(cm) × 短径*3(cm)]から潰瘍の大きさを差し引いたもの

p	0	ポケットなし	P	6	4未満	
				9	4以上16未満	
				12	16以上36未満	
				24	36以上	

部位(仙骨部,坐骨部,大転子部,踵骨部,その他　（　　　　　　　）]			合計*1	

©日本褥瘡学会/2020

*1：深さ（Depth：d/D）の点数は合計には加えない
*2：深部損傷褥瘡(DTI)疑いは，視診・触診，補助データ(発生経緯，血液検査，画像診断等)から判断する
*3："短径"とは"長径と直交する最大径"である　　*4：持続する発赤の場合も皮膚損傷に準じて評価する
*5：「3C」あるいは「3」のいずれかを記載する。いずれの場合も点数は3点とする

---

6. 障害者総合支援法の概要

　障害のある人・児が地域で安心して暮らせる社会を実現するために，障害福祉サービスの充実や新たな障害福祉施策を柱とした「障害者総合支援法」が 2013（平成 25）年 4 月から施行された。この法律の仕組みは総合的な自立支援システムで自立支援のための給付（サービス）がある。

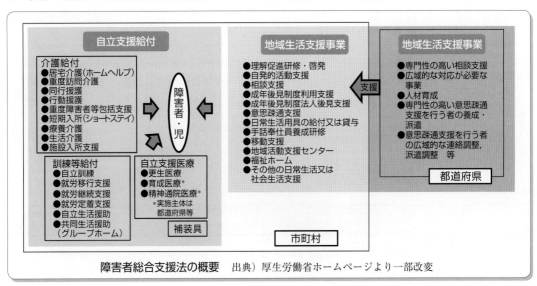

障害者総合支援法の概要　　出典）厚生労働省ホームページより一部改変

7. 嚥下調整食学会分類 2021 〔抜粋〕

名　称	形　態	目的・特色	主食の例	必要な咀嚼能力
嚥下訓練食品0j	均質で，付着性・凝集性・かたさに配慮したゼリー。離水が少なく，スライス状にすくうことが可能なもの。	重度の症例に対する評価・訓練用。少量をすくってそのまま丸呑み可能。残留した場合にも吸引が容易。たんぱく質含有量が少ない。		（若干の送り込み能力）
嚥下訓練食品0t	均質で，付着性・凝集性・かたさに配慮したとろみ水（原則的には，中間のとろみあるいは濃いとろみ*のどちらかが適している）。	重度の症例に対する評価・訓練用。少量ずつ飲むことを想定。ゼリー丸呑みで誤嚥したりゼリーが口中で溶けてしまう場合。たんぱく質含有量が少ない。		（若干の送り込み能力）
嚥下調整食1j	均質で，付着性，凝集性，かたさ，離水に配慮したゼリー・プリン・ムース状のもの。	口腔外で既に適切な食塊状となっている（少量をすくってそのまま丸呑み可能）。送り込む際に多少意識して口蓋に舌を押しつける必要がある。0jに比し表面のざらつきあり。	おもゆゼリー，ミキサー粥のゼリーなど	（若干の食塊保持と送り込み能力）
嚥下調整食2-1	ピューレ・ペースト・ミキサー食など，均質でなめらかで，べたつかず，まとまりやすいもの。スプーンですくって食べることが可能なもの。	口腔内の簡単な操作で食塊状となるもの（咽頭では残留，誤嚥をしにくいように配慮したもの）。	粒がなく，付着性の低いペースト状のおもゆや粥	（下顎と舌の運動による食塊形成能力および食塊保持能力）
嚥下調整食2-2	ピューレ・ペースト・ミキサー食などで，べたつかず，まとまりやすいもので不均質なものも含む。スプーンですくって食べることが可能なもの。		やや不均質（粒がある）でもやわらかく，離水もなく付着性も低い粥類	（下顎と舌の運動による食塊形成能力および食塊保持能力）
嚥下調整食3	形はあるが，押しつぶしが容易，食塊形成や移送が容易，咽頭でばらけず嚥下しやすいように配慮されたもの。多量の離水がない。	舌と口蓋間で押しつぶしが可能なもの。押しつぶしや送り込みの口腔操作を要し（あるいそれらの機能を賦活し），かつ誤嚥のリスク軽減に配慮がなされているもの。	離水に配慮した粥など	舌と口蓋間の押しつぶし能力以上
嚥下調整食4	かたさ・ばらけやすさ・貼りつきやすさなどのないもの。箸やスプーンで切れるやわらかさ。	誤嚥と窒息のリスクを配慮して素材と調理方法を選んだもの。歯がなくても対応可能だが，上下の歯槽堤間で押しつぶすあるいはすりつぶすことが必要で舌と口蓋間で押しつぶすことは困難。	軟飯・全粥　など	上下の歯槽堤間の押しつぶし能力　以上

＊上記0tの「中間のとろみ・濃いとろみ」については，学会分類2021（とろみ）を参照されたい。

とろみ〔抜粋〕

	段階 1 薄いとろみ【Ⅲ-3項】 Mildly thick	段階 2 中間のとろみ【Ⅲ-2項】 Moderately thick	段階 3 濃いとろみ【Ⅲ-4項】 Extremely thick
性状の説明（飲んだとき）	「drink」するという表現が適切なとろみの程度。口に入れると口腔内に広がる液体の種類・味や温度によっては，とろみが付いていることがあまり気にならない場合もある。飲み込む際に大きな力を要しない。ストローで容易に吸うことができる。	明らかにとろみがあることを感じ，かつ「drink」するという表現が適切なとろみの程度。口腔内での動態はゆっくりですぐには広がらない。舌の上でまとめやすい。ストローで吸うのは抵抗がある。	明らかにとろみが付いていて，まとまりがよい。送り込むのに力が必要。スプーンで「eat」するという表現が適切なとろみの程度。ストローで吸うことは困難。
性状の説明（見たとき）	スプーンを傾けるとすっと流れ落ちる。フォークの歯の間から素早く流れ落ちる。カップを傾け，流れ出た後には，うっすらと跡が残る程度の付着。	スプーンを傾けるととろとろと流れる。フォークの歯の間からゆっくりと流れ落ちる。カップを傾け，流れ出た後には，全体にコーティングしたように付着。	スプーンを傾けても，形状がある程度保たれ，流れにくい。フォークの歯の間から流れ出ない。カップを傾けても流れ出ない（ゆっくりと塊となって落ちる）。

本表に該当する食事において，汁物を含む水分には原則とろみを付ける。【Ⅰ-9項】
ただし，個別に水分の嚥下評価を行ってとろみ付けが不要と判断された場合には，その原則は解除できる。
本表を使用するにあたっては必ず「嚥下調整食学会分類2021」の本文を熟読されたい。
『日摂食嚥下リハ会誌25（2）：135-149，2021』または日本摂食嚥下リハ学会HPホームページ：https://www.jsdr.or.jp/wp-content/uploads/file/doc/classification2021-manual.pdf『嚥下調整食学会分類2021』を必ずご参照ください。

8. 発達期摂食嚥下障害児（者）のための嚥下調整食分類2018〔抜粋〕

発達期嚥下調整食分類主食表

状態説明	〈飯粒がなく均質な ペースト状〉 すくうと盛り上がっている 傾けるとゆっくり スプーンから落ちる スプーンで軽く引くと しばらく跡が残る	〈飯粒がなく均質な ゼリー状〉 すくうとそのままの形を 保っている 傾けると比較的容易に スプーンから落ちる スプーンで押すと 小片に崩れる	〈離水していない粥を 潰した状態〉 スプーンで押しても 飯粒同士が 容易に分離しない	〈やわらかく炊いたご飯を 潰した状態〉 スプーンで押しても 飯粒同士が 容易に分離しない
作り方例	粥をミキサー等で 均質に攪拌する 粘性を抑えたい場合は, 食品酵素製剤と 粘性を調整する食品等 を加える	粥にゲル化剤 （酵素入り等）を加えて, ミキサー等で均質に なるまで攪拌し ゼリー状に固める	鍋, 炊飯器等で 炊いた全粥を 温かいうちに器具で潰す	鍋, 炊飯器等で 炊いた軟飯を 温かいうちに器具で潰す
炊飯時の 米：水重量比	1：3〜5	1：2〜5	1：4〜5	1：2〜3
口腔機能と の関係	若干の送り込み力があり 舌の押しつぶしを 促す場合	若干の食塊保持力があり 舌の押しつぶしを 促す場合	ある程度の 送り込み力があり 食塊形成や複雑な 舌の動きを促す場合	ある程度の 押しつぶし力や 送り込み力があり 歯・歯ぐきでの すりつぶしを促す場合

発達期嚥下調整食分類副食表

状態説明	〈粒がなく均質な状態〉 すくって傾けても 容易に落ちない スプーンで押した形に 変形し混ぜると なめらかなペーストになる	〈粒がなく均質な状態〉 すくって傾けると ゆっくり落ちる スプーンで切り分ける ことができ 切断面は角ができる	〈粒がある不均質な状態〉 すくって傾けても 容易に落ちない スプーンで押すと 粒同士が分離せず まとまっている	〈食材の形を保った状態〉 食材をそのまま スプーンで容易に 切れる程度まで やわらかくした状態
作り方例	食材に粘性を付加する 食品や固形化する 食品等を加え, ミキサーで 均質になるまで 攪拌したのち, 成型する	食材に固形化する 食品等を加え, ミキサー等で 均質になるまで 攪拌したのち, 成型する	食材をフードプロセッサー 等で刻み, 粘性を 付加する食品や 固形化する食品等を加え 攪拌したのち, 成型する	圧力鍋, 真空調理器具を 使用するか, 鍋で長時間煮る等して 軟らかくする
食品： 水重量比	1：0.5〜1.2（肉魚） 1：0〜0.5（野菜）	1：0.7〜1.5（肉魚） 1：0〜0.5（野菜）	1：0.3〜0.7（肉魚） 1：0〜0.5（野菜）	—
口腔機能と の関係	若干の送り込み力があり 舌の押しつぶしを促す場合	若干の食塊保持力があり 舌の押しつぶしを促す場合	ある程度の食塊形成力と 送り込み力があり 複雑な舌の動きを促す場合	ある程度の押しつぶし力 があり歯／歯ぐきでの すりつぶしを促す場合

【粘性を付加することができる食品】一般食材（芋類, 穀類等）, 片栗粉, くず粉, コーンスターチ, とろみ調整食品（キサンタンガム, グアガム等）, ゲル化剤（寒天, ゼラチン, ペクチン等）

【固形化に利用できる食品】一般食材（すり身, れんこん, 卵等）, くず粉, ゲル化剤（寒天, ゼラチン, ペクチンその他増粘多糖類（カラギーナン, ジェランガム等））

【デンプンの粘性・付着性を抑制する食品】食品酵素製剤, 酵素入りゲル化剤等

9. クリニカルパス（例）

●糖尿病教育入院のクリニカルパス（患者用）

〈糖尿病10日間入院スケジュール〉　名　前＿＿＿＿＿＿＿＿＿

平成20年3月改正

	／　水	／　木	／　金	／　土	／　日	／　月	／　火	／　水	／　木	／　金
午前	医師からの説明□ 担当看護婦からのオリエンテーション□	検　尿□ 採　血□ 血糖測定 7：00□ 9：30□ 11：30□ 10：30～ 糖尿病ビデオ□ ・糖尿病とは （東7階カンファレンスルーム）		10：30～ 糖尿病ビデオ□ ・糖尿病と果物の甘い関係 （東7階カンファレンスルーム）		10：30～ 薬について□ （東7階カンファレンスルーム）	10：00～ 蓄尿開始□ 採　血□ 血糖測定 7：00□ 9：30□ 11：30□	頸動脈エコー□ （検査科40番窓口）	11：00～ のびのび運動療法 （東7階カンファレンスルーム）	
午後	13：30～ 生理機能検査について□ （西7階カンファレンスルーム） 13：00～ 栄養個別指導□ （1人30分） （2階栄養相談室） 15：00 蓄尿開始□	血糖測定 14：00□ 17：30□ 20：00□ 22：00□ 14：00～ 糖尿病教室□ ・糖尿病とは（医師より） ・糖尿病の食事（栄養士より） ・日常生活について（看護師より） （成育指導室）	13：00～ 栄養個別指導□ （1人30分） （2階栄養相談室） 15：00 蓄尿終了□			医長回診□ 15：30～ 検査について□ （東7階カンファレンスルーム）	14：30～ 糖尿病ビデオ□ ・食後高血糖に注目しよう （東7階カンファレンスルーム） 15：00～ 自己血糖測定説明会□ （相談室：30番循環器外来前）	血糖測定 14：00□ 17：30□ 20：00□ 22：00□	14：00～ 栄養個別指導・食事記録チェック□ （1人30分） （2階栄養相談室） 糖尿病のまとめ（医師より）	
時間未定	PM 腎エコー□ （検査科40番窓口2名のみ）	運動負荷□ 心電図 （マスターW） （検査科40番窓口）	試験外泊□ ＊食事記録用紙をお渡しします。パンフレットのp.14・15を参考に記入してきて下さい。	帰　院□ ＊食事記録用紙は次の栄養指導に持参してください。	神経伝導速度□ （検査科40番窓口）				PM 腎エコー□ （検査科40番窓口2名のみ）	

□は終了したらチェックして下さい。赤字は病棟以外で行う検査・青字は指導・下線は病棟で行う検査を表しています。
検査の内容について簡単に次のページに書いてありますので，参考にして下さい。

西7階

検査の説明

自律神経心電図：自律神経の低下の度合いを見ます。

運動負荷心電図
（マスターW）：狭心症などの合併症の有無を見ます。

血圧脈波検査：腕の血圧と足首の血圧の差を調べ，下肢閉塞性動脈硬化症の有無を見ます。

頸動脈エコー：動脈硬化の程度を見ます。

へ　そ　CT：内臓脂肪の程度を見ます。

神経伝導速度：糖尿病性神経障害の程度を見ます。

24時間蓄尿：1日の尿を容器に貯め尿量を測定し，その尿の一部を検査科へ提出します。
尿に含まれる糖の測定や，腎機能を評価します。
15時（又は10時）に蓄尿を開始し，翌日15時（又は10時）に終了します。
開始時の尿は捨てて，終了時の尿は容器に入れてください。
排便の時なども必ず尿は容器に貯めて下さい。尿を一回でも捨ててしまうと，正確な値が出ません。

わからないところ，疑問に感じた点はどんどん質問して下さい。
この10日間をあなた様が有意義に過ごせるよう，精一杯のお手伝いをさせていただきます。

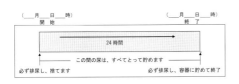

（＿＿月＿＿日＿＿時）　　　　　　（＿＿月＿＿日＿＿時）
　開　始　　　　　　　　　　　　　　　終　了

24時間

この間の尿は，すべてとって貯めます

必ず排尿し，捨てます　　　　　　　必ず排尿し，容器に貯めて終了

西7階

161

10. 栄養補助食品（代表的なもの）

区　　　　分	経腸栄養製品（半消化態濃厚流動食）			
	<1.0 kcal/mL>	<1.5 kcal/mL 以上>	<糖尿病用>	<腎疾患用>
製　　品　　名	MA-8 プラス	テルミール 2.0 α	グルセルナ-REx	リーナレン LP
製　造　会　社	森永乳業（株）	テルモ（株）	アボットジャパン（株）	明治乳業（株）
販　売　会　社	（株）クリニコ	テルモ（株）	アボットジャパン（株）	明治乳業（株）
主　　原　　料	デキストリン, カゼインNa, 植物油, グラニュー糖, セルロース, 乳化剤, pH調整剤, 塩化マグネシウム, 香料, 安定剤（カラギナン）	デキストリン, 乳たんぱく, カゼインNa, 植物油, 乳化剤, セルロース, 酵母, 香料, 安定剤, ビタミン	カゼインNa, ひまわり油, 大豆油, 大豆レシチン, デキストリン, 果糖, 大豆多糖類, pH調整剤, 香料	デキストリン, マルトオリゴ糖, 調整オイル, トレハロース, 食物繊維（難消化性デキストリン, セルロース）, 乳たんぱく, MCT, レシチン, pH調整剤, 香料DHAオイル, シャンピニオンエキス（マッシュルーム抽出物）, ビタミン, ミネラル, β-カロテン, カルニチン
100 kcal あたりのmL（g）	100	50	100	62.5
重量 たんぱく質　g	4.0	3.6	4.2	1.0
脂　質　g	3.0	4	5.6	2.8
炭水化物　g	14.7	13	9.7	17.5
ビタミン A　μgRE	75	70	104	60
D　μg	0.4	0.45	0.85	0.13
E　mg	1.0	0.75	2.7	1.0
K　μg	7	6.2	3.0	*2.1
B₁　mg	0.13	0.21	0.12	0.12
B₂　mg	0.14	0.15	0.18	0.13
ナイアシン　mg	1.9	1.8	1.7	1.8
B₆　mg	0.20	0.25	0.21	1.0
B₁₂　μg	0.30	0.75	0.30	0.24
葉酸　μg	40	25	20	63
パントテン酸　mg	1.0	0.75	0.7	0.50
ビオチン　μg	5	5.4	4.0	3.0
C　mg	10	15	11	9.0
重酒石酸コリン　mg	—	—	—	*0.4（コリン）
ミネラル Na　mg	120	50	94	30
K　mg	95	50	100	30
Ca　mg	60	38	70	30
Mg　mg	20	19	21	15
P　mg	60	50	65	20
Fe　mg	0.8	0.75	1.4	1.5
Zn　mg	1.0	1.2	1.2	*1.5
Cu　mg	0.07	0.12	0.16	0.08
Mn　mg	0.18	0.35	—	*0.23
I　μg	13	—	—	15
Se　μg	3	5	2.0	9.0
S　mg	—	—	30	
Cl　mg	110	50	144	7.5
食物繊維　g	0.4	—	0.9	1.0
コレステロール　mg	1	—	0	
乳糖　g	—	—	0	—
浸透圧　mOsm/L	310	450	316	720
1 Pack 容量mL(g)	200・1000	200	200/400	125/250
熱量　kcal	200・1000	400	200/400	200/400
容　器	紙パック	紙パック	パウア	紙パック/Zパック

＊印は，原料由来または自社分析値による。

			経腸栄養製品（半消化態濃厚流動食）	成分栄養剤（ED）	半消化態栄養剤	
区		分	＜腎疾患用＞	医　薬　品		＜肝不全用＞
製	品	名	リーナレン MP	エレンタール	ラコール NF	アミノレバン EN
製	造 会	社	明治乳業（株）	味の素（株）	イーエヌ大塚製薬(株)	大塚製薬（株）
販	売 会	社	明治乳業（株）	味の素ファルマ(株)	（株）大塚製薬工場	大塚製薬（株）
主	原	料	デキストリン，マルトオリゴ糖，調整オイル，トレハロース，食物繊維（難消化性デキストリン，セルロース），乳たんぱく，MCT，レシチン，pH 調整剤，香料 DHA オイル，シャンピニオンエキス（マッシュルーム抽出物），ビタミン，ミネラル，β−カロテン，カルニチン	結晶アミノ酸（17種類），デキストリン，大豆油	マルトデキストリン，乳カゼイン，分離大豆たんぱく，精製白糖，トリカプリリン，大豆油，シソ油，ミネラル，ビタミン	アミノ酸，ペプタイド（カゼイン），デキストリン，米油
100 kcal あたりの mL（g）			62.5	26.7	100	23.8
重量	たんぱく質	g	3.5	4.4	4.4	6.2
	脂　質	g	2.8	0.17	2.2	1.7
	炭水化物	g	15.0	21.2	15.6	14.8
ビタミン	A	μgRE	60	65	62.1	222 IU
	D	μg	0.13	0.43	0.3	22 IU
	E	mg	1.0	1.0	0.7	4.43
	K	μg	＊1.4	3	6.25	2.62
	B₁	mg	0.12	0.06	0.48	0.05
	B₂	mg	0.13	0.07	0.31	0.07
	ナイアシン	mg	2.3	0.73	2.5（ニコチン酸アミド）	0.73
	B₆	mg	1.0	0.09	0.46	0.12
	B₁₂	μg	0.24	0.23	0.3	0.24
	葉　酸	μg	63	0.02	37.5 μg	25 μg
	パントテン酸	mg	0.50		0.96	0.55
	ビオチン	μg	3.0	13.0	3.86	11.9
	C	mg	9.0	2.60	28.1	3.29
	重酒石酸コリン	mg	＊5.0（コリン）	2.9（コリン）	0	2.4（コリン）
ミネラル	Na	mg	60	86.7	74	23.2
	K	mg	30	72.5	138	4.3
	Ca	mg	30	52.5	44	27.8
	Mg	mg	15	13.3	19	9.8
	P	mg	35	40.5	44	39.9
	Fe	mg	1.5	0.6	0.6	0.63
	Zn	mg	＊1.5	0.6	0.64	0.41
	Cu	mg	0.08	0.02	0.13	0.06
	Mn	mg	0.23	0.03	0.13	0.09
	I	μg	15	5.1	—	4.5
	Se	μg	9.0		2.5	
	S	mg			—	
	Cl	mg	10	172	117	104.3
食物繊維		g	1.0	—	—	—
コレステロール		mg			—	
乳　糖		g	—	—	—	—
浸透圧		mOsm/L	730	760	330〜360	640
1 Pack	容量 mL（g）		125/250	80	200・400	50
	熱量　kcal		200/400	300	200・400	210
容　器			紙パック /Z パック	アルミ袋	アルミパウチ/アルミバッグ	アルミ袋

＊印は，原料由来または自社分析値による。

11. 医療保険制度（診療報酬）の点数，入院時食事療養費

●管理栄養士にかかわる医療保険制度（診療報酬）の点数

			医療保険制度（診療報酬）　2020年4月一部改定
栄養食事指導料	外来栄養食事指導料1	初　回　　260点/回 2回目以降 　対面で行った場合 　　　　200点/回 情報通信機器を 使用する場合 　　　　180点/回	医師の指示に基づき当該保険医療機関の管理栄養士が指導した場合，初回の指導月は月2回，その他の月は月1回算定できる。初回は必ず対面で概ね30分以上，2回目以降は20分以上指導し，栄養指導記録（指導内容・指導時間）を作成する。対象患者は，特別食（高血圧減塩食，小児食物アレルギー食を含む）を要する者に加え，がん，摂食・嚥下機能低下，低栄養の者。医師の指示に基づき電話または情報通信機器等により指導した場合，月1回に限り算定できる。
	外来栄養食事指導料2	初　回　　250点/回 2回目以降190点/回	診療所において，当該保険医療機関以外（栄養ケアステーション・他の医療機関に限る）の管理栄養士が医師の指示を受けて対面で必要な栄養指導を行った場合初回は月2回，その他の月は月1回算定できる。
	入院栄養食事指導料1	初　回　　260点/回 2回目以降200点/回	病院に入院中の患者。入院中2回まで。他は外来栄養食事指導料と同じ。
	入院栄養食事指導料2	初　回　　250点/回 2回目以降190点/回	診療所に入院中の患者。当該保険医療機関以外（栄養ケアステーション・他の医療機関に限る）の管理栄養士が医師の指示を受け対面で必要な栄養指導を行った場合に算定。入院中2回まで。他は外来栄養食事指導料と同じ。
	集団栄養食事指導料	80点/回	高血圧減塩食・特別食を必要とする複数の患者に対し，医師の指示のもと管理栄養士による集団指導を15人/回以下で40分/回を超えて行った場合に算定。患者1人月1回に限る。入院中の患者の場合，入院期間が2か月を超えても入院期間中2回が限度。
	在宅患者訪問栄養食事指導料1	単一建物診療患者 1人：イ　530点/回 2～9人： 　　ロ　480点/回 イ・ロ以外： 　　ハ　440点/回	当該医師の指示に基づき，管理栄養士が在宅療養を行っている患者の家を訪問し，患者の生活条件・嗜好等を勘案した食品構成に基づく食事計画案または具体的な献立等を示した栄養食事指導箋を患者またはその家族等に交付し，当該指導箋に従い食事の用意や摂取等に関する具体的な指導を30分以上行った場合に算定できる。対象患者は，特別食（高血圧減塩食，小児食物アレルギー食を含む）を要する者に加え，がん，摂食・嚥下機能低下，低栄養の者。
	在宅患者訪問栄養食事指導料2	イ　510点/回 ロ　460点/回 ハ　420点/回 （条件は1と同じ）	診療所において，当該診療所以外（栄養ケア・ステーションまたは他の保険医療機関に限る）の管理栄養士が当該診療所の医師の指示に基づき，訪問して具体的な献立等による栄養管理に係る指導を行った場合。
栄養サポートチーム加算		200点/週 100点/週 （特定地域）	多職種チーム（栄養サポートチーム）による栄養カンファレンスと回診（週1回程度），栄養治療実施計画策定とそれに基づくチーム診療を評価する。1チーム概ね30人以内/日。対象は一般病棟，療養病棟，結核病棟，精神病棟の入院患者。専任のチーム構成員（いずれか1名は専従。ただし，患者数が15人以内/日の場合は専任でも可）として所定の研修を修了した常勤の医師，看護師，薬剤師，管理栄養士が必要。厚労大臣が定める地域の保険医療機関・施設基準に適合すると届け出たものは，上記にかかわらず特定地域として100点を加算できる。
糖尿病透析予防指導管理料		350点/月	HbA1cが6.5%（国際基準値）以上または内服薬やインスリン製剤を使用している者で，糖尿病性腎症第2期以上の患者に対し，透析予防診療チームが透析予防に係る指導管理を行った場合。特定疾患療養管理料・外来栄養食事指導料・集団栄養食事指導料との併算定はできない。月1回に限り算定できる。
摂食障害入院医療管理加算		200点/日 （入院30日まで） 100点/日 （入院31～60日）	摂食障害に起因する著しい体重減少が認められBMI15未満の者に対し，摂食障害の専門的治療の経験を有する医師・看護師・管理栄養士等による治療の計画的提供を評価する。入院日から起算して60日を限度とし入院期間に応じ所定点数に加算。
在宅患者訪問褥瘡管理指導料		750点/回	多職種からなる在宅褥瘡対策チーム（常勤の医師・看護師等または連携する他の保険医療機関等の看護師等，管理栄養士は非常勤職員でも配置可能。うち1名は在宅褥瘡管理者〔所定の研修を修了した医師・看護師〕）が行う指導管理について算定。初回カンファレンスから起算して6か月以内に限り，患者1人に対し3回を限度に所定点数を算定できる。
栄養管理実施加算 （有床診療所）		12点/日	常勤の管理栄養士が1名以上配置され，他の医療従事者と共同し患者ごとの栄養状態・健康状態に適した栄養管理を実施する。

入院時支援加算1	230点／回	関係職種と連携し，入院前にア～クの全項目を実施し，その内容を踏まえ，入院中の看護や栄養管理等に係る療養支援の計画を立て，病棟職員との情報共有や患者またはその家族等への説明等を行った場合に算定できる。患者の栄養状態の評価にあたっては，管理栄養士と連携を図る。ア：身体的・社会的・精神的背景を含めた患者情報の把握，イ：入院前に利用していた介護サービスまたは福祉サービスの把握（患者が要介護または要支援状態の場合のみ），ウ：褥瘡に関する危険因子の評価，エ：栄養状態の評価，オ：服薬中の薬剤の確認，カ：退院困難な要因の有無の評価，キ：入院中に行われる治療・検査の説明，ク：入院生活の説明
入院時支援加算2	200点／回	ア・イ・クを含む一部の項目を実施して療養支援計画を立てた場合。
回復期リハビリテーション病棟入院料	1　2,129点／日 2　2,066点／日 3　1,899点／日 4　1,841点／日 5　1,736点／日 6　1,678点／日	入院料1は当該病棟に専任の常勤管理栄養士が1名以上配置されていること。入院料2～6は専任の管理栄養士の常勤配置が望ましい。リハビリテーション実施計画等の作成に管理栄養士も参画し，医師，看護師その他の医療従事者と共同して栄養状態の定期的な評価・計画の見直しを行い，栄養状態の改善等を図る。
個別栄養食事管理加算 （緩和ケア診療加算）	70点／日	緩和ケアを要する患者について，緩和ケアチームに管理栄養士が参加し，症状や希望に応じた栄養食事管理を行う。緩和ケア診療実施計画に基づき実施する。緩和ケアに3年以上従事した管理栄養士（緩和ケアチームに係る業務の専任でも可）の参加が必要。対象疾患は，がん，後天性免疫不全，末期心不全。
退院時共同指導料1	1　1,500点／回 （在宅療養支援診療所） 2　900点／回 （1以外）	在宅療養を担う医療機関と入院中の医療機関の共同で説明・指導を行い文書で情報提供した際に算定。入院中1回に限り，それぞれの医療機関で算定。厚生労働大臣が定める疾病等の患者は2回まで算定可。医師・看護師等以外の管理栄養士・理学療法士等医療従事者が共同指導する場合も評価対象。
退院時共同指導料2	400点／回	入院中1回に限り，入院中の医療機関で算定。入退院支援加算を算定する患者に係る退院後の療養に必要な情報提供への評価は，自宅以外に退院する場合も可。医師・看護師等・管理栄養士・理学療法士等の医療従事者に加え，訪問看護ステーションの看護師等（准看護師は除く）が共同指導する場合も対象。
摂食嚥下支援加算 【令和2年改定にて経口摂取回復促進加算から名称変更，要件・評価見直し】	200点／回 （1回／週）	摂食嚥下支援チームの介入により摂食・嚥下機能の回復が見込まれる患者に対し，多職種が共同して必要な指導管理を行った場合に算定できる。内視鏡下嚥下機能検査または嚥下造影を実施（月1回以上）し，その結果に基づき，摂食嚥下支援計画書を作成し，チームカンファレンスを週1回以上実施（太字の職種の参加が必須）。摂食嚥下支援チーム専任スタッフ：常勤**医師**または歯科医師，常勤**看護師**（経験5年かつ研修修了），常勤**言語聴覚士**，常勤**薬剤師**，常勤管理栄養士，歯科衛生士，理学療法士または作業療法士
連携充実加算 【令和2年改定にて新設】	150点／回 （1回／月）	患者にレジメン（治療内容）を提供し，患者の状態を踏まえた必要な指導を行うとともに，地域の薬局薬剤師対象の研修会の実施等の連携体制を整備している場合。
早期栄養介入管理加算 【令和2年改定にて新設】	400点／日	特定集中治療室（ICU）入室後早期（48時間以内）から，経腸栄養等の必要な栄養管理に対し7日を限度として加算。専任管理栄養士（NSTおよびICUでの栄養管理の経験が3年以上）を配置。管理栄養士数は，当該治療室の入院患者数が10またはその端数を増すごとに1以上。栄養アセスメントに基づき栄養管理に係る早期栄養介入計画を作成し，医師，看護師，薬剤師等とのカンファレンスおよび回診を実施。経腸栄養開始後は，1日に3回以上モニタリングし，計画の見直し・栄養管理を実施する。
栄養情報提供加算 【令和2年改定にて新設】	50点／回	入院栄養食事指導料を算定している患者について，退院後の栄養・食事管理の指導と在宅担当医療機関等の医師または管理栄養士に行う栄養管理に関する情報の文書提供に対し，入院中1回に限り加算。
入院時食事療養費制度　2020年4月一部改定		
入院時食事療養費（I）	(1)(2)以外の食事療養を行う場合640円／食 (2)流動食のみを提供する場合　575円／食	常勤管理栄養士・栄養士の配置。適時（夕食は18時以降）・適温。委託可。必要な帳簿の整備が要件。3食／日が限度。
特別食加算	76円／食	医師の食事箋による管理栄養士・栄養士の管理が必要。対象となる治療食：腎臓食・肝臓食・糖尿食・胃潰瘍食・貧血食・膵臓食・脂質異常症食・痛風食・てんかん食・フェニルケトン尿症食・楓糖尿（メープルシロップ尿）症食・ホモシスチン尿症食・ガラクトース血症食・治療乳・無菌食・特別な場合の検査食。
食　堂　加　算	50円／日	0.5m^{2}以上／1病床。病棟単位で算定。
入院時食事療養費（II）	(1)(2)以外の食事療養を行う場合506円／食 (2)流動食のみを提供する場合　460円／食	入院時食事療養（I）以外の保険医療機関。3食／日が限度。

注）本表の記載内容は概要です。詳細については，厚生労働省の資料を参照のこと。

●入院時食事療養費

入院時食事療養費（Ⅰ）		640 円／食 （3 食／日が限度） 流動食のみを提供 する場合 575 円／食	常勤管理栄養士・栄養士の配置。適時・適温。栄養補給量の決定。委託可。必要な帳簿の整備。
入院時食事療養費（Ⅱ）		506 円／食 （3 食／日が限度） 流動食のみを提供 する場合 460 円／食	入院時食事療養費（Ⅰ）以外の医療機関。
加算	特別食加算	76 円／食	医師の食事箋に基づく。腎臓食，肝臓食，糖尿食，胃潰瘍食，貧血食，膵臓食，脂質異常症食，痛風食，てんかん食，先天性代謝異常食，治療乳，無菌食，特別な場合の検査食，その他（詳細は p. 20 参照）。
	食道加算	50 円／日	病床 1 床あたり 0.5 m^2 以上の食堂での食事が可能なこと。

12. 検査項目略称一覧

＊本文中ここにあげる検査項目は略称で示し，その他の略称については側注に簡潔な解説を付した。

＊栄養アセスメントならびに臨床検査項目（血液検査，尿・便検査）の基準範囲，検査の目的・意味については，pp. 151-154「1. 一般的に利用される栄養パラメータと栄養アセスメント」，「2. 臨床検査項目の基準範囲と意味」参照。

＊〔　〕は疾患ならびに検査項目。

〔血〕…血液疾患，〔炎〕…炎症，〔栄〕…栄養状態，〔脂〕…脂質代謝，〔膵〕…膵臓疾患，〔黄〕…黄疸，〔電〕…電解質，〔ホ〕…ホルモン，〔糖〕…糖代謝，〔腎〕…腎臓疾患，〔肝〕…肝臓疾患，〔尿〕…尿検査，〔便〕…便検査，〔身〕…身体計測

AC	arm circumference	〔身〕	上腕周囲長	
ACTH	adrenocorticotropic hormone	〔ホ〕	副腎皮質刺激ホルモン	
1,5 AG	1,5 anhydroglucitol	〔糖〕	1,5 アンヒドログルシトール	
Alb	albumin	〔栄〕	アルブミン	
ALP	alkaline phosphatase	〔肝〕	アルカリホスファターゼ	
ALT	alanine aminotransferase	〔肝〕	アラニンアミノトランスフェラーゼ	➡ GPT
AMC	arm muscle circumference	〔身〕	上腕筋囲	
AMY	amylase	〔膵〕	アミラーゼ	
ANA	anti-nuclear antibody	〔炎〕	抗核抗体	
AST	aspartate aminotransferase	〔肝〕	アスパラギン酸アミノトランスフェラーゼ	➡ GOT
BEE	basal energy expenditure	〔身〕	基礎エネルギー消費量	
Bil	bilirubin	〔黄〕	ビリルビン	
BMI	body mass index	〔身〕	体格指数	
BS	blood sugar	〔糖〕	血糖（グルコース）	
BUA	blood uric acid	〔腎〕	尿酸	
BUN	blood urea nitrogen	〔腎〕	尿素窒素	
Ca	calcium	〔電〕	カルシウム	
Ccr	creatinine clearance	〔腎〕	クレアチニンクリアランス	
ChE	cholinesterase	〔肝〕	コリンエステラーゼ	
CK	creatine kinase	〔炎〕	クレアチンキナーゼ	
Cl	chlorine	〔電〕	クロール	
CPK	creatine phosphokinase	〔炎〕	クレアチンフォスフォキナーゼ	
Cr	creatinine	〔腎〕	クレアチニン	
CRP	C-reactive protein	〔炎〕	C反応性たんぱく質	
D-Bil	direct-bilirubin	〔黄〕	直接ビリルビン	
eGFR	estimated glemerular filtration rate	〔腎〕	推算糸球体濾過量	
ESR	erythrocyte sedimentation rate	〔炎〕	赤血球沈殿速度，赤沈	
Fe	ferrum（ラテン語）	〔電〕	鉄	

FER	ferritin	〔血〕	血清鉄，フェリチン
FT 3	free triiodothyronine	〔ホ〕	遊離トリヨードチロニン
FT 4	free thyroxine	〔ホ〕	遊離チロキシン
GGT	γ -glutamyl transpeptidase	〔肝〕	γ-グルタミルトランスペプチダーゼ
γ-GTP	γ -glutamyl transpeptidase	〔肝〕	γ-グルタミルトランスペプチダーゼ
Glu	glucose	〔糖〕	血糖，グルコース
GOT	glutamic oxaloacetic transaminase	〔肝〕	グルタミン酸オキサロ酢酸トランスアミナーゼ ➡ AST
GPT	glutamic pyruvic transaminase	〔肝〕	グルタミン酸ピルビン酸転移酵素　　　　➡ ALT
Hb	hemoglobin	〔血〕	血色素量，ヘモグロビン
HbA1c	hemoglobin A1c	〔糖〕	ヘモグロビン A1c
HDL-C	high density lipoprotein-cholesterol	〔脂〕	HDL -コレステロール
Ht	hematocrit	〔血〕	赤血球容積，ヘマトクリット
IBW	ideal body weight	〔身〕	標準（理想）体重比率
IgE	immunoglobulin E	〔炎〕	免疫グロブリン E
IP	inorganic phosphorus	〔電〕	無機リン
K	kalium（ラテン語）	〔電〕	カリウム
KET	ketone bodies	〔尿〕	ケトン体
LD，LDH	lactate dehydrogenase	〔肝〕	乳酸デヒドロゲナーゼ，乳酸脱水素酵素
LDL-C	low density lipoprotein-cholesterol	〔脂〕	LDL -コレステロール
LIPA	lipase	〔膵〕	リパーゼ
Mg	magnesium（ラテン語）	〔電〕	マグネシウム
Na	natrium（ラテン語）	〔電〕	ナトリウム
pH	hydrogen ion concentration	〔尿〕	水素イオン濃度指数，ピーエッチ
Plt	platelet count	〔血〕	血小板数
PT	prothrombin time	〔血〕	プロトロンビン時間
RBC	red blood cell count	〔血〕	赤血球数
REE	resting energy expenditure	〔身〕	安静時エネルギー消費量
RQ	respiratory quotient	〔身〕	呼吸商
SG	specific gravity	〔尿〕	比重
TB	total bilirubin	〔黄〕	総ビリルビン
T-Bil	total bilirubin	〔黄〕	総ビリルビン
TC	total cholesterol	〔脂〕	総コレステロール
T-Cho	total cholesterol	〔脂〕	総コレステロール
Tf	transferrin	〔栄〕	トランスフェリン
TG	triglyceride	〔脂〕	中性脂肪，トリグリセライド
TIBC	total iron binding capacity	〔血〕	総鉄結合能
TP	total protein	〔栄〕	総たんぱく質
TSF	triceps skinfold	〔身〕	上腕三頭筋部皮下脂肪厚
TSH	thyroid stimulating hormone	〔ホ〕	甲状腺刺激ホルモン
TTR	transthyretin	〔栄〕	トランスサイレチン，プレアルブミン
UA	uric acid	〔尿〕	尿酸
UBW	usual body weight	〔身〕	健常時体重比率
URO	urobilinogen	〔尿〕	ウロビリノーゲン
WBC	white blood cell count	〔炎〕	白血球数
尿 Bil	urine bilirubin	〔尿〕	尿ビリルビン
尿 Prot	urine protein	〔尿〕	尿たんぱく質定性
尿糖	urine sugar	〔尿〕	尿糖定性
便潜血	fecal occult blood	〔便〕	免疫学的潜血反応

13. 参考図書

第1章　臨床栄養の概念
・ナイチンゲール著，助川尚子訳：看護覚え書　決定版，医学書院，1998.
・梶田　昭：（講談社学術文庫）医学の歴史，講談社，2003.
・日本在宅ケア学会ほか・白澤政和編纂：在宅ケア事典，中央法規出版，2007.
・住居広士編集代表：介護福祉用語辞典，ミネルヴァ書房，2009.
・厚生労働統計協会：図説　国民衛生の動向　特集―地域における医療・介護改革の推進―，2016.
・社会福祉士養成講座編集委員会編：（新社会福祉士養成講座）社会保障〔第5版〕，中央法規出版，2016.

第2章　栄養補給法
・丸山道生ほか編：経腸栄養マニュアル，文光堂，2012.
・日本静脈経腸栄養学会編：静脈経腸栄養ガイドライン〔第3版〕―静脈栄養・経腸栄養を適正に実施するためのガイドライン―，照林社，2013.
・日本静脈経腸栄養学会編：静脈経腸栄養テキストブック，南江堂，2017.

第3章　薬と食品の相互作用
・藤村昭夫：これだけは知っておきたい飲食物と薬の相互作用，永井書店，2006.
・山田和彦・村松康弘編著：健康・栄養食品アドバイザリースタッフ・テキストブック，第一出版，2006.
・内田信也・山田静雄：食品・サプリメントと医薬品の相互作用，「ぶんせき」9月号，2007.
・城西大学薬学部医療栄養学科：やさしくわかりやすい食品と薬の相互作用―基礎と活用―，カザン，2007.
・山本勝彦・山中克己：食と薬の相互作用〔改訂版〕，幸書房，2014.

第4章　代謝疾患
・日本糖尿病学会編著：糖尿病食事療法のための食品交換表〔第7版〕，文光堂，2019.
・日本肥満学会編：肥満症診療ガイドライン2016，ライフサイエンス出版，2016.
・日本動脈硬化学会：動脈硬化性疾患予防ガイドライン2017年版，日本動脈硬化学会，2017.
・日本痛風・核酸代謝学会ガイドライン改訂委員会編：高尿酸血症・痛風の治療ガイドライン〔第3版〕，メディカルレビュー社，2018.
・日本糖尿病学会編著：糖尿病治療ガイド2020-2021，文光堂，2020.
・日本動脈硬化学会編：動脈硬化性疾患予防のための脂質異常症診療ガイド2018年版，日本動脈硬化学会，2018.

第5章　消化器疾患
・平塚秀雄監修：新版胃・十二指腸の病気，主婦の友社，2005.
・佐々木大輔編：過敏性腸症候群・脳と腸の対話を求めて，中山書店，2006.
・東口髙志編：NST栄養サポートチーム完全ガイド　経腸栄養・静脈栄養の基礎と実践，照林社，2009.
・落合慈之監修：消化器疾患ビジュアルブック，学研メディカル秀潤社，2014.
・明渡陽子・長谷川輝美・山﨑大治編著：カレント臨床栄養学〔第3版〕，建帛社，2020.
・福本陽平ほか監修：（病気がみえる　vol.1）消化器，メディックメディア，2016.

第6章　循環器疾患
・循環器病の診断と治療に関するガイドライン（2010年度合同研究班報告）：急性心不全治療ガイドライン（2011年改訂版），2011.
・循環器病の診断と治療に関するガイドライン（2011年度合同研究班報告）：虚血性心疾患の一次予防ガイドライン（2012年改訂版），2012.
・日本動脈硬化学会：動脈硬化性疾患予防ガイドライン2017年版，日本動脈硬化学会，2017.
・日本高血圧学会高血圧治療ガイドライン作成委員会編：高血圧治療ガイドライン2019，日本高血圧学会，2019.
・明渡陽子・長谷川輝美・山﨑大治編著：カレント臨床栄養学〔第3版〕，建帛社，2020.
・福本陽平ほか監修：（病気がみえるVol.2）循環器，メディックメディア，2016.
・日本動脈硬化学会編：動脈硬化性疾患予防のための脂質異常症治療ガイド2013年版〔改訂版〕，日本動脈硬化学会，2017.

第7章　腎疾患
・日本腎臓学会：腎疾患患者の生活指導・食事療法に関連するガイドライン，「日本腎臓学会誌」39（1），1997.
・特集：慢性腎臓病（CKD）と栄養・食事管理，「臨床栄養」115（4），2009.
・日本腎臓学会編集委員会：初学者から専門医までの腎臓学入門，東京医学社，2012.
・日本腎臓学会編：CKD診療ガイド2012，東京医学社，2012.
・日本腎臓学会編，今井裕一監修：腎臓病セルフアセスメント問題と解説2012，東京医学社，2012.
・丸山彰一監修，厚生労働科学研究費補助金難治性疾患等政策研究事業難治性腎疾患に関する調査研究班編：エビデンスに基づくネフローゼ症候群診療ガイドライン2017，東京医学社，2017.
・日本腎臓学会編：慢性腎臓病に対する食事療法基準2014年版，東京医学社，2014.
・日本腎臓学会編：医師・コメディカルのための慢性腎臓病生活・食事指導マニュアル，東京医学社，2015.
・黒川　清監修：腎臓病食品交換表〔第9版〕治療食の基準，医歯薬出版，2016.

第8章　血液疾患
・増田亜希子ほか監修：（病気がみえる Vol. 5）血液〔第2版〕，メディックメディア，2017.
・日本鉄バイオサイエンス学会治療指針作成委員会編：鉄剤の適正使用による貧血治療指針〔改訂第2版〕，響文社，2009.
・金倉　譲編：血液疾患 診断・治療指針，中山書店，2015.
・日本造血細胞移植学会ガイドライン委員会編：造血細胞移植ガイドライン　造血細胞移植後の感染管理〔第4版〕，日本造血細胞移植学会，2017.
・中尾眞二・松村　到・神田善伸編：血液疾患最新の治療 2020-2022，南江堂，2019.

第9章　呼吸器疾患
・JAID/JSC 感染症治療ガイド・ガイドライン作成委員会：JAID/JSC 感染症治療ガイド 2019，日本感染症学会・日本化学療法学会，2019.
・日本呼吸ケア・リハビリテーション学会：ケアスタッフのためのよくわかる COPD（慢性閉塞性肺疾患），メディカルレビュー社，2014.
・日本アレルギー学会アトピー性皮膚炎診療ガイドライン作成委員会，加藤則人ほか監修：アトピー性皮膚炎診療ガイドライン 2018，アレルギー，**67**（10），1297〜1367，2018.
・日本呼吸器学会 COPD ガイドライン第5版作成委員会：COPD（慢性閉塞性肺疾患）診断と治療のためのガイドライン 2018〔第5版〕，メディカルレビュー社，2018.
・日本アレルギー学会作成，東田有智監修：アレルギー総合ガイドライン 2019，協和企画，2019.

第10章　内分泌疾患
・伊藤公一：よくわかる甲状腺の病気，主婦と生活社，2007.
・阿部好文編：よくわかる病態生理 6　内分泌・代謝性疾患，日本医事新報社，2007.
・医療情報科学研究所編：（病気がみえる Vol. 3）糖尿病・代謝・内分泌，メディックメディア，2014.
・浜田　昇編：甲状腺疾患診療パーフェクトガイド〔改訂第3版〕，診断と治療社，2014.
・日本甲状腺学会編集：甲状腺専門医ガイドブック，診断と治療社，2016.
・槙田紀子企画：甲状腺疾患のすべて，「週刊 医学の歩み」260（9），2017.

第11章　骨 疾 患
・栢下　淳・田中芳明・早川麻理子・山東勤弥編：臨床栄養治療の実践 病態別編，金原出版，2008.
・田中　明ほか編，佐藤容子著：（栄養科学イラストレイテッド）臨床医学　疾病の成り立ち〔改訂第2版〕，羊土社，2015.
・骨粗鬆症の予防と治療ガイドライン作成委員会編集：骨粗鬆症の予防と治療ガイドライン 2015年版，ライフサイエンス出版，2015.

第12章　免疫・アレルギー疾患
・矢口　克ほか編：標準免疫学，医学書院，2006.
・森尾友宏ほか編：（病気がみえる Vol. 6）免疫・膠原病・感染症，メディックメディア，2010.
・伊藤節子：乳幼児の食物アレルギー，診断と治療社，2015.
・日本医療研究開発機構（AMED）研究班：食物アレルギーの診療の手引き 2017，2018.
・海老澤元宏ほか監修，日本小児アレルギー学会食物アレルギー委員会作成：食物アレルギー診療ガイドライン 2016，協和企画，2016.
・厚生労働省ホームページ：後天性免疫不全症候群　https://www.mhlw.go.jp/bunya/kenkou/kekkaku-kansenshou11/01-05-07.html（閲覧：2021年1月20日）

第13章　術前・術後
・青木照明・加藤チイ・斎藤君江：胃手術後の 100日レシピ，女子栄養大学出版部，2010.
・森谷宜皓・桑原節子・重野佐和子：大腸がん手術後の 100日レシピ，女子栄養大学出版部，2010.
・岡元和文編：徹底ガイド　術後ケア Q & A，総合医学社，2014.
・畑　啓昭：見えるわかる外科手術，羊土社，2016.
・日本麻酔科学会：術前絶飲食ガイドライン　https://anesth.or.jp/files/download/news/20120712.pdf（閲覧：2021年1月20日）

第14章　高齢者疾患
・保木昌徳・雨海照祥編：（NST のための臨床栄養ブックレット 6）疾患・病態別栄養管理の実際―癌・化学療法・褥瘡・AIDS―，文光堂，2010.
・日本摂食嚥下リハビリテーション学会医療検討委員会：嚥下調整食学会分類 2013，「日摂食嚥下リハ会誌」17（3），2013.
・日本摂食嚥下リハビリテーション学会医療検討委員会：嚥下造影の検査法（詳細版）2014年度版，「日摂食嚥下リハ会誌」18（2），2014.
・Cruz-Jentoft AJ et al：Prevalence of and interventions for sarcopenia in ageing adults: a systematic review. Report of the International Sarcopenia Initiative（EWGSOP and IWGS）. Age Ageing；43（6）：748-59，2014.
・日本褥瘡学会教育委員会ガイドライン改訂委員会：褥瘡予防・管理ガイドライン〔第4版〕，「褥瘡会誌」17（4），2015.

第15章　小児・思春期疾患
・特殊ミルク共同安全開発委員会：改訂 2008　食事療法ガイドブック　アミノ酸代謝異常症・有機酸代謝異常症のために，恩賜財団母子愛育会，2008.
・日本先天代謝異常学会編：新生児マススクリーニング対象疾患等診療ガイドライン 2015，診断と治療社，2015.
・特殊ミルク事務局ホームページ，恩賜財団母子愛育会　www.boshiaiikukai.jp/milk.html（閲覧：2021年1月20日）
・日本先天代謝異常学会ホームページ　jsimd.net/（閲覧：2021年1月20日）

索　引

〔編著者〕　　　　　　　　　　　　　　　　　　　　　〈執筆分担〉

渡　邉　早　苗　女子栄養大学 名誉教授　　　　　　第1章，第3章，第16章1
わた　なべ　さ　なえ

本　間　和　宏　東京農業大学 応用生物科学部 教授　第2章1・2
ほん　ま　かず　ひろ

佐　藤　智　英　女子栄養大学短期大学部 教授　　　第4章，第15章1,
さ　とう　ち　え　　　　　　　　　　　　　　　　　第16章2症例2・6・13

〔著　者〕（執筆順）

若　菜　宣　明　東京農業大学 応用生物科学部 准教授　第2章3・4，第16章2症例3
わか　な　のり　あき

田　中　　寛　東京家政大学 家政学部 教授　　　　第5章1〜4・11，第16章2症例11
た　なか　ひろし

上　田　洋　子　名古屋文理大学短期大学部 准教授　第5章5〜8・10
うえ　だ　よう　こ

芳　本　信　子　修文大学 健康栄養学部 教授　　　　第5章9，第16章2症例5
よし　もと　のぶ　こ

調　所　勝　弘　昭和女子大学 生活科学部 教授　　　第6章，第16章2症例7
ちょう　しょ　かつ　ひろ

坂　本　香　織　女子栄養大学 栄養学部 専任講師　　第7章1，第16章2症例4
さか　もと　か　おり

恩　田　理　恵　女子栄養大学 栄養学部 教授　　　　第7章2〜4
おん　だ　り　え

小　林　澄　枝　郡山女子大学短期大学部 准教授　　第7章5〜7，第16章2症例10
こ　ばやし　すみ　え

葛　城　裕　美　日本大学短期大学部 准教授　　　　第8章，第9章,
かつら　ぎ　ひろ　み　　　　　　　　　　　　　　　第16章2症例1・9

今　井　久美子　川村学園女子大学 生活創造学部 教授　第10章，第15章2・3
いま　い　く　み　こ

名　引　順　子　大阪青山大学 健康科学部 専任講師　第11章，第16章2症例8
な　びき　じゅん　こ

武　　敏　子　つくば国際大学 医療保健学部 教授　第12章，第16章2症例12
たけ　とし　こ

加　藤　チ　イ　実践女子大学 生活科学部 准教授　第13章，第16章2症例14
か　とう

秋　澤　みどり　社会福祉法人 鴻鵠の会 管理栄養士　第14章
あき　さわ

Nブックス
臨床栄養学概論〔第2版〕

2018年(平成30年) 2月10日	初版発行～第2刷
2021年(令和3年) 2月25日	第2版発行
2022年(令和4年) 1月20日	第2版第2刷発行

編著者	渡　邉　早　苗
	本　間　和　宏
	佐　藤　智　英
発行者	筑　紫　和　男
発行所	株式会社 建帛社 KENPAKUSHA

112-0011　東京都文京区千石4丁目2番15号
TEL　(03) 3944-2611
FAX　(03) 3946-4377
https://www.kenpakusha.co.jp/

ISBN 978-4-7679-0691-1 C3047　　　　あづま堂印刷／愛千製本所
© 渡邉・本間・佐藤ほか, 2018, 2021.　　Printed in Japan
(定価はカバーに表示してあります)